U0107559

中医学

原理

探究

祝世讷 著

中国中医药出版社
·北京·

图书在版编目（CIP）数据

中医学原理探究 / 祝世讷著.—北京：中国中医药出版社，2019.8
ISBN 978 – 7 – 5132 – 5499 – 1

Ⅰ.①中⋯　Ⅱ.①祝⋯　Ⅲ.①中医学—研究　Ⅳ.①R2

中国版本图书馆 CIP 数据核字（2019）第 046171 号

中国中医药出版社出版

北京经济技术开发区科创十三街 31 号院二区 8 号楼
邮政编码　100176
传真　010-64405750
三河市同力彩印有限公司印刷
各地新华书店经销

开本 880×1230　1/32　印张 16.25　字数 311 千字
2019 年 8 月第 1 版　2019 年 8 月第 1 次印刷
书号　ISBN 978 – 7 – 5132 – 5499 – 1

定价　99.00 元
网址　www.cptcm.com

社 长 热 线　010-64405720
购 书 热 线　010-89535836
维 权 打 假　010-64405753

微信服务号　zgzyycbs
微商城网址　https://kdt.im/LIdUGr
官 方 微 博　http://e.weibo.com/cptcm
天猫旗舰店网址　https://zgzyycbs.tmall.com

如有印装质量问题请与本社出版部联系（010-64405510）
版权专有　侵权必究

自 序

2001年开始的，不仅是一个新世纪，更是一个新千年，是个千年一轮的划时代转折。这个转折所带动的，是东方睡狮醒来，中华文明的复兴起潮主势。在拍岸而来的大潮深处，涌动着一股劲流——中医复兴。中医，是中华民族关于人的生命运动及其健康与疾病的智慧，其能量蓄积已几千年，似压抑太久的巨大火山，欲从高耸的山巅冲天喷发。

中医复兴，已成定局，无可阻挡。这是在非常之时出现的非常之势，由此也提出了非常的问题——中医为何复兴？复兴什么？复兴成为什么？

本书的主旨，就是思考和讨论这一非常问题。

首先，中医为何复兴。

中医复兴，当然需要客观条件，如时代背景、社会基础、文化孕育、科学支持。但本研究认为，更为根本的，具有决定意义的，是中医自身的复兴潜力和动能。究其要者有三：一是中医的科学价值。中医是中国自然国学第一学，是中国第一大科技发现与发明，其发现度、发明度、贡献度都远远超过已知的"四大发明"，将全面地贡献给人类。这是中医必定复兴之根。二是中医的复兴潜力。中医5000年发展创造了四大奇迹，即在多元起源的医学中唯一不中断地连续发展至今，两千年前确立的理法方药体系至今主导临床，在中国多门自然国学中唯一不与西学融合，是系统地研究世界复杂性的先驱科学。这是中医必定复兴之本。三是中医复兴的动能。中医在 20 世纪进行的三大实践，暴露的深刻矛盾，撬动着中医的复兴。进行的中西医结合研究证明，中医的基本原理与西医不可通约，撬动了中医"超西医视野"的研究；中医现代化研究则证明，中医的理论和实践现代科学解释不了，撬动了中医"超现代科学视野"的研究；中医走向现代世界的实践则证明，中医西进无轨可接，撬动了中医"超西方之轨"的研究。这些深刻矛盾及其撬动的新研究，是中医必定复兴之力。

其次，中医复兴什么。

中医可复兴的东西甚多，有道、学、术、技等层次。但本研究认为，中医复兴的关键在学术，学术复兴的关键在基本原理，基本原理复兴的关键在突破和创新。故本研究聚焦于中医基本原理及其复兴。

中医基本原理是对医学基本问题的中医解答，是从中华文明对医学的基元性事实和规律的认识和驾驭，是中华文明贯彻于医学的科学结晶，其核心是人的生命运动及其健康与疾病的特性和规律，它是中医学术的硬核。中医复兴之关键的关键，就在复兴基本原理。

英国哲学家培根曾说：在人类历史的长河中，真理因为像黄金一样重，总是沉于河底而很难被人发现，相反地，那些牛粪一样轻的谬误倒漂浮在上面，到处泛滥。中医基本原理是中医全部学术的真理内核，它像黄金一样重，一直沉于河底，很难被人发现。本研究所做的就是这样一种努力——把沉于河底的中医真理挖掘出来，清理干净，亮出其黄金本色。当然，这种努力面临不少困难，本研究着重从两个方面来解决问题。其一是中医自身的。中医基本原理已经形成并延续数千年，贯彻在中医的理论和实践中，不少医家都曾论及，但是迄今为止，还没有正式作为基本原理来总结和强调，本研究实际上是首次进行正式的理论总结。因此，许多探究不得不"连根拔起"，从头开始考察和证明，并尽可能作出现代科学和哲学的论证、阐释。其二是中医之外的。因为中医基本原理与西医相悖，多年来屡遭排斥和否定，许多重要内容被扭曲、改造、阉割、异化，造成众多混乱和错误。因此，本研究不得不从拨乱反正入手，正本清源，使之回归到纯正的中医理论和实践，从中揭示中医基本原理的本义，再从现代科学和哲学来论证这些原理的科学性，以及其在新世纪新千年复兴的价值。

本研究认为，中医基本原理是中华医学文明的结晶，是中华民族关于人的生命运动及其健康与疾病的智慧。其主要原理是，与西医的还原论思维相悖的系统论思维，与西医的以人体为本原理相悖的以人为本原理，与西医的解剖原理相悖的超解剖原理，与西医的器质性病变原理相悖的辨证论治原理，与西医的对抗治疗原理相悖的生态调理原理，与西药的特异功效原理相悖的中药方剂原理，完全超出西医视野的阴阳原理等。当然，中医基本原理远不止这几条，可能还有更加深刻和重要的，但限于时间和精力，本书暂且讨论这几条，因为这些是无论如何不可或缺的，希望这种有限的讨论不妨碍后续更深更高的研究。

本研究清醒地意识到，对于此非常之时的非常之势所提出的非常问题，不可能依照常规去探究。探究所向，不能不冲破中医研究的老传统，特别是就中医论中医、以经解经、对经典理论作诠释等老做法；不能不冲破"以西解中"的新传统，特别是那种回避中西医的差异，鄙中媚西地致力于以中补西的做法；不能不冲破拿中医赶时髦的营销模式，特别是那种抛弃基本原理，只为"应时上市"而打造贴签的市侩做法。坚决地从头开始，从根上开始，回到中医五千年最基本的理论和实践，回到中国的传统思想文化，正宗地正统地认识和理解中医基本原理的本义；着重剖析中医基本原理与西医的相悖性，揭示其超越西医的特性和本质，阐明中医基本原理的原创和独到；着重从现代科学在 21 世纪的最新发展，特别是系统科学和复杂性科学，来论证和阐明中医基本原理的科学性、先驱性、超前性，以及其巨大的复兴发展潜力。

这样一来，探究所得的基本认识和论断，几乎大都难寻前鉴，有些见解对于某些信条可能带有颠覆性。例如，提出中医是中国第一大科技发现与发明，五千年创造了 4 大奇迹，20 世纪的三大实践撬动中医复兴，中医研究的焦点不是人体而是人的生命运动，不是人体的解剖形态而是"超解剖"的结构与功能，不是人体的器质性病变而是人的生命运动的"病机 – 病证 – 病候"病变系统，对疾病的防治不是化学对抗而是生态调理，药物开发方向不是药物性效的特异化而是中药方剂式的药物性效复杂化，等等。探究和阐明这些新认识，是本研究切入最深也着力最大的地方，也可算是突破和创新所在。

再次，中医复兴成为什么。

新世纪新千年医学的新发展，人们看到 3 个可选方向：一是西医延续；二是中西医结合；三是中医复兴。本研究认为，前两个方向早已遇到困难，正面临着转折，只有第三选项，即中医复兴，才真正代表和引领医学新的发展方向。中医复兴的关键不在复，而在兴，兴字当头，复在兴中。复兴的本质是突破和创新，将由中医基本原理的新研究、新发展导致系列突破和创新，引领和推动一场新的医学革命。上次医学革命从 1543 年开始，是欧洲文艺复兴和工业文明的产物，其主要成就是今天所见的西方医学。几百年的发展已经走到新的十字路口，医学的新转折和新变革将发生在新世纪、新千年，它以中华文明的伟大复兴为基础，所要进行的革命性转变，主要是医学的思想方式从还原论转向系统论，医学的"底盘"从以人体为本转向以人为本，对健康与疾病的研究从解剖视野转向超解剖视野，认识疾病的焦点从形态结构的器质性病变转向人的生命运动的失常，对疾病的防治从化学对抗转向生态调理，药物开发的方向从特异功效转向药性和药效的复杂化，向人的生命运动及其健康与疾病的复杂性进行全新开拓。其结果，是中医基本原理复兴为新医学的主旋律。

中医复兴不是孤立的，它是中华文明复兴的一个方面，其发展将形成钱学森所预言的东方式文艺复兴。钱学森讲："中医的理论和实践，我们真正理解了、总结了以后，要改造现在的科学技术，要引起科学革命。"① "结果就是新的科学革命和新的文化革命。那是不是又一次的文艺复兴？这不是简单的问题，这是人类历史上的再一次出现跟文艺复兴一样的大事。"② 上一次文艺复兴发生在欧洲，这次文艺复兴是从中华文明的复兴开始，其主导方向不是物质资料生产的工业化，而是人类自身生产的文明

---

① 钱学森，等 . 创建人体科学 [M]. 成都：四川教育出版社，1989：68
② 钱学森，等 . 论人体科学 [M]. 北京：人民军医出版社，1988：97

化。其中，特别有意义的是对人的生命运动的科学调理和增强，特别是对其潜能的挖掘、调养、发挥，使人类的生命和健康水平大大提高，健康长寿高能成为社会文明的主题，人类成员大批成为《黄帝内经》所说的真人、至人、圣人、贤人那样的"超人"，那将再一次从根本上改变人类及其生活的基本面貌。

　　本书的性质是学术探究。探究就是探究，虽然尽其所能冲破了诸多局限，探究到前人未及或少及的一些层次和领域，提出了一些别人未提的见解，是本研究力求的突破和创新所向。但由于这一课题的非常性，所作探究的非常性，因而探究也非常不易。时代的局限自不必说，而笔者自身的基础、能力、水平与这一课题的需要也不完全适应，只能在有限条件下进行有限探究，所得认识有限，不足和偏颇难免。好在，出于对伟大中华文明的无限热爱，笔者就中医基本原理及其复兴的探究做了无保留的投入，开拓、前进、创新的努力已凝于书中。希望它吸引的不止是读者，更是立志于复兴中医的奋斗者，大家一起进行新的探究，特别是从笔者探究之不逮进行的新研究，为实现中医的伟大复兴而努力。

祝世讷

于山东中医药大学

2019 年 7 月 25 日

目 录

第九章　中药方剂原理 / 331

第十章　阴阳原理 / 393

第一章

中医是中国第一大科学发现与发明

中医，起源和发展于中国的医学体系，是中华民族关于人的健康与疾病的智慧，是中华文明的生命科学结晶。本书所论中医，特指从远古到 1840 年形成的经典中医学术体系，5000年了，任何风雨、地震、海啸都不曾动摇它，像喜马拉雅山一样高高地巍然耸立在地球东方。它是个包含系列科学发现与系列技术发明的庞大体系，是中国传统科学技术的最高成就，是中华民族对人类的第一科学贡献。新世纪新千年，在中华文明复兴的曙光中，迎来中医复兴的大潮。中医之所以复兴，就在于它深藏着黄金一样光辉的科学真理。

第一节　中医，自然国学第一学

中国国学包括人文、自然两大系列，自然国学是中华民族关于自然的学问。在几千年发展史上，在几十门自然国学中，中医的理论和实践最为系统和完整，发现度和发明度最高，对中华民族和人类的贡献最大，堪称自然国学第一学。

一、中国古代的科学发现和发明

中国古代的科学发现和发明，从远古至 1840 年连绵发展几千年，是中国名列世界四大文明古国的支柱。中国的科学技术发现和发明的数量之大，内容之多，在世界上独有，只要系统地考证和总结，就会毫无二义地得出"世界第一"结论。

但是，中国的史学研究还没有来得及做出世界视野的总结，鸦片战争就打碎了中华民族的科学梦，中华文明血染侵略者的铁蹄。帝国主义、殖民主义、西方中心主义、民族虚无主义相杂，黑云压城，中国落后、中华文明落后、中国无科学等论说一时成统，否定中华文明、否定中国的科学发现和技术发明成为学界时髦，就连某些著名的哲学家也发表专论《为什么中国没有科学》①。这是中国特有的一种时代性混乱，一场百年荒谬。

存在决定意识，客观事实一定要反映到人们的认识中。就在中国人自我虚无、自我盲目的时候，一些国外研究者却从旁观的立场，从中西比较的角度，发现和认识了中国的科学发现与发明，最有代表性的是英国学者李约瑟。他从 1943 年开始对中国古代科学技术进行考察，花几十年时间撰成著名的《中国科学技术史》，第一次全面系统地总结了中国古代的科学技术成就，特别是重要的发现和发明，并阐述了其对西方和整个世界的影响。他振聋发聩地提出一些基本结论，认为中国古代的科学技术长时间地远远地超过西方，没有中国的科学发现和

① 冯友兰．中国哲学小史 [M]．北京：中国人民大学出版社，2005：81

技术发明，就没有欧洲近代的系列革命和工业文明。他说：

"从我们的文明开始到哥伦布时代，中国的科学技术常常为欧洲人所望尘莫及。"[①]

"在过去的两千年里，除了有希腊成就的高峰之外，中国的科学技术水平一直高于欧洲，而且常常要高得多。"[②]

"在中国完成的发明和技术发现，改变了西方文明的发展进程，并因而也确实改变了整个世界的发展进程。"[③]

李约瑟考证指出，在公元 1～18 世纪，中西方的科学技术交流是中学西进占绝对主导的。他以英文字母为序列举中国传向西方的科技成果，从（a）龙骨车到（z）瓷器，列举到第 26 项，因字母用完而不得不中断。然而，同时期从西方传向中国的科技成果，能列出的只有 4 项：螺丝钉、双联压水泵、曲轴、发条装置。[④] 这些事实证明，中国古代科学发现和技术发明在数量上和水平上，都处于世界领先地位。

20 世纪 80 年代以来，中国也开始了专门的科学技术史研究。首先是关于中国科学技术史的系统研究，1982 年出版了第一部中国人自己编写的《中国科学技术史稿》（杜石然等编著），总结了中国从一百多万年前到 1919 年的科学技术成就。

① 潘吉星 . 李约瑟文集 [M]. 沈阳：辽宁科学技术出版社，1986：204
② 潘吉星 . 李约瑟文集 [M]. 沈阳：辽宁科学技术出版社，1986：292
③ 潘吉星 . 李约瑟文集 [M]. 沈阳：辽宁科学技术出版社，1986：36
④ 潘吉星 . 李约瑟文集 [M]. 沈阳：辽宁科学技术出版社，1986：142–145

此后，出现了多种更加深入的中国科学技术史研究。进入 21 世纪，发展成为"自然国学"研究。2001 年，一批学者联名发表《自然国学宣言》，提出自然国学是中华民族关于自然的学问，包括研究自然所建立的科学技术，如农学、医学、数学、天文学、地学、律历学、气象学、物候学、水利学、营造学、风水学、灾害学等，以及相应的自然观、科学观、技术观、方法论、思维方式等，其价值和贡献不亚于人文国学。该宣言也提出了中华文明的复兴需要复兴自然国学，使其在新世纪、新千年为中华民族和整个人类做出更大贡献。①

自然国学的研究证明，中国古代科学技术的成就及其对世界的贡献之大，远远超出一般人所知。

"中国古代不但有科学，而且曾经长时期地居于世界前列，至少有甲骨文记载的商周以来至 17 世纪上半叶的中国古代科学技术一直居于世界前列；在公元 3 ～ 15 世纪，中国科学技术则是独步世界，占据世界领先地位长达千余年；中国古人富有创新精神，据统计，公元前 6 世纪至公元 1500 年的 2000 多年中，中国的技术、工艺发明成果约占全世界的 54%；现存的科学技术知识文献数量，也超过世界任何一个国家。"②

---

① 孙关龙，宋正海. 中国传统文化的瑰宝——自然国学 [M]. 深圳：海天出版社，2012：243

② 孙关龙，宋正海. 中国传统文化的瑰宝——自然国学 [M]. 深圳：海天出版社，2012：i

总之，中国古代的科学技术成就是辉煌的，它是中华民族的伟大创造，是中华文明的无价瑰宝，已经并将继续为中华民族和整个人类做出其贡献。

二、中医是自然国学的一面旗帜

自然国学所研究的学问包括农学、医学、天文学、历法学、地学、数学、物理学、化学、营造学、水利学、风水学、灾害学等。中医作为自然国学的成就之一，其成就之高，体系之大，贡献之巨，在整个自然国学体系中，高高地超群，树为一帜。

首先，中医与自然国学的其他学科相比，成就最高。自然国学在十多个领域的研究和成就，分别达到了不同的研究水平和发展程度。有的只有实用技术，没有形成理论；有的有理论，但没有形成系统的理论体系；有的发展不足，后期衰微或中断；有的成就杰出，并领先世界千年以上。发展至 19 世纪，各学科的成就先后与西方科学相融合，只有医学例外。中医唯一建立了系统的理论体系和技术体系，唯一不中断地连续研究和发展至今，唯一广泛有效地主导临床实践至今，唯一不与西学融合而自立于科学之林，唯一作为中国的自然国学正在走向现代世界。

其次，中医是由系列科学发现和系列技术发明形成的庞大学术体系。中医不是单项理论或单项技术，而是包括系列科学发现所形成的系列理论学说，以及由这些理论为原理所转化而成的众多技术的技术体系。其基本原理所形成的"学"，杰出者有十多种，如脏腑学、经络学、病机学、辨证学、四诊学、防治学、中药学、方剂学、针灸学、推拿学等，每一种都达到了作为科学学科的 4 条基本标准，即"要有本学科的一套术语，要有本学科的一套系统理论，要有本学科的代表性著作，要有本学科的代表性人物"①。这些学说的每一种都是重要的科学发现和发明，都相对独立地形成和发展，都可作为自然国学的单科成就来总结和评价。但是，中医是一个整体，是包含这众多学说的统一学术体系，因此，与自然国学的其他学说和成就相比，中医毫无疑问位列第一。

再次，中医的发现度、发明度、创造度、贡献度最大。从自然科学的研究领域和对象来看，中医研究的是人的健康与疾病，是世界上最为复杂的领域和对象，所做的研究、发现、发明，也是最为复杂和深刻的。其复杂和深刻的程度，不但使中医常常知其然，不知其所以然，而且现代科学也还无法解释甚至无法研究。从医学的研究来看，中医的学术视野远远地超出西医，中医最基本的发现和发明，都远在西医的视野之外，所以与西医"不可通约"，占据着医学未来发展的更大空间，代表着医学发展的纵深方向。从现代科学的新发展来看，世界的

---

① 孙关龙．慎用"学"字 [N]．光明日报，2001-07-26

复杂性是最新研究前沿，而中医是世界上最早研究复杂性的，所接触、认识、驾驭的复杂性内容和规律，正是现代科学的最新研究所要研究和突破的，中医那些不知其所以然的东西，正在成为这个方向的突破口。因此，中医的发现与发明不仅发现度和发明度高，而且具有极强的先驱性、先导性，其贡献还要在更加长远的战略性突破和发展中才能呈现出来。

三、中国人要有自己的评价

对于中国古代科学技术的成就如何评价，成就最高、对人类贡献最大的是什么学科？中国人自己从未就此进行总结和判断，首先做出这种总结和判断的，是欧洲学者。他们根据对欧洲及世界事务的影响，明确认定了中国的"三大发明"，即火药、指南针、活字印刷术。意大利人卡丹于1550年首提，后由英国人培根（1620年）、德国人马克思（1861年）、英国人李约瑟（1946年）进一步强调和论证。这些学者认为中国的这"三大发明"是推动欧洲近代一系列革命的杠杆，彻底改变了世界的面貌和世间一切事物的状态。后来又加上造纸术，由英国人艾约瑟、李约瑟等称为中国的"四大发明"，认为没有中国四大发明的西传，就没有欧洲的文艺复兴运动，就没有欧洲的近代化发展。

对于中国科学技术的这种重大评价，难道中华民族自己没有话语权？难道只有这四大发明？没有比这四大发明更重大的么？

科学发现是对未知事物或规律的认识和揭示。一部科学史就是一部科学发现史，是由系列科学发现前后相继形成的发展链，西医和中医的历史同样如此。

本书所论中医的科学发现，不是分类详列中医的所有科学发现，而是突出其主体、核心，特别是超出西医、不与西医相通约的那些独到发现。这些发现形成中医的基本原理，是中医的特色和优势所在，是中医对医学的独到贡献所在，是中医复兴的根基所在。

一、人是健康与疾病之本

医学研究什么？有论曰：研究疾病；有论曰：研究人体的疾病。

疾病的本质是什么？西方人长期认为是上帝的惩罚，近几百年才认识到是人体的损伤，是人体形态结构的异常，是细胞的内战，是分子或基因的变异。

中医不然，从一开始就目标明确——研究人的健康与疾病。是以临床所见的现实的人为标本，研究人的生命，研究人的生命的健康与疾病，形成"以人为本"的原理。发现和证明健康与疾病之本是人，不是人体，更不是什么细胞或分子。

1. 人、人病、病人

中医发现和证明，人是健康与疾病之本，强调以人为本，其核心是"人、人病、病人"。

所谓人，是指被称为"人"的生命运动。人不是人体，在太平间里，人死了，人体还在。永不进太平间的，才是人的本质——生命运动。人的生命运动是宇宙物质运动演化的最高水平，所谓健康与疾病，是人的生命运动的正常与失常。人体不过是生命运动的产物，生命一结束，人体就瓦解。因此，健康与疾病之本不在人体，不在细胞或分子，而在人，在人的生命运动。

所谓人病，是发现和证明病变是人的失常，是人生病，人是病变主体。一方面，病变不是外加的，是人的内在改变。如果说人是土壤，那么病变的是土壤，不是好土壤长出毒草。如果说人是载体，那么病变的是载体，不是好载体加载了疾病。另一方面，人病是人的生命运动失常，不仅仅是人体失常，更不止是细胞或分子失常。

所谓病人，是发现和证明治疗的目标，是生病之人，是要调理失常之人，不是孤立的外加损伤和病灶。故曰：不是治病，而是治人。发现和证明局部性病变是人的整体失常的产物或表现，因而应将其放到人的整体性调理中对待。

2. 生气——人的生命运动

医学研究虽然围绕着人，但不同的研究对人的认识非常不同。西医长期认为人是上帝的创造物，亚当比夏娃少一根肋骨；后来又认为"人是机器"；近几百年来把人简化为人体，从解剖台上研究，认为人是尸体标本的生物原型、高等动物、细胞联邦、生物分子聚集体、原子堆等，失去了人的本来面貌。中医则不然，几千年一直研究和认识临床所见的活生生的现实的人，没有被分解还原的原生态的人。

中医发现和证明，人的本质不在人体，而在生命运动，建立了"生气"概念。"生气"指"有生之气""生命之气"，是中医对"生命运动"的认识和概括，是在现代科学和哲学提出"生命运动"概念之前，最早提出的关于生命运动的概念，在医学领域，迄今是唯一的。

生气概念以中国传统的"气"概念为基础。作为哲学概念的"气"，是指物质运动，生气概念的内涵是"生命之气"，即有生命的物质运动。宇宙的物质运动从低级到高级演进，先后出现了机械运动、物理运动、化学运动、生命运动，人是最高级的生命运动，生气概念是中医对人的生命运动的抽象和概括。《内经》以生气概念为核心，系统地论述了人的生命运动及其健康与疾病，是医学史（也是科学史）上第一部关于人的生命运动的论著。

中医发现和证明，健康与疾病是生气的正常与失常。生气正常就是健康，生气失调就是病变。认为"气者，人之根本也，根绝则茎叶枯矣"（《难经》），故曰百病生于气（不是百病生于体）。发现和驾驭了元气、经气、藏气、气化、气机等，以及生气失常为病的病机，发现和发明了以生气为枢机来养生、御病、祛病的规律和法则。

3. 生气通天——人天相应规律

中医对人的生命运动的研究不是在实验室里，不是在显微镜下，而是从人的生命来源和发生入手，从人的自然本态进行研究，发现和证实了以下事实和规律。

第一，人生于地，悬命于天。人的生命从哪里来？现代科学证明，人是宇宙物质运动演化的产物，在距今 300 万年前出现的被称为"人"的最高级生命运动，人的生命运动特性由产生它的天地条件决定。中医发现和认识了这种事实和规律，总结为"人生于地，悬命于天""人以天地之气生，四时之法成""与万物沉浮于生长之门"。认清了人与天地是子母关系，人的健康与疾病受制于天地，提出"天、地、人'三才'"概念，把人放到天、地、人系统中去对待。

第二，生气通天，人天相应。中医发现和证实，人的生气源于天，通于天，应于天。认识到生气通乎天，人与天地相参、与日月相应、与四时相副，"从其气则和，违其气则病""人能应四时者，天地为之父母""必先岁气，无伐天和"。《内经》系统地阐述了人与天相通相应的特性和规律，并有"生气通天"专论。现代科学证明，人是复杂的开放系统，在与天地交换物质、能量、信息中产生和存在，这种交换，正常即健康，失常即发生病变。中医最早发现和认清了人作为开放系统的这种特性和规律。

第三，人天相应的五运六气规律。中医发现和证实，天地运动有规律，人天关系有规律，天地变化对人的生命运动的影响也有规律，发现最典型的规律是五运（木、火、土、金、水）、六气（风、寒、暑、湿、燥、火）。人的先天生命运动（基因、生殖细胞、受精等）的形成和发育，后天生命运动的生、长、壮、老、已，以及健康与疾病的变化，都受五运六气直接或间接的制约和影响，呈现出规律性，既有大数据式统计规律，又有特殊性个体规律，可做预测性研判。

4. 生生之气——人的自组织特性和机制

中医不但发现了人的生气，而且发现了生生之气，即"生"生气之气。这一发现包含以下几项重要内容。

第一，生气是自生自化的。现代科学直到 20 世纪下半叶，才证明生命的本质是自我更新、自我复制、自我调节的统一。三个自我及其统一，是生命区别于非生命的本质特性，在系统科学中称为系统自组织。组织是系统的有序化的机制和过程，自组织是动力、指令、调节都来自系统内部的组织（反之称为他组织），生命是最典型的自组织系统。中医所发现的生生之气，就是"生"生命的气，"生"生命的物质运动，即生命的自我发生、自我发展、自我调节的特性和规律，这是在两千年前发现的人的生命运动的自组织特性和规律。生生之气理论可称为中医的系统自组织理论。

第二，阴阳自和病自愈。中医从阴阳矛盾运动的角度，发现了自组织的具体特性和机制，即阴阳自和。张仲景的《伤寒论》总结称："凡病……阴阳自和必自愈。"这是一条普遍规律。后世医家进一步研究，发现了"欲其阴阳自和，必先调其阴阳之所自"的机制，开辟为一种治疗方法。阴阳自和论是中医的又一项系统自组织理论。

第三,五藏的"生克乘侮"自稳。发现了五藏之间有"生克乘侮"相互作用关系，及通过该相互作用自我地保持五藏系统整体有序稳定的机制。这是不同于阴阳自和的另一种自组织机制，据此发展出了培土生金、滋水涵木等推动五藏生克作用防治疾病的调理方法。

第四,"有病不治，常得中医"。汉代总结的这"八字金丹"，揭示的同样是人的自组织机制自愈所病的机制。此"中医"是指内医、自我之医，即人所固有的自我调理和愈病的机制和能力，是对人的自组织特性和机制的另一发现。这也是一条普遍规律，有医家专立"病有不必服药论"以弘此道。

第五,"施治于外，神应于中"。中医发现和证明，生生之气等自组织机制是防治疾病的内在基础，在治疗中发挥中枢和中介转化作用，外来的针灸、药物等治疗作用，都要由其接应和转化，才发挥和呈现为相应的治疗效应，即"神应于中"。李冠仙精辟地总结称："善调理者，不过用药得宜，能助人生生之气。"①

---

① 李冠仙. 知医必辨 [M]. 南京：江苏科学技术出版社，1984：43

二、超解剖的结构与功能

人的结构与功能是疾病的主要发生地，因而是医学研究的重点对象。但人的结构与功能复杂，有解剖的，也有非解剖的，中西医在这里有巨大的学术分野。西医以解剖研究为基础，着重认识了人的解剖结构及其负载的机能。中医做了这方面的研究，但没有作为重点，反而从超解剖视野，着重地研究了不具有解剖形态的结构与功能。发现了以经络为代表的非解剖结构及其功能，发现了结构（解剖的与非解剖的）的发生学机制及其病变，发现了前结构的功能（生命运动）及其健康与疾病，形成中医的一整套超解剖视野的发现，是中医超越西医的重大科学发现和贡献。

1. 经络——超解剖结构

中医研究的焦点不在人体，而在人的生命运动，因此，虽然研究了人体的形态结构，但着重研究的是人的生命运动的结构。这种结构是活的，是运动的，即系统论讲的"结构就是过程流"。它没有解剖形态，不进太平间，不上解剖台，生命运动结束就瓦解，可称为非解剖结构。

经络是中医发现的最典型非解剖结构。经络是人的生命运动的基础性结构。"经脉者，所以决死生，处百病，调虚实，不可不通。"（《灵枢·经脉》）中医对经络的发现，不是基于解剖研究，而是源于针灸、脉诊、气功等，在《内经》和《难经》等有系统的总结。迄今的各种研究都证实，经络没有解剖形态，在尸体上找不到，有基态与激态之变，是活的"过程流"。

2. 五藏等多种功能子系统

中医发现的非解剖结构有多种，除了经络还有功能子系统。所谓功能子系统，是由母系统从功能上分化出来的子系统，功能性是其本质特征，结构是功能性的，功能一结束，结构就瓦解。它们在功能上相对独立，但没有解剖形态，不可剖而视之，也称为"概念性单元"，较为典型的是五藏。

中医认识了心脏、肝脏、脾脏、肺脏、肾脏五个解剖器官，同时又发现了心藏、肝藏、脾藏、肺藏、肾藏五个功能子系统。迄今的研究已经证实，五藏的生理病理等内容与解剖器官五脏迥异，也找不到单独的解剖形态，在解剖台上看不到，是典型的功能子系统。

除了五藏，中医还发现了其他多种功能子系统，如"六经""三焦""命门"等，各有具体特性，但其共同点是超解剖。

3. 气化——结构的发生机制

气化是中医发现的人的生命运动机制，发现和证实是气化机制和过程形成和调节人的结构（解剖的与非解剖的）。人的结构不是本原的，由气的运化生成和调节，即"气聚成形"，可称为"气化结构"。

"病机－病证－病候"病变系统不是人体的，而是人的生命运动的，是比"器质性病变－机能异常"病变系统更加深刻和复杂的病变系统。这是中医的又一重大独创发现。

1. 未病、欲病、已病

中医研究的重点在人的生命运动，生命运动是动态的，其态有多种变化，健康与疾病是两种基本态。从健康态向疾病态的转变，不是断崖式的非此即彼，而是一个过程，大体可分为三个阶段——未病、欲病、已病。中医发现了这一事实和规律，总结出"上医医未病，中医医欲病，下医医已病"。

中医发现，对人的生命运动进行良性调理是"治未病"的首务。养生的目的是增进健康，延年益寿，虽有防御疾病的效果，但又不是消极地防御疾病，而是中医一种生命智慧的重要内容。

已病是临床表现出的症状，特别是形成器质性病变，是病变发展的第三期，可以治但为时已晚，是下医之策，故强调上医和中医要治未病和欲病。西医目前大倡的"早检查、早发现、早治疗"，不过是在已病期内的"早"，是在战术上求早，但战略上已晚了。

2. 病机——生命运动的病变之枢

病变是怎样发生的？西医研究和认识的是特异性病因引起特异性病理改变。中医不然，虽也认识到一些特异性病因，但根本方向是从人的生命运动来考察，发现病变是人的生命运动的失常，失常的机制就是病变机制，称为病机。"机者，要也，变也，病变之所由出也。"[①]

中医发现人的生命是在众多矛盾运动中"走钢丝绳"，矛盾运动的中、和、调是健康，偏离中、和、调即是失健，从生命的矛盾运动角度发现了基本病机。《内经》首论病机十九条，其后形成系统的病机学说，较为全面地认识了不同层次的病机，总结了基本的三大病机——气机失常、正不胜邪、阴阳失调。

病机属于广义的病源学和病因学范畴，但不是西医认识的那种特异性病源或病因，只有中医独到地认清了其本质。

第一，病机是人的生命运动发生的失调，是内源的，不是外来物。

第二，病机是病变的内在本质，即"病变所由出"，病变是病机的产物或表现。因此，辨证要审明病机，"谨守病机，各司其属"；治疗要针对病机，纠正病机之失调才能药到病除。

第三，病机的本质是矛盾关系失调，纠正病机要调理矛盾关系。中医发明了多种调理方法（药物的与非药物的，药治八法等），其治疗原理是"调其不调"。病机不能提纯归结为什么特异性物质成分，不可仅仅用增损物质成分的办法来纠正。

3. 病证——生命运动的疾病态

中医发现，由病机发展而来的病变，是人的生命运动的失

---

① 张介宾. 类经 [M]. 北京：人民卫生出版社，1965：4

常态，称之为"病证"。病证是人的生命运动的病变态，内容多样复杂，中医着重地研究了它，其基本的或纲领性的内容是寒热、虚实、阴阳、表里等，具体内容有若干类，现代的国家标准《中医病证分类与代码》（1996）列病证 1600 多个，《中医临床诊疗术语》（1997）定义证候 800 多条。

需要强调，病证是人的生命运动失常，不是人体病，不是形态结构的器质性病变，不是器质性病变引起的机能异常，完全处于西医的视野之外，因而中医辨证与西医辨病不可通约。

4. 辨证论治——中医独创的诊治体系

中医独到地发现了"病机-病证-病候"系统，对于这一病变系统的诊断和治疗，形成辨证论治体系。基于生命运动之病变的复杂，辨证论治也复杂，发展了六经辨证、八纲辨证、脏腑辨证、气血津液辨证、卫气营血辨证、三焦辨证等。

中医对病变的认识和防治，既有辨病论治（有不少与西医相同、相似、交叉），也有辨证论治。但在张仲景《伤寒杂病论》之后，辨证论治成熟发展，逐渐成为中医临床防治的主旋律，彰显出中医以人的生命运动的健康与疾病为主轴的医学特色，是在西医视野之外最突出的发现，是对医学的最杰出贡献。

总起来说，中医的科学发现不止上述这些，不及之处及一些更深内容，将在本书各章做具体探讨。中医的这些科学发现，有几个突出特点：①体系性。中医的发现不是单项，而是多项，是由多项发现形成的庞大体系。各项发现都不是由一人一次完成，而是由多人或多世代，经过几百甚至上千年的反复探索和研究而实现，发现的艰难性与发现的深厚性高度一致。②原创性。所有发现都远在其他医学之外、之前，具有高度原创性和独创性，西方医学至今难以理解和研究。③先驱性。中医以生气为核心的系列发现，特别是其包含的深层复杂机制和规律，不但超出了其他医学，而且超出了整个科学的现有视野，现代科学的最新发展——复杂性研究正在向这个方向开拓，中医的发现及其未解难题已经在这个方向探究了两千多年。

第三节　中医的独到技术发明

技术是自然规律的物化或操作化，技术发明把客观规律作为技术原理，据以人工地创造出用于实践的工具、工艺、方法、手艺。技术发明包括两个方面：一是技术形态，即外在的物化形式；二是技术原理，即内化于技术中的客观规律。技术发明的关键在技术原理。

中医的技术发明是一个庞大系列，它以中医发现的客观规律为原理，转化为医疗技术。中国科学院自然科学史研究所于2015年公布的"中国古代重要科技发明创造"85项中[1]，属于中医的8项，即经脉学说、四诊法、本草学、方剂学、法医学

---

[1] 朱江，齐芳 .85 项中国古代重要科技发明创造 [N]. 光明日报，2015–01–28

体系、《本草纲目》分类体系、针灸、人痘接种术。中医的技术发明当然远不止这些，而更重要的是，这些技术发明的技术原理，是中医发现的健康与疾病的基本规律的技术化，中医发现的这些规律远在西医的学术视野之外，因而转化为技术也原则性地区别于西医技术，特别是其技术原理，是中医的独到发明。中医技术的复兴，关键在技术原理。

一、四诊，以象诊藏的技术

诊断是诊察和判断病变的临床认识技术，包括诊察和判断两个过程。四诊是中医发明的诊察技术，它与西医的诊察技术非常不同，其独到的发明主要有以下三个方面。

1.诊察病证的病候

诊察技术的原理首先是诊察视野。中医四诊的诊察视野与西医不同，西医诊察的主要是"器质性病变－机能异常"病变系统，中医诊察的主要是"病机－病证－病候"病变系统。中医虽然也有辨病论治，但其主体或主旋律是辨证论治，是"病机－病证－病候"病变系统。

病变的发生过程是病机引起病证，病证表现出病候。临床辨证是逆着这一发生过程来认识，即以四诊来诊察病候，据以判断病证，再审其病机以治。病候与病证是表里关系，病候是内在病证的外现信息，四诊是来诊察这些信息，可据以辨识内在的病证。

四诊即望、闻、问、切，是从四个方面来诊察病候。病证呈现于临床的病候众多，一证有一组病候，不同的病证有不同的病候。根据长期的临床观察和总结（大数据规律），发现四组病候具有较强的特异性，包括气色、声息、症状、脉象等。各种病证都会从这四组病候表现出特定信息，从这里诊察到不同的病证信息，可据以分析综合辨识其对应的特定病证，从而得出对病证的诊断认识。

2. 藏象规律的技术化

藏与象的关系是中医发现的一大规律，即"藏藏于内，象现于外"。藏是本，象是标，藏变引起象变，象变表征藏变，据象变可知藏变。将这一规律转化为方法和技术，就可以考察象变，据以判断藏变。

四诊就是藏象规律的方法化、技术化，是关于"病机－病证－病候"病变系统的藏象规律的技术化。在"病机－病证－病候"病变系统中，病机和病证藏于内，不可直接诊察，而病候现于外，"候者，伺望也"，可以诊察。藏与象的关系决定着"视其外应，以知内藏"，故诊察象变可判断藏变。"夫脉之大、小、滑、涩、浮、沉，可以指别；五藏之象，可以类推。"（《素问·五藏生成篇》）

藏象规律不仅是藏变引起象变，而且是特定的藏变会引起特定的象变，因而可据象变的特征来判断藏变的特征。经过几千年实践反复验证，中医发现和掌握了象变与藏变的一些特异

二、治本——调理生命运动的艺术

中医发明的防治技术丰富多彩，其目标是调养人的生命运动，对其发生的失常进行调理。包括防治原则、防治方法、治疗技术等多个层次和方面，具体方法众多。其基本原理是治本，是对变化中的人的生命运动进行斡旋。

区分标本、重在治本，是治本原理的首要原则。"病有标本……知标本者，万举万当，不知标本，是谓妄行。"(《素问·标本病传论》)[1] 标与本的划分是相对的，治本原理更强调对深度病本的调理，主要有二。

第一，病机调理。在"病机 - 病证 - 病候"病变系统中，病机是源，调理病机是釜底抽薪，治的是病证和病候的源和本。辨证要审病机，治疗要抵病机。

第二，自主调理。即依靠、调动、发挥人的自组织机制和能力，通过自主调理以御病、祛病、愈病。有扶正祛邪、调理阴阳自和、推动五藏生克自稳等法则。所用中药、方剂、针灸等，注重其深度作用机制，即调动和发挥人的自主调理功能转化为疗效。这是一种最高级的防治艺术。

治本是生态调理。一方面，治疗的对象是人的生命运动发生的失调，它是自然的生态过程。另一方面，所用的治疗手段

---

[1] 黄帝内经素问 [M]. 北京：商务印书馆，1954：324

来自生态系内，中药源于人的食物链，作用于人的生命运动。因此，治疗是生态系统内的生态调理，治本越深，其生态性越强。完全不同于化学治疗那种外源性干预和对抗性作用。

三、中药——自然药物中医化技术

中药是中医的重大发明。其发明包括两大层次：一是发现和使用了一万多种自然药物；二是对这些自然药物进行了中医开发，把中医原理贯彻于中药，成为中药原理，使自然药物中医化，变成"中医之药"（已非"中国之药"，白马非马），这是中医之于中药的真正发明所在。

1. 自然药物的中医化

发现自然药物并不难，难的是如何"制毒药以供医事"，"制"才是真正的技术发明所在。中医对自然药物之"制"，在于将其变得能供中医之"医事"，即为辨证论治为主轴的医事所用。为此，选择和开发了其四气（寒热温凉）、五味（酸咸甘苦辛）、升降浮沉、归经等药性（而不是别的，如化学成分和化学作用）。这是按中医原理对自然药物的性效进行的选择和开发，是将自然药物的中医化。用与不用四气、五味、升降浮沉、归经，是中医化与否的关键，是中药与自然药物的区别。抹杀或弃用四气、五味、升降浮沉、归经，就把中药去中医化，变成与中医无关的自然药物了。

2. 药证对应

"药证对应"是自然药物中医化的核心，是中药的首要中医原理，是中医之于中药的首要发明。中医对中药的开发使用不是任意和随便的，而是按中医临床防治的需要，按中医的基本原理来开发和使用的。之所以开发和使用四气、五味、升降浮沉、归经，是根据辨证论治的需要。因为所辨治的病证有寒热、虚实、阴阳、表里等，才选择和开发了对这些病证有调理作用的四气、五味、升降浮沉、归经等。这些药性的本质是药证对应，是中医化的药性，是中医的药理，是中医原理在中药的贯彻。丢掉药证对应，就丢掉了中药作为中医之药的灵魂。

3. 生态药性

中医开发使用的四气、五味、升降浮沉、归经等，是中药的自然生态药性，是中医之于中药的又一发明。与西医把自然药物化学化、成分化开发迥异，中医是为调理人的生命运动，而在人的生态系统内开发和使用的中药所固有的生态药性。中医在此的发明点主要有五：①自然药性。所选用的四气、五味、升降浮沉、归经是药物的自然本态属性，不是人为加工改造或制造的，是在同一生态系统内，以中药的生态药性来调理人的自然生态失常。②效应药性。中医对中药药性的认定和使用，根据的不是实验室的实验结果，而是"愈疾之功，非疾不能以知之"，是根据临床用药的治疗效应。药与效之间的因果关系，大都不是线性的，而是非线性的，中间包含若干复杂的中介转化环节，没有西药那样的特异性。③生态作用。中药的作用有些是化学的，但多数情况下比化学作用复杂得多，是对人的生命运动的生态性调理。解表、清热、祛湿、泻下、安神、开窍、理气、理血、补益、消导等，是比化学作用复杂得多的生态调理效应。④整体药性。中医开发的中药药性，属于中药的整体层次，不可分离提纯为其成分药性（寒素、热素、温素、凉素等）。中药药性又源于和从属于其生态系统（包括天时、地气、阴阳等），用药也是用其生态系统特性，不可分离提纯。⑤加工炮制。为调整和优化中药的药性，发明了加工炮制技术，有修制（净化、粉碎、切制等）、水制（润、漂、水飞等）、火制（炒、炙、煅、煨等）、水火共制（煮、蒸、淬、潬等），以及发酵、发芽、制霜、制曲等。这是对中药的生态整体药性进行调节和控制，使其更加精准和优化。

4. 非特异功效

把中医治疗学的治本原理贯彻到中药研究中，开发使用中药的非特异功效，是中医之于中药的更深发明。

西医药强调特异功效，中医药迥异，中药功效主要或本质上是非特异的，突出者有三。①非对抗调理。与西药的对抗治疗不同，中药是对失调的矛盾关系进行调理，基本法则是调理气机、燮理阴阳、扶正祛邪等。"寒者热之，热者寒之，温者清之，清者温之，散者收之，抑者散之，燥者润之，急者缓之。"（《素问·至真要大论》）药治八法（汗、和、下、消、吐、清、温、补）是针对病机的调理。通过治本，调理病机，收到"一推其本，诸证悉除"之效。②中介转化奏效。许多中药的疗效是通过中介环节的转化而产生的。已知的如经体内微生态系统的转化而生效；由药物在体内代谢的二次产物发挥疗效；推动体内的器官或功能过程发生变化而产生效应等。③推动人的自主调理。以中药药性作用于人的生生之气而生效，或推动和发挥自主调理机制而生效。"气虚者宜参，则人之气易生，而人参非即气也；阴虚者宜地，服地则人之阴易生，而熟地非即阴也。善调理者，不过用药得宜，能助人生生之气。"①

四、方剂——药性的组织化方式

方剂是中医独创的用药方式，把中药的中医化提高到更高水平——按中医原理对中药的药性进行组织和布局，形成和使用方剂的整体功效。

这里的发明包含两个方面：一是技术形式，即方剂这种用药方式，以一万多种中药，创制出十多万首方剂。二是技术原理，即按治病需要，有目的有计划地设计方剂，选用中药，对其药性进行组织和布局，形成方剂特有的整体功效，使之与病证的复杂性相对应。

方剂的关键在技术原理，它是中医原理在药学领域的深度

---

① 李冠仙 . 知医必辨 [M]. 南京：江苏科学技术出版社，1984：43

贯彻，形成中医的方剂原理，或称方剂的中医原理，是中医在药学领域的独有重大贡献。

1. 整体功效

"药有个性之特长，方有合群之妙用"，方剂的本质是把选入方中药物的药性组织成为方剂的整体功效，其规律是"整体大于部分之和"。方剂的整体功效是在方剂的整体水平"大于"出来的，在方内各药那里找不到，也不是入方各药的药性和药效相加之和。方剂的发明，是对这一规律的认识和驾驭，是发现单味药的功效有局限，发现方剂的整体功效更加全面，并且可以设计和调整，能更好地应对复杂的病证变化。

2. 组方配伍

方剂不是药堆，而是有目的有计划地设计和调配的，要对入方各药的药性进行组织，布局成阵。一个方就是一个局，一个方剂就是一个药阵，以阵对敌，不是散兵各自为战，这是方剂"合群之妙"的"妙"处。医家们称"处方如布阵，用药如用兵"，斯为其理。

组方配伍是对入方各药的药性进行组织和布局的技术，要领有四：一要根据所治病证的需要来立方，立方的本质是设定方剂整体功效。二要根据所立方剂来选药，以入方各药的药性为基础，来组成方剂的整体功效。三要组建方剂的结构，即以"君臣佐使"来配伍，组成方内各药的框架关系，是形成方剂整体功效的结构基础。四要调节入方各药的药性关系，主要是

"七情合和"，使入方各药的药性关系协调、有序，达到整体最优。

3. 方因证立

方剂的设计不是随意的，而是有明确目的的——方因证立。方剂功效要针对所治病证，即方证对应，有是证，用是方，方随证变。第一，这是药证对应的扩大化。从单味药的药性与病证对应，扩大为多味药的整体功效与病证对应。第二，这是药证对应的复杂化。以方剂功效的复杂性对应病证的复杂性。第三，方证对应既严格又灵活。严格性在于必须对应，灵活性在于方剂有极强的可调性，能以其多变来对应病证的多变。原则是"知常达变，圆机活法"，证变方亦变，方随证更，方剂功效可动态地与病证变化丝丝入扣地严密匹配。

4. 方从法出

方剂的复杂药性和整体功效怎样发挥作用？中医发明的治则和治法是其途径，是方剂的生效方式。因此，方剂的设计必须包括生效途径的内容，使方剂能够循此途径而生效。"方从法出"是方剂的又一原理。

所谓方从法出，是在辨明病证的基础上，首先确定治疗该证的法则，然后按此治法选药组方，通过治法所指引的途径发挥治疗功效。例如"药治八法"（汗、和、下、消、吐、清、温、补），实际是方剂生效的八种方式或途径，立方要设计好用八法中的哪一法来生效。在这里，病证是治疗目标，治法是达到目标的途径，方剂通过治法这一途径转化和发挥为对目标的治疗功效。因此，遣方用药不但要方因证立，同时要方从法出，前者决定治疗的方向和目标，后者决定治疗的生效机制和途径，是方因证立与方从法出相统一，药性设计与生效设计相统一。方剂设计包括生效机制是中医的重要发明，使法寓方中、方为法用、由法生效，这是一种极非特异的复杂化的功效原理，开辟和代表了未来亟须发展的复杂化用药方式。

五、针灸等非药医技的中医原理

非药防治技术在各国医学都有研究和应用，但针灸、推拿、按摩、拔罐、刮痧、气功等，是中医独创的非药防治技术，中医独到的发明。一是以针、艾为代表的技术"硬件"，二是其"软件"，即针刺、艾灸等发挥作用的技术原理。这后一方面，即技术原理，是中医原理的技术化，是中医技术发明最杰出的独到之处。

1. 发现和应用穴位

人体的穴位客观存在，但只有中医独到地发现了、应用了。其发明点主要有四：①穴位。认识到穴位是"神气出入之门户"，掌握了经穴、奇穴、阿是穴，以及穴位系统，秦汉时期就建立起腧穴理论。②刺激穴位治病。发现了腧穴与经络、脏腑等的生理、病理关系，及针灸穴位可调理健康与疾病的机制和规律，据以发明了针灸穴位防治疾病的技术。③取穴方法。即穴位的准确定位方法，发明了骨度法、同身寸法等。④穴位配伍。发明了多个穴位配伍成方进行针灸的方法，以及根据辨证来进行穴位配伍的法则等。

2. 针具和针法

发明了专为针刺所用的针具，其发明点主要有三：①"针"。以针的特有几何形态和力学特性，作用于穴位而发挥调理效应。②针材。最早应用砭石，后逐步改进为骨针、竹针、陶针、铜针、金针、银针、不锈钢针，促使针的作用效应不断优化。③针型。从单一的针形发展为多种针形，以适应不同防治的需要，至《内经》定型为"九针"。

发明了针刺方法，它是一种高级手艺，其发明点主要有四：①基础技术。包括刺手与押手、治神与守神、持针、进针、留针、出针、得气与行气等。②行针技法。以提插法、捻转法为主，包括循摩法、刮柄法、弹柄法、摇柄法、飞针法、震颤法等。③行气方法。用针刺行气，包括经络之气的得气、候气、催气，调动和调理经气的针芒法、按法、倒法、努法、敲法、搓法、添法、盘法等。④补泻方法。包括单式补泻、复式补泻、热凉补泻，以及提插补泻、捻转补泻、徐疾补泻、迎随补泻、呼吸补泻、开阖补泻、烧山火（补法）、透天凉（泻法）、阳中隐阴（补中寓泻）、阴中隐阳（泻中寓补）、龙虎交战、子午捣臼等法。这些技术是遵循针灸的技术原理、经过严格训练才能掌握的高级手工技艺，迄今为止没有任何仪器能够代替。

3. 灸材和灸法

灸疗更是中医的独创技术，"针所不为，灸之所宜。"(《灵枢·官能》) 其发明点主要有四：①灸材。主要是艾绒，包括艾绒的生产、制备、艾条与艾炷等。同时还有火热类、非火热类、辅助类等灸材。②灸具。包括艾灸盒、艾灸棒、温灸器等。③灸法。一是艾灸法，包括艾炷灸、艾条灸、温针灸、温灸器灸等。二是非艾灸，包括灯火灸、桑枝灸、黄蜡灸、药锭灸、阳燧灸、药捻灸、发泡灸等。④灸技。即施灸的技术规范、操作方法、技艺手法。技术规范包括辨证施灸、选穴配方、适配器具等。操作方法包括施灸体位、施灸顺序、补法泻法、灸程和灸量控制、灸后护理等。技艺手法包括不同灸法的操作手法、悬灸和实按灸的专用操作手法、掌握灸感等。

4. 中医式调理原理

针灸、推拿、按摩、拔罐、刮痧、气功等的"硬件"和"软件"的发明不同，但其技术原理却十分一致——中医基本原理的技术化。最为突出者有四：①以人的生命运动为调理对象。不是针对形态结构的病灶，而是针对人的生气，未病可养生，有病可祛疾，要辨证施术，适用多种复杂情况，通过对生气的调理收到或养或疗的效应。②经络为道，调气为枢。这些技术的调理方法虽然不同，但作用机制却高度统一，即以穴位和经络作为施加和发挥作用的主要通道，通过对人身之气的调理而产生效应。其效应过程虽然能够测到声、光、电、磁、热的内容，但其功效原理与那些声、光、电、磁、热的理疗作用非常不同。③辨证论治的非药方式。这些技术在临床防治的应用，与中药和方剂的应用原理相通，都要辨证施治，其作用性质和生效机制都是中医式的。其主要功效包括疏通经络、调和气血、补虚泻实、扶正祛邪、调整阴阳、补偏救弊等。针灸的得气、循经感传、气至病所而效等尤其典型。

六、核心价值在技术原理

对于中医技术的研究，长期以来较多地关注了其技术形态，对于其技术原理重视不足，而真正需要强调和复兴的，是其技术原理。

中医技术的技术原理，是中医的技术发明的本质所在。它是中医发现的医学事实和规律的技术化，是中医学基本原理的技术化，是这些技术的"中医性"所在，是中医技术区别于西医技术的关键所在，是中医技术发展的战略优势所在，是中医技术复兴的基因和胚胎所在。

中医技术对医学的贡献有两大方面。一是提供了一整套临床防治的中式非药技术，包括其技术形态和技术原理，已经为中华民族的健康做出了重大贡献，正在为世界人民的健康做出更伟大的贡献。二是提出了一系列重大的技术课题，为非药防治的未来研究和突破指出了方向，开辟了道路，提供了突破口，从这里开拓会有重大发现。例如，针灸的循经感传等效应机制是什么？脉诊的寸口脉如何反映全身及各部的健康与疾病的特征？气功练气怎样调理人的生命运动及其发生的失常？这类问题大大小小有几十项，许多都是诺贝尔奖级的课题，破解它将会揭开人的健康与疾病的纵深层次的奥秘，会带来医学的革命性变革。

第四节　贡献远远超过四大发明

中国古代四大发明对世界的贡献，早已得到全世界公认。问题在于，中国的科学技术贡献就只有这些么？不，还有更加重大的，那就是中医，中医对人类的贡献，将远远超过四大发明。

一、改变了世界的四大发明

造纸、火药、指南针、活字印刷术是被世界公认的中国古代四大发明，它们于公元 14 世纪之前先后传至欧洲。作为一种科学技术杠杆，力无可比地推动了欧洲的文艺复兴、科学技术革命、工业革命、资产阶级革命，进而影响全世界，造就了近代以来 500 多年的工业文明。中国四大发明的贡献早已得到世界公认，最有代表性的是三位伟人的总结。

英国哲学家培根在 17 世纪指出：

"我们还该注意到发现的力量、效能和后果。这几点是再明显不过地表现在古人所不知、较近才发现、而起源却还暧昧不彰的三种发明上，那就是印刷、火药和磁石。这三种发明已经在世界范围内把事物的全部面貌和情况都改变了：第一种是在学术方面，第二种是在战事方面，第三种是在航行方面；并由此又引起难以数计的变化来；竟至任何帝国、任何教派、任何星辰对人类事务的力量和影响都仿佛无过于这些机械性的发展了。"①

德国的马克思在 19 世纪指出：

"火药、指南针、印刷术——这是预告资产阶级社会到来的三大发明。火药把骑士阶层炸得粉碎，指南针打开了世界市场并建立了殖民地，而印刷术则变成新教的工具，总的说来变成科学复兴的手段，变成对精神发展创造必要前提的最强大的杠杆。"②

英国科技史专家李约瑟在 20 世纪指出：

"赞扬'现代人'的那些学者常常争辩说：'现代人'之所以优秀，是因为他们发现了印刷术、黑火药和磁罗盘……所有这三项发现并不是在欧洲，而是在亚洲作出的——我们把它们归功于中国人。"

"要是没有这种贡献，就不可能有我们西方文明的整个发

---

① 培根 . 新工具 [M]. 北京：商务印书馆，1984：103

② 马克思 . 机器。自然力和科学的应用 [M]. 北京：人民出版社，1978：67

展历程。因为如果没有火药、纸、印刷术和磁针，欧洲封建主义的消失就是一件难以想象的事。"①

火药、指南针、印刷术这三大发明是技术性和机械性的。它之所以在西方的近代发展中发挥如此重大的革命作用，在于其发明的内容和性质，正满足于欧洲文艺复兴、资产阶级革命、发展资本主义的迫切需要，在于它所发明的技术原理正是近代欧洲科学技术革命所指向的目标，正是新兴的工业文明所追求的主题，而欧洲的这一系列革命和发展又为这三大发明充分地发挥作用提供了必要和充分条件。这三大发明对发展工业文明的巨大贡献，既是时代需要的必然，又是时代造就的结果。

二、中医的贡献将超过四大发明

关于中医对世界的贡献，曾有多种研究和总结，最为经典的，是毛泽东同志在1953年所讲："中国对世界有三大贡献，第一是中医。"②

为什么说中医对世界的贡献将超过四大发明，是中国对世界的第一大科学技术贡献？根据多多，要者有三。

第一，既有业绩贡献，又有科学贡献。所谓业绩贡献，是

---

① 潘吉星.李约瑟文集 [M].沈阳：辽宁科学技术出版社，1986：110，123

② 游和平.毛泽东的中医情结：称其为中国对世界贡献之首 [EB/OL].[2008-01-24]. http://cpc.people.com.cn/

指中医为保障中华民族的繁衍昌盛所发挥的作用，及正在为保障人类健康发挥的作用。所谓科学贡献，是指中医的科学原理对医学和科学的贡献。中医的科学原理原则区别于西医，在视野上宽得多，在层次上深得多，掌握着医学科学的"另一半"，其科学内涵代表着医学的未来发展方向。

第二，既有技术发明，又有科学发现。四大发明都是单项的技术发明，其技术原理在发明时并未揭示，传到欧洲后才逐步被新兴的近代科学技术所阐明。中医则非常不同，就中医的技术发明而言，其技术原理超出了现有的医学和科学技术，因而还无法研究和解释。简单者如舌象、脉象、中药的四气五味、方剂的整体功效、针灸的得气效应等，一旦将其技术原理揭示清楚，将展现一片不曾见识过的崭新科学图景。就中医的科学发现而言，其科学原理比技术原理要深刻得多，复杂得多，主要是对人的健康与疾病的深层复杂机制和规律的认识和驾驭。这些机制和规律迄今只有中医接触了、认识了、掌握并运用于临床防治了，而其他医学乃至整个科学都还没有研究到和认识到。例如气、经络、五藏、病机、证候，以及证候的寒热、虚实、阴阳、表里等，这些最基本的原理性内容，一旦被揭示清楚，不但将把医学引入一片新世界，而且会形成一整套关于人和生命的全新认识。

第三，贡献给更高级别的人类文明。四大发明的技术原理，是欧洲14～19世纪一系列革命所需要的，所推动的是机械化、工业化，是工业文明的兴起和发展。21世纪开始的新时代，已经翻过工业文明那一页，兴起的是信息文明、生态文明，而生命、生态正是中医的文明特质。不但在中国，而且在全世界，能够提供现成的关于生命和生态文明的科技成就的，只有中医。中医在过去的工业化时代虽然"背时"，但需要中医并将让中医充分做出贡献的新时代到来了，中医将推进更高级人类文明的建设。

三、迎接东方式文艺复兴

中医的科学发现与发明都是在西医视野之外实现的，其基本原理不但与西方医学不可通约，而且超出了现代科学的研究视野，造成了系列科学矛盾和难题，也显现出中医所蕴含的中国思想文化与西方思想文化的巨大差异。随着中医的现代研究和全球化，这些孕育千年的矛盾日渐深刻地暴露出来，成为摆在医学、科学、文化面前的迫切课题，解决这些难题已经提上新世纪的日程。

1996年，世界卫生组织提出，21世纪的医学发展方向，是从疾病医学向健康医学发展，从重治疗向重预防发展，从针对病源的对抗治疗向整体治疗发展，从重视对病灶的改善向重视人的生态环境的改善发展，从群体治疗向个体治疗发展，从生物治疗向心身综合治疗发展，从强调医生的作用向重视病人的自我保健作用发展，从以疾病为中心向以病人为中心发展。

如果把上述 8 个"发展"概括为一句话，那就明白无误——从西医原理转向中医原理，变革西医走向中医。

也是在 1996 年，美国的约翰·霍根出版了《科学的终结》，认为科学的发展到了"认识止境"，"科学（尤其是纯科学）已经终结，伟大而又激动人心的科学发现时代已一去不复返了。""五彩的灯光已经熄去，晚会已曲终人散，回家去吧！"[①]霍根及其同行们深刻地看清了一项事实，以西方的还原论思维主导的，以 16 ～ 20 世纪为主要发展期的"科学发现时代"已经终结，新的科学发现"日益增长地递减"。问题在于，他们着重剖析了过去，没有进行必要的前瞻研究，本是迎来"转折"，却只注意了转折的前一半，误判为"终结"。的确有东西在终结，那就是还原论思维，以及在其引导下的研究和发现。转折的后一半是向新的方向开辟，一种新的思维和新的研究已经开始，那就是系统论思维，以及在其引导下的非还原和反还原研究，目标是世界的复杂性。

事实证明，一场融医学、科学、文化的变革为一体的划时代大转折来临了。上次大转折从 15 世纪开始，主要发生在欧洲，解决了"世界是不是由上帝创造并按上帝意志运行"的问题，出现了文艺复兴运动、两次科学革命和技术革命，以及宗教改革和资产阶级革命，发展出资本主义生产方式和工业文

---

① 约翰·霍根.科学的终结 [M].呼和浩特：远方出版社，1997：4

明。这次大转折的主题是什么？其整体性的关键词还没有显现清楚，但在科学领域已经表明，是从背离世界的复杂性转向研究世界的复杂性。20 世纪兴起的系统科学和复杂性科学，就是专门研究世界复杂性的科学，已经研究了世界复杂性的系列特性和规律，总结为专门的复杂性原理，即系统论和复杂论，形成关于世界复杂性的思维方式——系统论思维。进入新世纪，对世界的复杂性有了更深层次的发现，例如证明人类目前仅认识到宇宙物质的 4%，还有 23% 的暗物质和 73% 的暗能量没有认识，以及微观领域的量子纠缠等规律。世界的复杂性是人类刚刚开始认识的领域，其面貌一旦揭示清楚，将再一次彻底改变人们的世界观，改变人们的生产和生活。

研究世界的复杂性必须从根本上变革思维方式。因为，复杂是"超还原"的，还原论是复杂性的敌人。已有的科学之所以不能研究复杂性，在于其遵循西方传统的原子论、还原论。原子论认为世界的本原是原子——不可再分的最小物质颗粒，世界万物由原子组合而成；原子组合起来就是万物和世界，把它分解开来就还原为原子。以原子论为基础发展而来的还原论，认为世界万物都由原子组合而成，因而可以进行分解，只要还到其本原——原子（或其化身——可以分解到的最小物质颗粒），就可从本原揭示其原因和本质。分解、还原把一切复杂性都分解掉、排除掉了，与复杂性完全相悖。因此，原子论和还原论是研究复杂性的障碍，系统科学和复杂性科学正是在批判还原论的基础上，从其反面建立和发展起来的，其性质是反还原的。

批判还原论思维转向系统论思维，必是一场艰巨的思想革命。因为，原子论和还原论在西方有几千年的传统，根深蒂固地主宰着西方科学（及由此发展而来的现代科学）和医学。批判原子论和还原论，意味着对西方几千年传统思想的颠覆，对西方传统科学思想的颠覆，对科学家们信奉不疑的世界观和方法论的颠覆。而要代替它的，是新兴的系统论思维，其基本原理不止与还原论不同，而且相反，是要专门地研究和认识世界的复杂性，而复杂性是相悖于还原论思维的。现实问题是，要么不研究复杂性，可以坚持还原论思维；只要研究复杂性，就必须抛弃还原论转向系统论。21世纪向世界复杂性的进军已经开始，面前的选项只有一条，即批判和抛弃还原论思维，转向和遵循系统论思维。这，对于西方科学和医学来说，或者说对于现代科学和医学来讲，是一种方向性的思维转换和思想变革，是一场不折不扣的革命。

对于面临的这场划时代巨大变革，有战略头脑的学者大家们提出诸多振聋发聩的判断。

被誉为现代科学革命号手的物理学家普里戈金说：

"在仅仅一百五十年间，科学已经从鼓舞西方文化的源泉降为一种威胁。"

"我们对自然的看法正经历着一个根本性的转变，即转向多重性、暂时性和复杂性。长期以来，西方科学被一种机械论的世界观统治着，按照这种观点，世界就像是一个庞大的自动机。而今天，我们认识到我们是生活在一个多元论的世界之中。"①

美国物理学家卡普拉说：

"我们发现我们自己处于一场深刻的、世界范围的危机状态之中。"

"我们需要的是一种'新规范'———一种对实在的新看法，一次对我们的思想、概念和价值观的根本的改变。"

"这一现代物理学的世界观就是系统观。"②

美国社会学家托夫勒说：

"假如时代能尖叫的话（我们的时代当然像是能尖叫的），那么机器时代正尖叫着要停下来。工业时代的衰老迫使我们面对着现实世界机器模型的讨厌的局限性。"③

"它意味着工业化文明的末日，展示着一个新的文明正在兴起。"④

就在这场变革中，人们发现了一项特别重大的存在———中医，它完全独立于西方的思想、科学、医学之外，以自己独立

① 普里戈金.从混沌到有序 [M].上海：上海译文出版社，1987：26，65

② 弗里乔夫·卡普拉.转折点 [M].成都：四川科学技术出版社，1988：3，34，81

③ 普里戈金.从混沌到有序 [M].上海：上海译文出版社，1987：8

④ 阿尔温·托夫勒.第三次浪潮 [M].北京：生活·读书·新知三联书店，1983：43

的思想研究了人的健康与疾病，独创地发现和掌握了健康与疾病的事实和规律，经过几千年的实践证明了其真理性。当人们以现代眼光去考察和鉴别时，发现中医的发现与发明不但远在西医视野之外，而且走到了现有科学研究的前面，其思维方式是系统论的，其研究内容是复杂性的，而这，正是新的科学革命正在追求的，中医在这里已经等候了上千年。因此，以中医的科学发现与发明为课题或线索进行新的开拓，可揭开人的复杂性奥秘，推进对世界复杂性研究的突破，引导新的科学革命和思想文化革命，发展成为东方式文艺复兴。

"东方式文艺复兴"是钱学森先生首倡的，认为这是中医现代化的必然结果。他说：

"以气功为核心的中医理论、气功、人体特异功能是开展人体科学研究的一把钥匙。"①

"中医的理论和实践，我们真正理解了、总结了以后，要改造现在的科学技术，要引起科学革命。"②

"在进行我们这项研究的过程当中，是一场科学革命，但还有一场我们思想意识的革命。现在进行的不止是一场科学革命，还有一场真正的文化革命。"

"结果就是新的科学革命和新的文化革命。那是不是又一

---

① 钱学森. 开展人体科学的基础研究 [J]. 自然杂志，1981（7）：1
② 钱学森，等. 创建人体科学 [M]. 成都：四川教育出版社，1989：68

次的文艺复兴? 这不是简单的问题, 这是人类历史上的再一次出现跟文艺复兴一样的大事。"

"要是这样做下去, 等于第二次文艺复兴。第一次文艺复兴是在十五世纪的下半叶, 1450 年以后, 到现在已有五百年了, 它那一套已经不行了, 应该再来一套新的, 就是第二次文艺复兴。"①

上次文艺复兴是以复兴古希腊文明为基础和先导, 是"西方式"的; 这次文艺复兴是"东方式"的, 以复兴中华文明为基础和先导。中医作为打开中华文明宝库的钥匙, 将在这一复兴中发挥钥匙的作用。

---

① 钱学森, 等. 论人体科学 [M]. 北京: 人民军医出版社, 1988: 93, 97, 117

第二章

中医5000年创造四大奇迹

中医的系列科学发现与技术发明形成中医的学术体系，其基本原理是对客观存在的医学事实和规律的正确认识。中医所认识的客观事实和规律的真实性，所总结的理论的科学性和真理性，不但经过了反复的临床实践检验，而且经过了5000年的历史检验，在医学和科学的发展史上，呈现出特有的稳定性、超群性、先驱性，创造了众多奇迹。最为杰出的奇迹是，在人类医学史上，多元起源的医学，中医唯一不中断地连续发展至今；在中国科学技术史上，多门学科中，中医唯一不与西学融合；在医疗防治实践中，中医两千年前创立的理法方药体系至今主导临床；在人类科学发展史上，中医是第一门研究复杂性的科学。这些奇迹展现出中医那历经千年锤炼的科学真理，显示出中医必定复兴的内在潜势和客观必然。

第一节　世界多元医学中唯一不中断地发展至今

在人类医学的整个发展史上，中医的发展和成就非常突出和特殊。医学的起源是多元的，但多元医学起源后的发展状况非常不同，大多中落或中断了，只有中国医学没有中断地一脉相承，连续发展至今。

一、多元起源的医学大都中落断脉

医学是人类文明的骄子，人类文明的几个主要发源地，包括古中国、古印度、古巴比伦、古埃及、古希腊，都孕育产生了自己的医学。但是，由于这些文明的后来发展不同，其医学的发展状况也非常不同，除中医外多已中落或中断，血脉未能传承延续。

古埃及文明始于公元前 4000 年，但在公元前 525 年被波斯帝国吞并，后又被希腊人统治，公元 640 年又被阿拉伯人占领，至 12 世纪，古埃及文明被阿拉伯文明取代，古埃及医学过早地衰落了，现存可考的著名成就是木乃伊。

古巴比伦文明始于公元前 3500 年，曾是《圣经》描述的"伊甸园"，但在公元前 6 世纪被波斯帝国吞并，其古代文明连同其医学也过早地中落。

古印度文明可追溯至公元前 2300 年，经多次王朝分治和更替，文明也多次更迭，至公元前 6—4 世纪先后被波斯帝国和马其顿占领，其后虽然继续发展了自己的文明和医学，但是到 12—14 世纪也相对落伍了。

古希腊文明可追溯至公元前 2000 年的爱琴文明，历经荷马时代、古风时代、古典时代、希腊化时代，至公元前 146 年被罗马帝国统治，古希腊文明和医学转变为罗马文明和医学，成为欧洲医学的发源地，但到"中世纪"（公元 476—1640

年），所有科学和医学都被宗教神学所压制，形成一千多年的中断。

总之，中国之外的那几大文明及其医学，经过早期的兴盛之后，先后中落或中断了。

二、只有中国医学一脉相承连续发展至今

中华文明可考至 170 万年前，有文字记载的有 5000 年，其医学史差不多同样久远。由于中国的特定条件，中华文明不像其他文明那样发生中断和中落，因而其医学也从未中断过，一脉相承、连续不断地持续发展。

当然，中国历史上也发生过多次战乱和改朝换代，发生过经济和政治的多种动荡和变化，但是，中华文明却从未中断，就是外族入侵，也是被中华文明所同化，一脉相承地连续发展。

中医在中华文明的孕育中形成和发展，其发展过程亦非一条直线，有起伏性和阶段性，但从未发生中断和分裂；其学术研究有突破和创新，但从未发生基本模式的转换；其学术思想、理论观点、临床防治也有突破和创新，但思维方式和基本原理一以贯之地深化和提高，从未发生方向性转变。中医的现有学术体系是积 5000 年的连续发展而形成，不仅是理论与实践的高度统一，而且是历史与逻辑的高度统一，一直为中华民族的繁衍昌盛保驾护航，并正走向现代世界。这样 5000 年不

中断地连续发展壮大，在世界医学史上是唯一的，是个奇迹。

当讲中医一脉相承地连续发展几千年时，有人会说，现存的医学有几千年历史的不止中医，还有西医。问题在于，几千年不中断地连续发展是一回事，历史可追溯到几千年前是另一回事，其界限需要划分清楚。西医的历史的确可以追溯至古希腊，西方历来称希波克拉底为医学之父，但是，现有的西医并非古希腊医学一脉相承发展的产物，中间经过了一次大断裂、一次大转折。一次大断裂发生在"中世纪"，在那"黑暗的一千年"，医学神学化，变成"宗教医学"，"医学真正成了神学的婢女"，学术凋敝①，出现一千多年的空白期。一次大转折从 16 世纪开始，欧洲发生科学革命和医学革命，挣脱上帝的桎梏，冲破"宗教医学"模式，从用宗教教义来解释医学问题，转变为用科技革命的成果来力学地、物理地、化学地、生物地解决医学问题，革命地建立起崭新的"机器医学""生物医学"，经过 400 多年，发展为今天所见的西方医学体系。古希腊的"四体液"学说被完全抛弃了，中世纪的"疾病是上帝的惩罚"理论被彻底否定了，现有的学术思想和基本理论都是 16 世纪以后重新建立起来的，在理论上几乎找不到古希腊医学的一个字，目前主导临床防治的学术大多只有百余年甚或几十年的历史。这样的发展，这样的历史，只有几百年的连续和

① 文士麦. 世界医学五千年史 [M]. 北京：人民卫生出版社，1985：57

一贯，无法与中医几千年的连续和一贯相提并论。

第二节　中国多门自然科学中唯一不与西学融合

　　自然科学研究的是自然规律，所得的正确认识具有客观真理性，没有国界，没有民族性。自然科学的研究虽然起源于不同的地域和国度，但所得到的真理性认识，必然会走向统一，真理是一元的。中国的自然科学成就长期地遥遥领先于世界，但 16 世纪以来，随着西方科学的兴起和发展，中国科学各个学科的成就逐步地与西方相关学科的成就相融合了，迄今只有一个例外，即医学，中医至今不与西医融合。这在中国科技史和世界科技史上，都是一个奇迹。

一、中国和西方自然科学相融合的进程

　　中国和欧洲是自然科学的两大主要发源地，在历史上创造了各自的辉煌，但其发展历史和成就水平殊有差异。公元 3 世纪之前，中国和欧洲的研究方向和内容有所不同，但发展速度和学术水平难分轩轾。公元 3—15 世纪的 1000 多年，欧洲处于中世纪"黑暗的一千年"，科学技术凋敝；而中国进入封建社会的鼎盛时期，科学技术发展迅速，不但达到中国科学技术的发展高峰，而且在世界上长期遥遥领先。直到 16 世纪以后，中国进入封建社会的晚期，科学技术的发展趋缓，而欧洲发生

了资产阶级革命和科学技术革命，科学技术迅速发展，逐步地赶上和超过中国，开始了中学与西学相融合的过程。

对于中国科学技术与西方科学技术在各个学科的融合过程，李约瑟做了系统的考察研究，找到了各个学科的中学与西学相融合的三个时间点，即"超越点"——西学超过中学的时间点；"融合点"——西学与中学相融合的时间点；"时间间隔"——从"超越点"到"融合点"的间隔时间。其考察结果见表2-1①。

表 2-1　中西科学的融合进程

学科	超越点（年）	融合点（年）	时间间隔（年）
数学、天文学、物理学	1610	1640	30
化学	1780	1880	100
植物学	1700 或 1780	1880	180 或 100
医学	1800、1870、1900	未至	x

二、中国医学与西方医学至今不能融合

西方医学赶上和超过中国医学的"超越点"在哪里？李约瑟、席文等考察认为，是在1900年前不久。李约瑟指出：

"西方医学是什么时候肯定无疑地超越中国医学的？我越是思考这个问题，就越是把时间往后移。我开始怀疑超越点是

---

① 潘吉兴.李约瑟文集 [M].沈阳：辽宁科学技术出版社，1986：213，215

否真的会大大早于 1900 年，是否真会在 1850 年或 1870 年。"

"如果把治疗效果而不是诊断作为标准的话，我觉得西方的医学决定性地超越中国的医学是在 1900 年之前不久，准确时期自然还需要仔细考证……如果我们用严格的临床观点来判断，那么在 20 世纪初叶以前，欧洲病人的境遇并不比中国病人更好些。"①

美国汉学家席文也认为："大约在公元 1850 年前，在医学上，中国与欧洲也难分轩轾。"②

那么，"融合点"在哪里？李约瑟考察的结果是"未至"，他指出：

"东西方物理学，早在耶稣会士活动时期终结时融为一体了。中国人和西方人在数学、天文学和物理学方面，很容易有共同语言。在植物学和化学方面，过程就要长一些，一直要到 19 世纪才达到融合。而医学方面却至今还没有达到。中国医学上有很多事情，西方医学解释不了。"③

"我们发现，东西方的医学理论和医学实践至今还未融合。"④

李约瑟的上述研究是在 20 世纪 60 年代进行的，考察的是

---

① 潘吉兴. 李约瑟文集 [M]. 沈阳：辽宁科学技术出版社，1986：206，207
② 席文. 为什么中国没有发生科学革命 [J]. 科学与哲学，1984（1）：5
③ 潘吉兴. 李约瑟文集 [M]. 沈阳：辽宁科学技术出版社，1986：21
④ 潘吉兴. 李约瑟文集 [M]. 沈阳：辽宁科学技术出版社，1986：200

中国与欧洲自然科学相融合的自然历史进程。

值得注意的是，就在李约瑟做上述考察的时候，中国出现了一项影响世界的伟大医学实践——中西医结合研究，超越那种自然的历史的发展过程，以人为的努力来有计划有目的地促进中医与西医相融合。它从国家战略的高度，调动整个医学界的人力和资源，希望通过几个五年的努力，促进和实现中医与西医相统一。人们为此付出了半个多世纪的艰辛努力，但是，到这个世纪之交，实践证明了一项基本事实——中医的基本原理与西医不可通约，中西医的"融合点"遥不可知。

这就是说，无论是自然历史的进程，还是人为推进的努力，中医都不与西医相融合。这是中医创造的又一奇迹。

第三节　两千年前确立的理法方药至今主导临床

中医连续发展 5000 年没有中断的是什么？中医与西医不可融合的基本原理是什么？是中医的理法方药体系。它确立于秦汉时期，不但两千多年一脉相承地连续发展，而且一直主导临床至今，一直可靠有效，并已传至世界上 180 多个国家和地区，这是中医创造的又一奇迹。

一、秦汉时期确立的理法方药体系

理法方药是中医的基本原理所在，其渊源久远，作为一个相对完整的学术体系，形成于秦汉时期（公元前221年—公元220年），总结其成就的代表性论著有《黄帝内经》《难经》《神农本草经》《伤寒杂病论》等。

中医基本理论是理法方药的核心。各项基本理论都有较长的形成和发展过程，到秦汉时期趋于定型并形成理论体系，包括气、阴阳、脏腑、藏象、经络、病机、病证等理论，这些理论在《黄帝内经》《难经》等论著中有系统的总结和阐述。基本理论是对人的健康与疾病基本特性和规律的认识和总结，由于其反映的客观规律真实，因而可靠有效，也不因时间推移而失效。

诊断和治疗是理法方药的临床学术。基本内容是关于认识和诊断疾病的原理和法则，调养生命和防治疾病的原理和法则，包括养生、治未病、望闻问切"四诊"、辨证论治、以治病求本为核心的防治法则等。这些原理和法则的起源和发展史也都很长，到秦汉时期趋于定型和规范化，形成指导和规范临床诊治的技术原理和操作工艺，至今仍是规范临床操作的基本法则。

方药是临床防治的物质技术手段。基本内容包括中药、方剂、针灸等，其起源和发展的历史同样久远，到秦汉时期趋于定型和规范化。首先是中药，始于神农尝百草，一方面是寻找和使用自然药物；另一方面是按中医原理开发和使用这些药物的药性和药效，把自然药物中医化，发现和掌握了迄今只有中医能够使用的四气、五味、升降浮沉、归经等，有效地为中医临床防治服务。对于中药的药材、药理、药效的研究，秦汉时期趋于成熟，《神农本草经》做了系统的总结。其次是方剂，从伊尹创汤液开始，经长期研究和应用实践，到秦汉时期走向定型化和规范化，总结出君臣佐使、七情合和、方因证立等原理和法则，通过人工设计把中药的药性和药效复杂化，转化成为方剂的整体功效，以与病证的复杂性相匹配。张仲景的《伤寒杂病论》是方剂规范化的一个里程碑，是经方之祖，标志着方剂走向成熟。再次是各种非药防治手段，包括针灸、推拿、导引等。其历史更久，可溯至新石器时代的砭石，秦汉时期也走向定型和规范化，《内经》等论著关于经络、穴位、针灸、导引等的论述和规范，至今仍为经典。

总之，中医理法方药的各项内容和整个体系，经过从新石器时代至春秋战国时期的几千年发展，到秦汉时期逐步走向定型和规范化，形成一个相当完整和稳定的学术体系，包含了中医理论和实践的各个基本方面，成为中医学的核心和主干。

二、两千多年可靠有效，至今主导临床

理法方药作为中医创造的又一项奇迹，其"奇"有几个鲜明的亮点。

第一，两千年一贯。理法方药体系在秦汉时期形成，但并未就此结束或停滞，其后在各个朝代都有创新和发展，直至

今天。问题在于，后来的各种创新和发展，都"万变不离其宗"地遵循基本原理向前开拓，对已经形成的体系进行充实、丰富、深化、提高，其基本原理和学术体系没有发生分裂、转向、中断，两千多年一脉相承地连续发展。在整个医学史上，单项学说能够两千年连续不断发展的，都很难找到，作为一个包含若干学说的庞大的学术体系，两千多年一以贯之地发展至今，确属唯一，堪称奇迹。

第二，一直主导临床。追溯至两千年前可见不少医学成就，但大多有源无流，有的只存历史记载，有的已属馆藏文物，由源而流传承至今的很少，从古至今一直可靠有效地主导临床防治的更少，而作为一个学术体系一直传承并一直主导临床防治的，中医的理法方药是绝无仅有的。中医的理法方药体系并非只是写在史书里，更是深深扎根于临床防治中，也发展于临床防治中，从理论到实践，紧密地与临床防治交织在一起，没有理法方药就没有临床，没有临床也就没有理法方药。所谓主导临床，就是作为临床防治的主体和主干，对全局发挥指引方向和道路、提供学术思想和防治原理、规范防治原则和方法，从根本上决定防治效果。理法方药的这种主导地位和作用，两千年一贯，不但主导至今天，而且从中国主导至世界，哪里有中医，就主导到哪里。特别是，发挥主导作用的不是单项理论或技术，而是理法方药整个体系，这是理法方药体系的特质所在、生命力所在、科学性所在，也是其"奇"之所在。在整个医学中没有任何可与之相提并论者。

第三，至今可靠有效。理法方药体系之所以主导临床防治达两千多年直到今天，基于其可靠有效。实践是检验真理的唯一标准，疗效是检验医学真理的直接标准，也是对医学的理论和方法优胜劣汰进行选择的剃刀。传承至今的理法方药体系，既经过了两千多年临床实践的检验，也经过了两千多年优胜劣汰的选择，证明它正确地认识和掌握了健康与疾病的客观规律，因而才可靠有效，经得住检验和选择。客观规律不以人的意志为转移，对规律的真理性认识不因时间推移而失真，那种认为两千年前的认识是陈旧的、不会有真理，只有现代的最新认识才有真理性的观点，违背唯物辩证的认识论，是错误的。自然科学中不少成就产生于两千年前，早就是且至今仍然是科学真理，中医的理法方药体系同样如此。

第四节　中医是世界上第一门研究复杂性的科学

复杂性是宇宙演化产生的一种高级特性，因其复杂而使得科学研究长期未能进入这个领域。直到 20 世纪的现代科学革命才开始触动世界的复杂性，兴起了专门研究复杂性的系统科学和复杂性科学，到这个世纪之交，复杂性研究成为科学发展的前沿，在学界称之为"21 世纪的科学"。然而，当科学家们千辛万苦地攀登上科学研究的复杂性高峰时，却遇到了来自中国的医学家，他们已经在此等候了上千年。中医早就开始并相当深入地研究了复杂性，被学术界视为世界上第一门研究复杂性的科学。

一、中医是复杂性研究的先驱

中医虽然从未自称研究复杂性，但是，它所研究的，却是世界上最复杂的系统——人及其健康与疾病，不管自觉与不自觉，复杂性是必须研究和处理的对象。值得注意的是，虽然人的健康与疾病是医学的共同研究对象，但在实际研究中，中医与西医非常不同。西医把人进行分解，把复杂还原为简单，专门研究那些不复杂的东西。而中医则是按"人""人病""病人"的自然本态，不做任何分解、取舍、扭曲，原原本本地进行考察和研究，有什么就认识什么，因此，人及其健康与疾病的各种复杂性，就被如实地接触、认识、掌握了，也如实地反映到其理论和实践中。这种研究还是自发的，还称不上自觉的复杂性研究，但是，研究的确实是人及其健康与疾病的复杂性，分别达到了"接触""认识""掌握"的不同程度，所涉及的广度和深度为西医所不可企及，也超出了现代科学的研究视野，迄今为止还没有任何其他学科能够与之相比。

什么是"复杂"？按汉语语义，"复"有往来、回返、还原、不单、再、重、叠、繁等义，指多样反复的性态。"杂"有次小、零碎、不纯、不规、交混、烦琐、纷乱等义，指不规则、不确定、无序化的性态。事物可复而不杂，也可杂而不复，但复杂是既复且杂，有杂的复、复的杂，及其相互交织，反复迭代与缠绕，形成难以还原为"复"和"杂"的"复杂"性态。

作为科学研究的复杂性（complexity），是现实世界的高级特性、机制、规律。现代科学所研究和揭示的复杂特性已有几十种，如涌现（整体大于部分之和）、相互作用、非线性、非平衡、非对称、随机性、不确定性、自组织、自主性、自适应、目的性、模糊、突变等。所给出的复杂性定义也有多种，最为本质和简明的定义是"超还原"，即不可还原、反还原，完全超出还原论视野。

钱学森院士在20世纪80年代提出：

"凡现在不能用还原论方法处理的，或不宜用还原论方法处理的问题，而要用或宜用新的科学方法处理的问题，都是复杂性问题，复杂巨系统就是这类问题。"[①]

世界的复杂性早在人类诞生之前就已存在并不断深化，但科学的进步长期没有达到研究世界复杂性的程度，特别是16世纪以来主导了科学研究的还原论思维，背复杂性而去，直到20世纪中叶出现的系统论和系统科学，才批判还原论，开始了超越还原论的复杂性研究。系统论和系统科学就是研究复杂性的理论和科学。钱学森先生倡导的系统科学、系统学、人

---

① 钱学森.创建系统学[M].太原：山西科学技术出版社，2001：7

体科学研究，正式开辟了复杂性研究，特别是开放复杂巨系统的研究，把复杂性研究引向高难前沿。美国圣菲研究所开宗明义地打起复杂性研究的旗帜，着重从生物系统、经济系统、人脑系统、社会系统探究了复杂性问题。从 20 世纪末叶开始，复杂性开始成为科学研究的主攻方向，英国物理学家霍金断言——"21 世纪是复杂性科学的世纪"。

问题在于，中医虽然如实地研究和认识了人及其健康与疾病的复杂性，但长期不被学界所理解和认识。特别是西学和西医东渐以来，按其还原论思维，完全排斥复杂性，不能理解中医对复杂性的研究，因而排斥、否定、批判中医。直到 20 世纪 80 年代以来，系统科学传入中国，兴起了复杂性研究，首先在科学界，然后在医学界，人们才豁然发现，原来中医所研究的，正是人及其健康与疾病的复杂性，中医是最早研究复杂性的科学。

首先是钱学森，他从系统科学和人体科学的研究中发现和指出："中医理论包含了许多系统论的思想，而这是西医的严重缺点。"[1] "人体科学一定要有系统观，而这就是中医的观点。"[2] 此后，学界对中医的复杂性研究有了广泛深入的认识，笔者曾进行了专门的中医系统论研究，出版《系统中医学导论》《中医系统论与系统工程学》等 5 部专著，总结和阐发了

---

① 祝世讷．系统中医学导论 [M]．武汉：湖北科学技术出版社，1989：5

② 钱学森，等．论人体科学 [M]．北京：人民军医出版社，1988：277

中医所研究和掌握的健康与疾病的系统特性和规律，即复杂性特性和规律。

进入 21 世纪，学界更加明确地认定，中医是一门复杂性科学。时任中国科技大学校长朱清时先生指出："中医是复杂性科学""科学发展到 21 世纪，在复杂性科学出现后，人们已经开始知道，中医并不是迷信，而是复杂性科学的一部分。"[①] 2007 年，北京大学举办两次"中医复兴与复杂性科学研讨会"，论证"从复杂性科学看中医——发现中医的科学性"。数学专家李立希讲："中医学是数千年针对活着的整体的人及病人而形成的复杂性科学，也可称之为'医学复杂性科学'。"[②] 资深西医专家侯灿讲："中西医差异的焦点在于如何对待人的复杂性，中医是关于人的健康与疾病的复杂性的科学，可称为'医学复杂性科学'。"[③]

总之，中医是研究复杂性的先驱，是一门自古以来独立地研究人及其健康与疾病的复杂性的科学。

中医研究了哪些复杂性？从整体上来讲，人的健康与疾病的复杂性的主要方面基本都涉及了；就其复杂程度而言，由于

---

① 中国中医药报社 . 哲眼看中医 [M]. 北京：北京科学技术出版社，2005：4-14
② 李立希，李粤，管悦等 . 中医医学科学理论研究 [M]. 北京：中医古籍出版社，2008：5
③ 侯灿 . 后基因组时代的统一医药学——展望 21 世纪复杂性科学的一个新前沿 [J]. 中国中西医结合杂志 ,2002，22（2）：84-87

人是世界上最复杂的系统，现代科学已经研究到的复杂性内容差不多都涉及了。只是由于历史条件的限制，中医对各种复杂性的研究分别达到了"接触""认识""掌握"的不同程度，而相当多的认识处于知其然不知其所以然的状态，知其然是认识到了，不知其所以然是没有揭示清楚。本书的一项重要任务，就是研究和阐明中医所认识的各种复杂性，分别在各章做具体讨论。中医认识的复杂性既广又深，最重要的基本点有：生气通天的开放性；"涌现"出来的整体性；比人体更复杂的生命运动结构；人体的结构由生命运动赋型；生命运动的态及其失常为"证"；不可分离提纯的病机；人的自组织与自主性；中药药性和药效的非特异性；方剂把药性和药效复杂化等。

二、中医的复杂性研究引领新的医学革命

人及其健康与疾病的复杂性并非今天突然产生，其历史比人类的演化史还要长，许多复杂性是从人类诞生之前的生物进化过程延续而来，西方人的复杂程度并不比中国人低。但是，在医学的研究中，中医和西医却分别遵循两种不同的思维方式，选择了两种完全不同甚至相反的研究方向，形成两种完全不同的研究结果。

中医以临床防治为基础，研究的是原生态的"人""人病""病人"，如实地面对和认识了其自然本态的复杂性。在临床防治中，只要呈现在临床上，不论是简单的还是复杂的，不

选择、不扭曲，都如实地研究和认识。因此，各种复杂特性和规律也原原本本地接触、认识、掌握了。这种研究和认识始终围绕临床防治，基于临床又贯彻于临床，经过临床实践的反复检验和修正，认识不断深化和提高，形成理论与实践的高度统一。迄今的事实证明两点：

第一，中医没有回避复杂性，如实地直面和研究复杂性，程度不等地认识和掌握了复杂特性和规律。在现有的医学和科学中，还没有别的学科从这个方向进行这种研究和认识，更没有达到这种水平。

第二，中医对复杂性的现有认识还有局限，有些深度复杂性还没有认识到，而已经认识到的许多处于知其然不知其所以然的状态。问题在于，中医认识到的那些复杂性，无论是知其然的，还是不知其所以然的，现有的任何医学和科学都还未曾研究甚至无力研究。中医研究复杂性的视野，远远地超出了西医和现有科学。

西方医学在古希腊时期是关注人的复杂性的，但从公元476 年开始的"中世纪"，所有医学问题都按宗教教义来解释，什么复杂性和简单性都被取消了。从 1543 年维萨里《人体的构造》开始的医学革命，把人从上帝手中解放了出来，但又送到还原论的怀抱，开始了对人及其健康与疾病的还原论研究。这种研究以解剖、实验为基础，首先把"人"简化为"人体"；又把人体分解为器官、组织、细胞、分子，把疾病定位于这些局部的异常；进而将其生理、病理过程还原为物理、化学变化，把病变的本质归结为生物的、化学的、物理的指标异常。这种研究所见的，已不是"人""人病""病人"，而是各种细胞、分子、成分、指标，其方向背复杂性而去。迄今的事实也证明两点：

第一，西医近 400 多年的分解还原研究，背离了复杂。这种研究把有些可破解的复杂性破解了，而大量的不能破解的复杂性被搁置、排斥、否定，复杂性完全隔绝于还原论视野之外。复杂性科学把复杂定义为"超还原"，西医是个典型。而中医与西医之不可通约，"复杂"正是横亘其间的鸿沟。

第二，新的医学革命正在孕育，方向是攻克复杂性。复杂性是人的健康与疾病的客观存在，医学必须如实地面对和处理它。中医学和古希腊医学是如实地面对的，只是 16 世纪以来的西方医学背离了它，由此而造成其与中医的不可通约，也造成西医自己的学术困难。因此，无论是解决中西医不可通约的学术矛盾，还是解决西医自己的学术困难，都需要从复杂性进行突破。这种突破，对于西医来说是一种方向性转折，对于整个医学来讲是一种有划时代意义的变革和发展。医学自身的矛盾已经孕育到了转折点，而现代科学兴起的复杂性研究，作为摧枯拉朽的时代浪潮已迎面扑来，以复杂性研究为主题的新一轮医学革命正在开始。

美国圣菲研究所的《复杂》一书指出：

"在花了三百年的时间把所有的东西拆解成分子、原子、核子和夸克后，他们最终像是在开始把这个程序重新颠倒过来。他们开始研究这些东西是如何融合在一起，形成一个复杂的整体，而不再去把它们拆解为尽可能简单的东西来分析。"

"只有当医学研究者开始注意到人体真实的复杂情况之后，医生们才有可能使医疗和用药发挥真正的治疗作用。"①

钱学森先生早就指出：

"说透了，医学的前途在于中医现代化，而不在什么其他途径……人体科学的方向是中医，不是西医，西医也要走到中医的道路上来。"②

总之，"21 世纪是复杂性科学的世纪"，医学的复杂性研究将酿成一场新的医学革命，中医研究复杂性的方向、思路、成就、难题，将成为引领和推动这场革命的路标、台阶、引信、突破口，将发挥远超人们已有估计的战略性作用。

第五节　中医创造四大奇迹的四个条件

中医之所以在五千年发展中创造四大奇迹，在于它具有别的医学或学科所不具备的特定条件，是条件的奇特造就了中医发展的奇迹。

---

① 米歇尔·沃尔德罗普.复杂——诞生于秩序与混沌边缘的科学 [M].北京：生活·读书·新知三联书店，1997：3

② 钱学森，等.论人体科学 [M].北京：人民军医出版社，1988：277

一、以人及其健康与疾病为研究对象

　　科学的学科是以研究对象为基础来划分的，研究对象的性质和特点决定着学科的性质和特点。相对简单的研究对象，所研究的学科内容也相对简单；相对复杂的研究对象，所研究的学科内容就比较复杂。生命是世界上最为高级和复杂的物质运动方式，人又是生命中最高级和复杂的，迄今为止，对于人的研究，虽然已经从不同侧面出现了多种研究，但始终还没有发展出专门研究"人"的学科，即"人学"。而人的健康与疾病，是在人的复杂性的基础上，又增加了健康与疾病的复杂性，更加复杂。而中医正是以这样的高度复杂系统为研究对象，因此就造成了唯中医才有的一些特点。

　　第一，研究对象的高度复杂决定着需要持续千年万年的研究。在自然科学领域，与医学相比，其他学科的研究对象相对简单或不够复杂，如天学、地学、物理学、化学等，研究的进展相对较快。但医学不同，所研究的人的健康与疾病高度复杂，研究困难，进展缓慢，用了五千多年时间至今还远未研究清楚，要研究清楚恐怕还需要再一个或几个五千年。正是这样的高度复杂研究对象，提出了短期无法完成的难题，因而才有了中医持续不断地研究五千年。

　　第二，研究对象的复杂性造成了研究的分野和相悖。研究对象的复杂性提供了可从不同方面和层次进行不同研究的可能性，可发展多种不同的研究，因而起源和发展了多种不同的医学学派。也正是研究对象的这种复杂性，提出了研究者能不能如实地面对、研究、认识复杂的问题。中医是积极地面对，如实地理解，原原本本地研究和认识复杂性。西医则不同，是恶复杂或反复杂的，通过分解还原破解复杂，背离复杂。这样，虽然研究对象同一，却以复杂为分水岭，形成方向相反的两种研究、两种学术，造成中医与西医的不可通约。

第三，中医成为研究复杂性的先驱。人的健康与疾病的高度复杂，远在科学和医学产生之前就已存在，中医从诞生之日起就开始接触、研究、认识它，直到今天。而其他学科对复杂性的研究，只是20世纪以来的事情。因此，中医对复杂性的研究，起步最早，持续时间最长，所获成果最多，所涉复杂度最深，毫无疑问是复杂性研究的先驱。

二、掌握世界上最大的临床样本

医学的根基在临床。尽管医学的实践已经发展为三大项——临床防治、医学实验、群体调查，但主导和根本的还是临床防治。特别是18世纪兴起医学实验之前，医学研究主要靠临床防治。

临床研究以病人为样本，病人的多少、样本的大小是影响医学研究和发展的一个决定性条件。中医之所以创造奇迹，一个重要的基本条件，是掌握了足够大的临床样本。

中国是一个多民族统一的国家，历来人口众多。虽然因战争、灾荒等曾经多次引起人口减少，但就整体而言，中国的人口数长期在世界各国中居于前列，而且长期地占世界人口总数的 1/4 甚至 1/3。据葛剑雄主编《中国人口史》（复旦大学出版社，2002）等关于中国和世界人口发展史的研究显示，中国历史上有代表性的人口发展峰值及其在世界人口中的占比为：西汉（公元 2 年）约 6000 万，占 30%；盛唐（755 年）约 8000 万，占 35%；北宋（1100 年）约 1 亿，占 40%；明（1600 年）约 2 亿，占 35%；清（1850 年）4.3 亿，占 35%。

人口众多，为中医提供了得天独厚的研究样本。首先是样本大，病例多、病情杂、类型繁，可研究的疾病谱宽阔。其次是样本复杂，因为民族多样，地域和环境多样，所以疾病的变化多，复杂情况多，少见病和特殊病也多，对疾病的见识多。这样，就使中医认识疾病的视野，在广度、深度、复杂度上，都达到了只有如此特大样本才能支撑的程度。

人口众多，生存条件和生活方式多样复杂，引起病变的病因和病机也多样复杂。居地有东、西、南、北、中之分，环境有北方寒冷、南方温暖、高原干燥、滨水湿润之别，56 个民族有 56 种生活习俗和方式。由此而形成影响人的生命运动的客观条件的多样性，也就成为引起病变的病因和病机的多样和复杂，为中医研究病因和病机提供了巨大样本。因此，对病因和病机的认识，达到了只有这种特大样本才能支撑的程度。

医学认识的真理性需要通过临床实践来检验和修正。临床样本巨大，一方面同一种病变可有大量重复，可做反复的检验和校正；另一方面会有各种不同类型、非典型、变化型、交叉型等复杂病例，可以深化对疾病的复杂性的认识，研究更精准的防治法则和方药。由此，无论是对病变认识的广度和深度，还是防治体系与客观的病变体系的匹配度，都达到了只有这种特大样本才能支撑的程度。

总之，由中国人口众多所提供的特大临床样本，在世界医学史上独一无二，它为中医创造奇迹奠定了特有的临床基础，为其他医学所望尘莫及。可以说，没有这样的特大临床样本，就很难甚至不可能有中医的系列奇迹创造。

三、中国社会长期统一稳定繁荣

医学的研究和发展，离不开个人的努力，许多具体研究，特别是个别事实或机制的发现和证实，往往是由个别人在病床边或实验室里完成的，因而不少学说的命名常与创立者的名字相联系。但是，作为一门学科，作为一个包含若干学说的学术体系，其形成和发展，特别是持续百年千年的发展，离不开社会的支持和推动，需要整个社会母体的孕育。社会的经济、政治、文明的变化状态和发达程度，从宏观上影响和决定着医学的发展速度和水平，一个经济衰弱、政治混乱、文明凋敝的社会，不可能有发达的医学。

世界几大文明发源地起源的医学，正是因为其社会母体的不同变化，才多数出现了中落或中断，只有中医不中断地持续发展至今。欧洲医学在古希腊和古罗马的兴盛，得益于其社会母体的兴盛；其在中世纪的凋敝，盖因政教合一的社会黑暗；其16世纪开始的革命性发展，则是欧洲文艺复兴、科学技术革命、资产阶级革命和资本主义生产方式的形成和发展等社会变革的产物。

孕育了中医的中国社会，为中医提供的是一个统一、稳定、繁荣的社会母体。首先是统一。中国虽有多个民族，有多处文明起源地，分封过多个小的王国，但是五千年来，华夏文明是多样而统一的，特别是秦统一中国以后，以中央集权为特征的统一国家，两千多年一直持续发展到今天。虽有外族入侵并建立政权统治全国，但均被中华文明所同化，没有造成国家分裂或中华文明的中断。其次是稳定。这五千多年有战乱，有灾荒，有经济波动和政治变革，有多次改朝换代，社会发展有高峰也有低谷，但在整体上，在大尺度时间坐标上，社会的主轴是稳定，主导方向是前进和发展。再次是繁荣。形成了高度发达的古代文明，在思想、经济、政治、科技等方面，发达程度长期居世界前列，引东西方各国翘首。2015年3月，美国前国务卿基辛格在"中国发展高层论坛"（北京）上强调，在过去的1800多年，中国都不是一个崛起的国家，而是世界上最富有的国家，可能也是世界上最有组织的一个国家。

正是中国社会的长期统一稳定繁荣，为中医的发展提供了优越的客观条件，保证了世界上最大的临床样本的长期稳定，保证了中医对这一最大临床样本进行持续几千年的研究，由此而成就了只有在中国才能产生的医学奇迹。

四、中国传统思想文化的孕育

社会环境和条件影响和决定医学发展的速度和水平，而思想文化却影响和决定医学研究和发展的方向。

研究人及其健康与疾病，从什么角度和层次着眼，研究什么、不研究什么，注意的焦点放到哪里，即立场、观点、方法，形成学术研究的视野。中医与西医研究的是同一对象，正是因为学术研究的视野不同，才形成"仁者见仁不见智，智者见智不见仁"的相悖性，才造成中医与西医不可通约。中医所创造的众多奇迹，都远在西医视野之外，其内在根源就在于中国思想文化的孕育。

西医是西方传统思想文化的产物。古希腊时期，由原子论和元素论转化成为医学的四体液理论；中世纪时期，宗教神学统治一切，上帝的意志成为医学的基本原理；16 世纪以后，复兴原子论和古希腊文明在科学研究中形成还原论，医学遵循还原论的立场、观点、方法进行研究和开拓，发展为今天所见的西医体系。没有原子论和还原论，就没有今天的西医。

中医是中国传统思想文化的产物。中国的传统思想文化与西方非常不同，最为突出的有两条。第一，思想文化的内容根本不同，甚至相悖。中国没有原子论和还原论，从未引导中医进行分解还原研究。中国有的是元气论和系统论，把中医研究引向非还原、反还原的方向，焦点集中于复杂现象和规律。因此，在研究方向和学术视野上，中医与西医根本不同甚至相悖，这是中西医不可通约之根，也是中医所创奇迹都远在西医视野之外的根源。第二，中国思想文化和中医的孕育一脉相承。中国的思想文化没有欧洲那样的中断和转折，而是几千年一贯，虽有不同的思想流派，但各流派又相统一，特别是有轴心性的共同思想。各思想流派的融合特别是其共同思想，一以贯之地连续发展几千年，成为孕育中医之立场、观点、方法的雄厚而牢固的思想基础。

中国的思想文化以周易、道家、儒家为代表和主干，中医既吸收了其各自的思想精华，又吸收了其共有的统一思想（最典型的是阴阳学说）。中医将其内化为理解和研究人及其健康与疾病的立场、观点、方法，研究和认识了只有从这样的立场、观点、方法才能理解和研究的现象和规律。而且，对这样的现象和规律进行医学的理论总结和临床实践，发展成为中医特有的理论和学说，它是医学的，却从里到外地贯串着中国思想文化的血脉。

中国思想文化与西方思想文化的差异有多方面，而最为深刻和本质的，是围绕世界复杂性的相悖性。西方以原子论和还原论为代表的思想文化，是恶复杂和反复杂的，它的医学化使西方医学背复杂而去。而中国以元气论和系统论为代表的思想文化，却是亲复杂和认复杂的，其医学化使中国医学如实地面对和研究复杂性，能够原原本本地接触、认识、掌握人及其健康与疾病的复杂性。中医从这个方向创造的奇迹及其超西医性，正是由中国传统思想文化从根本上决定的。

总之，中国传统思想文化是造就中医学术奇迹的思想根基，没有中国的思想文化，就没有中医对人及其健康与疾病的那种理解和研究，就创造不出中医那样的奇迹。

第三章

20 世纪三大实践撬动中医复兴

在中医的几千年发展史上，20世纪极不平凡。一方面经受了一波又一波的怀疑、批判、否定，另一方面又迎来史无前例的三项伟大实践——中西医结合研究、中医现代化研究、中医走向现代世界。这三大实践以现代方式在世界范围对中医进行了从头到脚的系统检验，不但没有证明哪项理论是错误的，反而验证了中医的理论和实践饱含着颠扑不破的科学真理。在半个多世纪的时间里，三大实践先后揭露出三个极其深刻的矛盾：中西医结合研究证明，中医的基本原理与西医不可通约；中医现代化研究证明中医的理论和实践，现代科学解释不了；中医走向现代世界的实践证明，中医西进无轨可接。

这三大矛盾已经孕育和存在了几千年，只是到20世纪才由这三大实践将其揭露出来。破解这三大矛盾，将从三个方面带来人们未曾想过的重大变革。研究和解决中西医不可通约问题，会引起整个医学的突破和变革；研究和解决现代科学解释不了的中医理论和实践问题，会引起现代科学的突破和变革；研究和解决中医西进无轨可接的问题，会引起中华文明的世界化和人类文明的突破和变革。这三大矛盾的破解，将是从新的时代高度和世界视野，从医学、科学、文化三大层次，对中医的再认识、再研究、再创新、再开辟，撬动中医复兴，从中国复兴到世界，从新世纪复兴到新千年。

第一节　中医基本原理与西医不可通约

1956 年开始的中西医结合研究，本义是通过研究把中医与西医统一起来。但实践的结果却证明，中医的基本原理与西医不可通约。这是中医在 20 世纪向医学和科学提出的一大难题。

中医与西医有什么不可通约？为什么不可通约？怎样解决不可通约？解决不可通约会产生什么？这些问题的破解，将是对人及其健康与疾病研究的重大突破，将导致中医的复兴，引起一场医学革命。

一、前无古人的中西医结合研究

中医与西医的差异和矛盾存在和发展了几千年，两种医学在世界上长期分立并存，直到上一个世纪之交，由于西医东渐，才在中国形成中医与西医并存的局面。如何处理两种医学体系之间的关系，成为学界和政界必须回答的一个问题。首先是中西汇通派，主张两医汇合，但汇而难通。其次是废止旧医派，主张废除中医，1929 年的"废止旧医案"达到高潮，但废而未止。再次是中华人民共和国建立后的中西医结合研究。事出二因：一是在政策上，新中国的卫生事业靠什么队伍？当时中医有 50 万人，西医只有约 2 万人，毛主席提出要"团结中西医"，共同为人民健康服务。二是在学术上，一方面是认识到中医不能废除，是一个伟大宝库；另一方面又认识到医学是科学，不该分中西，只应有唯物辩证法作指导的一个医。1956 年提出中西医结合方针："把中医中药的知识和西医西药的知识结合起来，创造中国统一的新医学新药学。"①从此开始了前无古人的中西医结合研究。

从 1956 年至今，中西医结合研究进行了 60 多年，取得一系列重大进展，也一直伴随着种种争论。作为国家卫生工作的一项方针，积极地促进中西医结合，符合客观规律，是正确的。60 多年的研究实践，付出了两三代人的努力，是开创性和建设性的，遇到的矛盾和提出的问题意义重大。

第一，找到了处理中医与西医关系的正确方向和道路。中医与西医的并立并存已是事实，如何正确地处理两医之间的关系？根据医学和科学的发展规律，促进其统一是唯一正确的选择。国家确定了中西医结合方针，开展了中西医结合研究，建立起一支中西医结合研究队伍，创办了中西医结合研究机构和医疗机构，兴办了中西医结合教育，在中国形成"中医、西医、中西医结合三支力量并存"，中西医结合研究成为一项相对独立的医学事业，并且从中国发展到全世界。这是人类医学

---

① 人民日报社论．大力加快发展中医中药事业 [N]．人民日报，1978–11–02

史上从未有过的发展。

第二，中西医结合研究取得一系列重要进展和成果。从基础理论到临床防治，进行了大宗的课题研究，发现和积累了一系列重要科学事实，提出了多种新的理论观点和研究方法，独创了"中西医综合治疗"的医疗模式，遇到和提出了众多学术矛盾和科学问题，为后续研究奠定了重要基础。

第三，存在严重盲目性，陷入不可通约的困局。从中医与西医相统一的全局来看，这60多年的努力还只是起步，有许多重大的基本问题还没有提上研究日程，在思想认识上还存在巨大盲目性。一是没有进行全面系统的中西医比较研究，没有弄清楚中西医的差异究竟有哪些，哪些差异是可消除的，哪些差异是不能人为消除的，误以为基本的学术内容在现有水平和状态下都可以结合，从误判走向误操作。二是没有研究和认清中西医学术差异的形成原因，没有从"消除病因"上做努力，已有的结合研究只是在做表面文章，不能从根本上解决问题。三是研究方式和思路方法简单化，主要是以西医的知识和方法来研究和解释中医，结果把能够如此研究和解释的中医内容西医化，把不能如此研究和解释的内容搁置或排除，成为无解的难题。因此，迄今的中西医结合研究陷入巨大的战略性失误。首先是基本理论的研究，没有找到理论差异的原因，没有达成任何一项理论的中西医结合，基本理论的中西医结合研究陷入困境而停滞。其次是临床防治的研究，没有弄清中医辨证与西医辨病的差异本质和根源，中医辨证与西医辨病没能走向统一，只能在基本原理不统一的情况下，进行中西医互补的"AA制"诊治，即两种诊断互参，两种理论双解，两种治法兼用，两种药物并投，两种疗效互补，这已不是本义的中西医结合。特别是发现和证实了，中医的基本原理与西医格格不入，不可通约，在现有水平和状态下，中医与西医根本不可结合。

二、证明中医与西医不可通约

以实践证明中医与西医不可通约，是中西医结合研究的一项最大成果，也是对医学的一项重大贡献。

中医与西医有不可通约性，是客观事实，早就客观存在，只是在此之前没有被认识到。中西医结合研究的一项重大失误，就在于没有认识清楚中西医的差异，根本想不到（或不愿意想到）中西医会有不可通约性。经过60多年的实践，这一铁的事实终于暴露出来，有些人为此而困惑，有些人由此而眼前一亮，这一事实吸引了人们的思考和探究，其本来面貌日益清晰地显现出来。

1. 中西医的学术差异有两个层次

中西医的差异是复杂的，有多个方面和层次。有学术的，有思想文化的，有发展水平的，有认识水平的，不能简单化、表面化。仅就学术差异而言，最少分为两个层次。

　　一是可以通约的。是对于同一事实或规律形成的不同认识，是对同一研究对象的认识角度、深浅、详略不同，只要认识全面了、成熟了，达到真理水平，两种认识就一定会统一。例如，对于人的形态结构的不同认识，只要中医和西医对人的形态结构的认识都完全符合实际了，自然会统一。认识和理论的这种通约性，基于所反映的对象的同一性。

　　二是不可通约的。是分别认识了不同事实或规律形成的不同理论，这是对不同对象的不同认识。因为所反映的对象是两立的，不同一的，因而反映它的认识和理论当然不同一，不可通约。事实上，这种不可通约的理论到处存在，中医学术和西医学术内部也到处都有，在中医与西医之间当然更有。例如，中医认识了经络，西医没有认识；西医认识了分子病，中医没有认识，等等。这种不可通约性差异本来很自然，但是，有些人误认为，中医的所有理论内容都在西医的视野和解释范围之内，因而都可以通过结合研究把两者统一起来。事实证明，这种观点是错误的，在中西医学术差异中，可通约的只是少数或局部，不可通约的是大部和主体，或者说，在现有水平和状态下，中医与西医从根本上不可能融合统一。

　　迄今的事实证明，中医与西医不可通约的理论，是中医在西医视野之外，独立地研究和发现的医学事实和规律，是中医独到的发现与发明，它形成中医的基本原理。因此，中医与西医的不可通约，是视野性的，原理性的，本质性的。

2. 中西医的学术视野分立

中医之所以在西医视野之外实现独到的发现与发明，形成不与西医通约的理论，就在于中西医的学术视野相异。学术视野是科学研究的广度和深度相统一形成的认识领域。中医和西医都是研究人的健康与疾病的，但是，因其学术研究的视野不同，才分别认识了不同方面和层次的不同事实和规律，形成不同理论，理论不可通约。

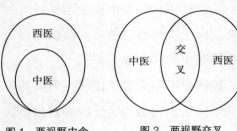

图1 两视野内含　　图2 两视野交叉

中医与西医的学术视野是怎样的关系？

有人认为，中西医的学术视野是大圆（西医）套小圆（中医）的内含关系（图1），中医的视野包含在西医视野之内，因而可以从西医来研究、解释中医。但是，中西医结合研究的结果却证明，事实并非如此，中医的视野不比西医的小，更非完全包含于西医视野之内，而是远超西医视野，两种学术视野是两圆分立（图2），只有局部交叉或重叠。

中西医学术视野的关系，有两个基本特点。

第一，两种视野的差异是局部相交、主体相异、核心分立、方向相悖。两种视野的关系不是平面的，而是立体的；其差异不仅是量的，不仅是大小和深浅的不同，更是质的，方向不同甚至相悖；特别是核心不同并远距分立。这种质的差异是造成两种学术视野不可通约的主要根源。

第二，中医视野的核心和主体在西医视野之外。中西医两种视野的关系，根本不是中医的视野包含于西医视野之内，而是相反，是西医的视野包含于中医视野之内，西医所研究的，只是中医视野之内的一部分。但是，西医沿着向微观深入的方向，将这一部分研究得十分精细而严格，中医至今未能达到。然而，中医研究的核心和主体内容，自古至今一直在西医的视野之外，所发现和掌握的那些事实和规律，西医至今还没有研究到，所以没有可与中医相通约的接口，不可通约。

中西医两种视野的这种相悖性，极像几何学中的欧氏几何与非欧几何。欧氏几何研究了 0 曲率空间，认识了其规律"过直线外一点有且仅有一条直线与已知直线平行"；但非欧几何研究了曲率大于 0 和小于 0 的空间，发现了另外的规律，即"过直线外一点至少可以做两条直线与已知直线平行"和"过直线外一点不能做任何直线与已知直线平行"。欧氏几何与非欧几何的两种公理是相悖的，不可通约，但都如实地反映了真实的客观规律，都是正确的。

3. 中西医的思维方式相悖

学术视野取决于思维方式。思维方式是科学研究的立场、观点、方法的统一体，特定的思维方式决定特定的研究方向、途径，决定特定的认识角度、范围、深度、焦点，形成特定的学术视野。对于同一研究对象，不同的思维方式会从不同的角度、范围、深度、焦点进行研究，认识到不同的内容，形成不同的认识和理论。中西医的学术视野之别，主要是思维方式不同造成的，中医是系统论思维，西医是还原论思维。

西医的还原论思维根于欧洲特有的原子论，形成于近代西方的科技革命和医学革命。认为人和世界万物一样，是由原子（或其化身）组合而成，因为是组合的，因而可分解，将其分解为部分（器官、组织、细胞、分子、基因等），还原到作为人的本原的"原子"，就可以找到健康与疾病的本质、根源，强调生命的奥秘和疾病的本质是微观。在这种思维方式引导下，西医把研究的焦点集中于有形可查的人体，通过解剖研究，把人体分解为器官、组织、细胞、分子、基因等，认识了这些"原子化身"的可局部定位的病变。

中医的系统论思维根于中国传统思想的系统论思想，以及对人所特有的系统特性和规律的认识。认识的焦点不是人体，而是人的生命运动，着重认识了人与天地的关系，认识了人的生命运动的活的结构与功能，及人的生命运动的健康与疾病，认识了人的精气神、人天相应、阴阳、藏腑、经络、证候等事实和规律，这是只有从系统论思维出发才能认识和理解的。

还原论与系统论两种思维方式是相悖的，由此形成的两种学术视野的差异不是量的，而是质的。中医按系统论思维所研究和认识的系统特性和规律，具有不可还原和反还原的性质，从还原论思维完全不可理解、不可研究、不可企及。这是中医理论与西医不可通约的内在本质。

4. 中西医的基本原理迥异

中医与西医之不可通约主要表现在基本原理上，中医的基本原理大都与西医迥异，最有代表性的是以下几项。

一是"以人为本"与"人体为本"之别。中医以人为本，强调人是健康与疾病之本。所谓人，不是从有限的生物学知识所理解的，而是以人命名的宇宙物质运动和生命运动的最高形式。人的本质是生命运动，健康与疾病是人的生命运动的正常与失常。中医关注的焦点是"人""人病""病人"。它研究了人的生命运动的生气、生气通天、气化、气机，认识到人的形体是生命运动的产物，病变首先是人的生命运动的失常，发展到一定程度才恶化为形态结构的器质性病变，认为百病生于气。认识到人由天地母系统分化而生，故人天相应，把人及其健康与疾病放到这个母系统中认识和调理。西医不然，撇开人的生命运动，把注意的焦点集中于人体，以人体为本，强调人体是健康与疾病之本。通过解剖研究把人体一层一层地打开，着重认识了人的形态结构的病变及由其引起的机能异常。这样，中医以人为本的思想和认识，当然无法与西医以人体为本的思想和认识相通约。

二是"解剖原理"与"超解剖原理"之别。西医以人体为本，研究的焦点在人体，以解剖研究为基础，着重认识了人的形态结构及其病变，以及由其引起的机能异常。强调的是特异性的病因、病理、病灶，疾病的局部定位，以及病理解剖和病理生理。中医以人为本，虽然进行了相关的解剖研究（16世纪之前在世界领先），但远未局限于此，它更多地研究了人的生命运动的结构与功能，以及其健康与疾病问题，其中，大量的内容不具有解剖特性和解剖形态。因此，中医关于人的结构与功能的健康与疾病的研究视野，是超解剖的，认识了大量的非解剖的结构与功能及其健康与疾病。例如，经络、五藏等非解剖结构与功能及其健康与疾病；从气化认识了结构的发生机制及其生理和病理（"大凡形质之失宜，莫不由气行之失序"）；以证候为核心认识了人的生命运动的失常为病，发展了辨证论治，证候不具有解剖特性和解剖形态。中医的超解剖研究及其成果，当然无法与西医的解剖研究及其成果相通约。

三是"辨证论治原理"与"辨病论治原理"之别。基于以上两项原理性差异，中西医分别研究和认识了人的两个病变系统。中医长时间既辨病又辨证，因为研究方向着重于人的生命运动的病变，日益深入地认识了其"病机－病证－病候"病变系统，发展成为辨证论治体系，汉代以后逐步成为中医临床防治的主流。西医则以人体为本地研究人的形态结构异常为病，发展了病理解剖，认识了人体的"形态结构病变－机能异常"病变系统，发展为西医的辨病论治。中医认识的"病机－病证－病候"病变系统是人的生命运动的失常，西医认识的"形态结构病变－机能异常"病变系统是人体的病变，属于两个不同层次的病变系统（虽有交叉和相互作用），中医辨证与西医辨病当然不可通约。

　　四是"化学性对抗治疗"与"生态性自主调理"之别。在治疗学上，西医把病变本质理解为损伤与抗损伤的矛盾，是特异性病因引起特异性病理形成特异性病灶，因而治疗要以特异性药物消除特异性病因，纠正特异性病理，修复特异性病灶。所研发的药物是"带枪的士兵"或"魔弹"，以化学的构效关系来特异性地作用于靶点，对抗性地发挥干预或纠正作用。这是一种化学性的对抗治疗。中医则不然，认为病变是生命运动的失常，其本质是矛盾关系的失调，因而治疗是对失调的矛盾关系进行调理，"调者，调其不调之谓"。调理的首要原则是"治本"，依靠和发挥生命运动的自我调理机制和能力进行自主调理，驾驭了"有病不治，常得中医""阴阳自和"等规律。基本法则是调理失调的关系，包括扶正祛邪、燮理阴阳、调理气机、调和气血等。所开发和使用的中药和方剂是为这种调理服务的，其作用功效并非西药那样的特异作用，而是通过汗、下、消、和等作用来发挥调理效应，其中大量药效是经过肠道微生物转化、药物代谢转化、靶器官或细胞的转化等产生的二次或三次效应。这是立足于人的生命运动的自主调理特性，放在其生态系统中，以生态手段和方法进行的生态调理，是生态性自主调理。这种治疗原理当然不能与西医的化学性对抗治疗相通约。

5. 中西医的医学模式殊别

中医与西医的不可通约，从整体上表现为两种医学模式的迥然相异。

中医的医学模式是"人医学"，即"关于人的健康与疾病"的医学。它以人为本，主体是"人""人病""病人"，核心是人的生命运动的健康与疾病。它全面系统地包含着人的生命运动的健康与疾病，所关注的不仅是疾病，更是健康，是健康与疾病的相互转化；不仅是人体，以及其可解剖定位和还原为物理化学变化的器质性病变，更是人的生命运动及其"态"的变化；不仅是有形的成分、结构及其变化，更是无形的关系、机制、非解剖结构，特别是人的生命运动的精气神等整体性态和变化。

西医的医学模式在古希腊时期基本属于"人医学"，但到中世纪的一千多年变成"宗教医学"，16世纪开始的医学革命冲破宗教神学的桎梏，18世纪创新为"机器医学"，19世纪转变为"生物医学"，20世纪70年代又提出转向"生物心理社会医学"。"生物心理社会医学"虽被推崇，但不过是给"生物医学"打了"心理""社会"两个补丁，仍然没有精神、智慧、自然、生态，更没有人的生命运动，"生物＋心理＋社会"这种西餐式拼盘远不能解释真正的人。西医的医学模式在"非人"的道路上绕来转去近两千年，最终还得回到"人医学"上来。

总之，中西医之不可通约，不是量的，而是质的；不是技术性的，而是原理性的；不是枝节性的，而是整体性的；不是纯医学的，而是包含思想文化的；不是今天凸现的，而是其全部发展的结果。

三、破解"不可通约"导致中医复兴

证明中医与西医不可通约，是 20 世纪发现的一项极其重大的医学事实，是一项极其重大的科学发现，具有重大的突破性、转折性、划时代性意义，将引起中医学和整个医学的重大变革，是撬动中医复兴的医学杠杆。

1. "不可通约"引发思想解放

中西医不可通约的事实，引起了一场思想震动和变革，从根本上改变了人们对中医、中西医关系的基本认识，形成一场思想的解放。

那些认为中医落后、不科学的思想被证否。中西医结合研究没有发现和证明中医的哪项理论是错误的，反而证明，中医的基本理论不但真实地反映着医学事实和规律，而且还超出了西医视野，有些疗效西医望尘莫及。

那些认为中医的学术都在西医范围之内，迟早要被西医吸收和融化的思想错了。事实证明，中医那些不与西医通约的基本原理，是在西医视野之外独立地发现和掌握了一系列更加深刻和复杂的医学事实和规律。真正的问题不是中医如何融入西医，而是西医如何来研究和认识中医发现和掌握的那些医学事实和规律。

那些认为中医只有用西医来研究和解释，只能走中西医结合的道路的思想错了。事实证明，现有的西医研究不了也解释不了中医，在现有水平上中医和西医不可融合，按传统的中西医结合研究思路，实现不了中西医统一。那么中医的发展之路怎么走？必须重新思考，开辟新道路。

2. "不可通约" 推动医学变革

中西医不可通约怎么办？这个问题可谓 "一箭三雕"。

第一，中医怎么办？必须放弃与西医结合，"在结合中发展" 的道路。要从 "不可通约" 出发，开辟自己的独立发展道路，这样的道路既不与西医通约，又远非或远离中西医结合，是独立的真正的中医现代化发展。

第二，西医怎么办？"不可通约" 显现了现有西医的局限，需要打破局限去研究和认识中医发现的那些超出西医视野的医学事实和规律。这需要从学术思想、思维方式、研究视野上进行方向性战略性调整，其结果会引起西医的变革，将在很大程度上中医化。

第三，中西医结合研究怎么办？中医与西医必将统一是客观规律，促进中西医统一的方向没有错，但目前还处于起步阶段，要走的路还很长。现行的中西医结合的研究方式——用西医的知识和方法研究和解释中医，还很幼稚和低级，遇到但解决不了中西医不可通约的问题。必须从这种死胡同式的研究中回过头来，以解决"中西医不可通约"为主题，开辟中西医结合研究的新阶段。这一新阶段所要研究的，首先是中医有哪些东西与西医不可通约，其根源何在，其结果必将撬动中医复兴。然后在此基础上，把发展成熟又不可通约的中医理论和西医理论纳入同一理解体系，发展成为医学大同式的统一。

总之，中西医不可通约的发现，像是打开了医学的"潘多拉盒子"，冲乱了人们已有的思想，爆出成堆的新问题，展现出多种新的可能性，其总的趋势和效应则是引发一系列变动和转折，正在演化成为一场重大的医学革命。

3. 破解"不可通约"就是复兴中医

破解中医与西医的不可通约，不止是中西医结合研究新阶段的主题，而且是新时期医学研究和突破的方向性重大课题。破解"中西医不可通约"，至少需要研究解决三个问题。

第一，中医与西医有什么不可通约？

从根本上来讲，中医与西医不可通约的，是其在西医视野之外，独立地研究、发现、掌握了人的健康与疾病的系列基本事实和规律。破解中西医不可通约，就是要研究、揭示、阐明中医在西医视野之外独到的科学发现与技术发明，就是要研究、揭示、阐明中医超出西医的基本原理。

第二，中西医不可通约的根源何在？

原因众多，最为重要或基本者有三：一是学术思想，其核心是中国的元气论与欧洲的原子论，以此为基础形成的世界观、生命观、疾病观基本相悖。二是思维方式，中医是系统论的，西医是还原论的，这两种思维方式相悖。三是学术视野，由于学术思想和思维方式的相悖性，中医是系统观，以人为本，西医是还原观，以人体为本。学术的差异不过是这三项差异的产物。只有研究清楚这些差异，才能清楚地认识和阐明中西医学术的不可通约。要研究和阐明中医不与西医通约的那些学术内容和基本原理，就必须首先研究、认清、阐明中医的学术思想、思维方式、学术视野。

第三，怎样运用新时代的新条件进行新时代的破解？

破解中西医不可通约，不能"以西解中"，不能就中医论中医。必须立于不可通约之上，运用新世纪新千年的新条件，按新时代的新要求、新标准，做出新时代的研究、揭示、阐明。其结果，就是把中医独到的科学发现与发明、中医的基本原理、中医的学术思想和思维方式，"破解"到新时代的新水平，必然是中医的复兴，也就是真正的中医现代化。

总之，证明中西医不可通约，就是证明中医掌握着医学真理。硬解中西医不可通约，就是阐明中医掌握的医学真理。破解中西医不可通约的过程，也就是复兴中医，实现中医现代化的过程。早在 30 年前，钱学森先生就预见到了这一必然。

他说："真正中医现代化的问题，恐怕 21 世纪再说吧！现在不行，办不到。假如 21 世纪办到了，那是天翻地覆的事儿，是科学要整个改变面貌，整个世界也会大大地有所发展。"①

"说透了，医学的前途在于中医现代化，而不在什么其他途径……西医也要走到中医的道路上来。"②

中医的发展方向不是中西医结合，而是独立地复兴和现代化，它是人类医学发展的正道，西医也要走到中医的道路上来。

第二节 中医的理论和实践现代科学解释不了

中医现代化研究是中医在 20 世纪的又一项重大实践，它不同于中西医结合，而是运用现代科学技术来研究中医，实现中医在现代条件下的新发展。经过几十年的研究，却发现中医的理论和实践现代科学解释不了，这是中医在 20 世纪提出的又一重大科学难题。

这个问题不仅是提给医学的，更是提给科学的，暴露出现有科学存在局限——对于人的研究明显不足，还有不少空白。破解这一难题，不可避免地会引起科学的突破和变革。

一、运用现代科学技术开辟中医现代化研究

中医现代化，是发展了 5000 年的中医进步到现代发展阶段，实现现代条件下的新发展，创新为现代中医学。

① 钱学森，等 . 创建人体科学 [M]. 成都：四川教育出版社，1989：73
② 钱学森，等 . 论人体科学 [M]. 北京：人民军医出版社，1988：277

　　中医现代化研究，就是在现代历史背景下，促进中医实现现代化的研究。运用现代条件是实现中医现代化的杠杆，现代条件包括科学技术、经济政治、思想文化等多种，关键是现代科学技术。

　　从 20 世纪 50 年代开始，国家就把运用现代科学技术研究中医提上日程。毛泽东同志曾说："就医学来说，要以西方的近代科学来研究中国的传统医学的规律，发展中国的新医学。"[①]1962 年，中共中央向全党转发的卫生部党组《关于改进祖国医学遗产的研究和继承工作的意见》，第一条就提出："用现代科学的方法研究整理我国的医药学遗产，把它提高到现代科学的水平""研究祖国医学应该以现代科学为工具。"[②]1978年，中共中央发出 56 号文件，提出解决中医队伍后继乏人的问题，更加明确地强调："只有努力学习一切外国的先进科学技术，掌握现代最新的科学知识，并且用现代科学知识和方法研究整理我国原有的中医和中药，才能发展和提高中国的医药学，创造出具有时代特点和民族特点的新医药学派，以贡献于世界。"[③]以现代科学为工具来研究和发展中医，成为中医现代研究的基本原则。

---

① 毛泽东 . 同音乐工作者的谈话 [N]. 光明日报，1979-09-09
② 国家中医药管理局 . 中医工作文件汇编（1949-1983）[M]. 北京：中国医药科技出版社，1990：199
③ 社论 . 大力加快发展中医中药事业 [N]. 人民日报，1978-11-02

　　1980年召开的全国中医和中西医结合工作会议，既确定了"中医、西医、中西医结合三支力量要长期并存、共同发展"的方针，又提出了"中医要逐步实行现代化"的政策。1985年，中共中央书记处关于卫生工作的决定，强调要把中医和西医摆在同等重要的地位，中医要积极利用现代科学技术来研究和发展。1986年1月，国务院常务会议讨论中医工作，提出中医在现代条件下的发展绝不是按西医模式，简单地用西医的理论来解释中医，而是要相对独立地走现代化发展之路。

　　从此，中医现代化被纳入到国家科技发展的整体战略，把整个中医药事业的发展转移到依靠科学技术进步的轨道上来。先后制定和实施了中医研究和发展的《规划纲要》和几个五年计划，从基础理论、临床防治、中药方剂等方面系统地展开，各级各类研究蜂起，许多重大课题列入部级和国家级的研究计划，有的课题成为世界性热点。中医的研究和发展逐步迈入现代化时代。

二、中医的理论和实践为现代科学所难解

　　中医现代化研究进行了几十年，在基础理论、临床防治、中药方剂和针灸等领域同时展开，一些国外的研究者也参加进来，出现了历史上从未有过的现代研究"热"。

　　然而，到20世纪末叶，除了某些课题可用西医的知识和方法进行研究外，真正能够用现代科学技术来研究的甚少。有

些号称或标榜用现代科学技术进行的研究，不过是借用了西医使用的分子生物学、基因学及其相关的知识和方法。特别是，中医那些"知其然不知其所以然"的问题，虽然提上了日程，也有不少立项研究，但一个问题也没解决。

在基础理论领域，主要的理论差不多都立项研究了，几乎都无果而终。人的元气是什么？气化、气机是什么？阴阳的本质是什么？经络的本质是什么？没有解剖形态的五藏是什么？证候的本质是什么？中药的四气、五味、升降浮沉、归经怎样从现代科学来解释？方剂的复杂功效怎样从现代科学来解释？等等，这些问题都没能回答，有的甚至难以进行研究。

在临床防治领域，中医有系统的防治原则和方法，临床实践可靠有效，但其机制和规律尚不清楚，本希望以现代科学技术来解决这些未知所以然，但没能办到。四诊研究了，但舌质、舌苔以什么机制反映相关病变？脉诊的脉象以什么机制反映相关病变？关于舌象本质、脉象本质的研究举步维艰，研制的各种舌诊仪、脉诊仪都不成功。病机的本质是什么？病机发为病证的机制和规律是什么？寒热、虚实、阴阳、表里的本质是什么？六经病变在人身上的具体内容是什么？还研究不了，回答不了。临床实用的"寒者热之，热者寒之"等治疗法则，其具体作用机制是什么？气虚者宜参，人参非即气也；阴虚者宜地，熟地非即阴也。中药的药性怎样转化和发挥为治疗功效？针灸的循经感传、得气、气至病所等，在人身上的具体机制和过程是什么？一些大病、难病按中医原理通过中药、针灸、练功等调理，可以好转甚至痊愈，其机制和规律是什么？等等，这些起码和基本的机制和规律问题都还无从解释，甚至难以研究。

总之，中医迫切需要用现代科学技术来研究和解决的问题，特别是那些"不知其所以然"的问题，一个也没能解决，甚至难以进行研究。四川大学一位物理学教授总结称："从根本上看，与其说中医落后于现代科学的发展，不如说现代科学落后于中医的实践。"①

究竟是中医落后于现代科学，还是现代科学落后于中医？

事实给出的答案是：第一，就发展的时代水平而言，中医落后于现代科学。第二，就理论视野和实践范围而言，中医先于和超于现代科学。

过去，人们着重注意了中医的发展水平落后于现代科学；现在，事实证明中医已经认识到的人的健康与疾病的事实和规律，有系统的理论总结，据以进行的临床防治可靠有效，但现有的科学还没有研究到，甚至还无力进行研究。

这，是一个巨大的矛盾，一个早就存在但从未暴露出来的矛盾，暴露这一矛盾是中医现代研究的一大贡献。中医的理论和实践为什么现有科学研究不了，解释不了？怎么办？这

---

① 吴邦惠.中医应得到现代科学的有效支持[N].光明日报，1987-02-17

成为新世纪摆在科学面前的新问题，可称为"现代科学的中医难题"。

三、破解中医难题导致中医复兴和科学革命

中医的理论和实践现代科学之所以不能研究和解释，其本质是中医研究的先驱性与现有科学发展的局限性之间的矛盾。

1. 中医研究的先驱性

中医研究的先驱性是指中医对人的健康与疾病的研究，走在了现有科学的前边，研究和掌握了现代科学还没有研究到的事实和规律，突出地表现在两个方面。

第一，是关于人的研究的先驱。中医的研究一直以临床防治为基础，研究的对象和标本一直是临床所见的人，是人的健康与疾病。因此，就以健康与疾病为核心，研究"人、人病、病人"，接触和认识到人的各种特性和规律，形成医学关于人的相当系统和全面的认识，并总结为理论。这在迄今的所有医学和科学中是唯一的。

西方医学所研究的虽然也是健康与疾病，但对于人的认识长时间存在混乱和错误。在中世纪的一千多年认为人是上帝的创造物，18 世纪又认为"人是机器"，19 世纪开始用物理学、化学、生物学来解释人。迄今为止，没有自己对人的独立研究和认识，只能跟着现有科学的认识走，认识局限于现有科学提供的解释。

第二，是关于复杂性研究的先驱。人是世界上最复杂的系统，复杂性客观地呈现于健康与疾病，中医没有西医那样的还原论思维和分解研究方法，没有破坏复杂性，因而就如实地接触、认识、掌握了人及其健康与疾病的复杂性，成为科学中复杂性研究的先驱。西医是排斥和破坏复杂性的，至今不能研究复杂性。而现代科学对复杂性的研究，只是20世纪中叶以来的事情，其代表是系统科学和复杂性科学的兴起。但是，现代科学的复杂性研究还主要集中于非生命领域，虽然开始向生命领域拓展，但远未达到中医研究的广度和深度。因此，当把中医涉及复杂性的那些问题摆出来的时候，仍然无能为力。

2. 现代科学的局限

所谓现代科学，是指1900年后（人类社会进入现代史）建立和发展的科学，它达到了科学发展的最新水平。到这个世纪之交，研究进展较大的主要是数学、天学、地学、物理学、化学等，对生命的研究进展困难而滞缓，特别是至今没有形成关于"人"的专门研究和专门学科。其客观原因是人的高度复杂性给研究带来困难，内在原因是现行的学术思想不适合研究复杂的人。特别是，现代科学是从西方发展起来的，西方长期信奉"上帝造人"，因而缺乏关于人的科学研究。直到16世纪才开始研究"人体的构造"，所注重的也只是人体，而非自然本态的人，更不是人的生命运动。1838年认识了细胞，才建立起生物学。1859年达尔文提出进化论，才把对人的认识从上帝手上转到科学研究中。此后虽然有了分子生物学、心理学、脑科学等，都与人有关，但只是人的一个部分或方面，并非本义的"人"，没有发展出关于"人"的专门研究，没能形成关于完整的本态的"人"的科学认识。

现代科学的局限更表现在对复杂性研究的落后性。所谓落后，是指落后于中医的先驱性。这种落后的根源，在于其遵循源于西方的还原论思维。复杂性是超还原的，还原论是反复杂的，按还原论思维进行的研究，必远斥复杂性于视野之外。当中医研究人的复杂性时，科学家们一直在复杂性之外创造成就。直到系统科学和复杂性科学建立，才开始研究世界的复杂性，也才发现，现代科学还没有研究到中医认识的那些复杂性，只有系统科学和复杂性科学才能与中医的那些研究对话。

3. 破解中医难题导致中医复兴

中医关于人的先驱性研究，中医关于复杂性的先驱性研究，由于时代条件的限制，许多事实和规律没有揭示清楚，许多认识还"知其然，不知其所以然"，它是中医现代化需要解决的重大问题，也是向现代科学提出的研究课题。

中医与现代科学在这里相遇交叉，共同来破解这些难题，将有力地推进中医现代研究，导致中医复兴。

4. 破解中医难题导致科学革命

20世纪中叶以来，科学正孕育新的转折和革命，其方向是世界的复杂性，科学家们称 21 世纪是复杂性研究的世纪。中医难题正是在这个时候提出来，正是关于复杂性的，而且是以最复杂的人为样本的，因此，它成为推动新的科学革命的导火索。

对此，钱学森在 20 世纪 80 年代就有高屋建瓴的洞察，认为中医的现代化不仅会引起医学革命，而且会导致新的科学革命。

"中医的理论和实践，我们真正理解了、总结了以后，要改造现在的科学技术，要引起科学革命。"①

"把中医（包括气功、人体特异功能等）都纳入到科学技术的体系里，创立新的关于人的科学，我称其为人体科学。这样的学科一旦创立起来，必然会提高、改造现在已经有的科学技术体系，当然这一步应该是彻底的，不仅是现象的概括，不仅要知其然，而且要能讲出其所以然。这才是真正的中医现代化；不，不止于现代化，甚至可以说是中医的未来化！这是一个伟大的任务，是改造整个科学技术体系，创立新的科学技术体系，所以是一次科学革命。"②

"可以预料，这场革命是比相对论和量子场论更伟大的一场革命。"③

---

① 钱学森，等. 创建人体科学 [M]. 成都：四川教育出版社，1989：68，73
② 钱学森，等. 论人体科学 [M]. 北京：人民军医出版社，1988：301
③ 钱学森，等. 创建人体科学 [M]. 成都：四川教育出版社，1989：98

第三节 中医走向西方世界无轨可接

中医的国际交流历史悠久，过去交流较多的主要在东方。从 1972 年美国总统尼克松访华开始，形成以"中医西进"为主导方向的中医走向现代世界的潮流，短短 40 年时间，中医就已传播到 180 多个国家和地区。这种传播的方式是与西方"接轨"，按西方的规范向西方介绍和推广。经过几十年的努力，却遇到了钢铁般坚硬的事实——中医西进"无轨可接"。西方对中医的疗效广泛认可和欢迎，但对中医的理论和思想难以理解和掌握。这成为 20 世纪又一重大科学难题——中医西进何以无轨可接？无轨可接怎么办？

一、中医西进无轨可接

从 1972 年美国总统尼克松访华开始，首先是"针麻热"，然后是"针灸热""中药热""中医热"，形成中医走向现代世界的潮流。促进这一发展有两方面的积极性：一方面来自西方，由于西方医学局限性的暴露，产生了引进和运用中医的需要。派遣留学生和学者来华学习中医，运用先进技术研究和开发中医药，甚至把"中医药国际化"看成一场千载难逢的商机。另一方面来自中国，改革开放的大潮带动了中医走出去，对外交流学术，出口中药及其制剂，出国开诊行医，国外办学传授，中医开始在现代条件下向世界的传播。

中医西进是一种保持着 5000 年传统的古老学术，向西方医学一统天下的局面传播。古老与现代、东方与西方、中国与他国，其差异和矛盾必然摆在前进的道路上。为了打通道路，开拓者们按西方的规范进行传播和推广，希望与西方"接轨"，为此进行了多种努力，取得了一系列重要进展，也遇到了始料未及的矛盾和困难。一方面，在学术上遇到了中西医不可通约难题的世界版重演；另一方面，遇到了比学术问题更加深刻和复杂的矛盾，在想"接轨"的地方裂开一条深难触底的鸿沟，"接轨"的希望变成"欲接无轨"的现实。

第一，法律屏障。在西方严格的法治社会，没有合法地位，中医不能行医，中药不能上市，中医药无法进入医疗保险，无法融入西方社会，要接轨就必须接受和服从各国的法律规范。经过多年争取，在某些国家和部分国家的某些州，开始从法律上得到认可。但是，要全面取得所需要和应有的合法地位，还有相当长的路要走。

第二，技术壁垒。西方已经有一套完善成熟的行业规范和技术标准，特别是美国的 FDA 和欧盟的 GMP，要接轨就必须接受和遵循这种规范和标准。但是，那种规范和标准是严格的西医的，中医药要与之接轨，就必须改造成符合这些规范和标准的东西。这不但要改头换面，更要脱胎换骨，进行严格的"西化"，其本质是变中药为西药。这种隔阂不止是技术的，更是技术原理、医学原理的，是技术接轨遇到原理阻隔。

第三，理论相悖。中医药的核心是基本原理，最无轨可接的是中医基本理论，几乎没有一项理论能在西方找到接口。在语言上，中医的名词术语在西方找不到对应词汇，实际是在西方文化中没有中医理论讲的那些内容。在理论上，中医的理论内容无法从西方传统理论来对接和理解，阴阳、经络、藏象、证候等，都格格不入。中医与西医在基本原理上的不可通约，在学术视野上的相异相悖，在这里更加深刻、全面地表现出来。

第四，文化隔阂。中医是中国思想文化孕育的产物，西医是西方思想文化孕育的产物，中医西进无轨可接的深层本质，是思想文化的差异和隔阂。中国与西方的思想文化差异有多个方面和层次，其关键是关于如何理解和研究人及其健康与疾病的世界观和方法论。东西方哲学思想的差异也有多个方面，其中最切医学原理、最影响中西医学差异的，是中国的元气论与西方的原子论，这是两种相异相悖的世界观和方法论。中医把中国的元气论及以其为基础形成的系统论思维医学化，西医把欧洲的原子论及以其为基础形成的还原论思维医学化。正是这两种世界观和方法论的相悖，才造成中医和西医的研究视野相异，形成中西医学术的不可通约。这种思想文化的相异相悖，是中医西进的根本障碍。

总之，中医西进的实践得到的结果是，主观上想接轨，客观上无轨可接。因此人们不得不承认："中、西医系两个不同的学术体系，二者的基本原理不同轨，既不能互相通约，也不能互相取代。因此在中国以外其他的国家里，没有中医可接之轨。"[①]

二、中医铺轨西进必将全面复兴

中医西进的实践证明无轨可接，又是一项重大的科学发现。

"无轨可接"证明了，中医与西医之不可通约，不止在中国，更是世界性的，是全面和系统的；不可通约的不止是医学学术，更是思想文化，是中华文明与西方文明的差异。

无轨可接怎么办？唯一可行的是铺轨。

当年西医东渐来华，无轨可接，是通过铺轨传遍中国的，至今也毫不中化，已与中医并立并存了一百多年。这可以作为中医西进的一面镜子，照此办理，可以在世界范围形成中医与西医"AA制"的并立并存。问题在于，现代的情况与当年西医东渐来华已完全不同，医学的发展今非昔比，科技、经济、政治等条件不可同日而语。这种中西医的世界性"AA制"并立并在，有可能在一定条件下在一定范围内阶段性地出现，但不可能成为中医西进的基本道路和模式。

---

① 崔月犁.中医沉思录（一）[M].北京：中医古籍出版社，1997：331

中医西进无轨可接的基本问题，在于中医与西医不可通约，这一矛盾已经在世界范围显现开来，并引起世界性的关注和研究。中医那些与西医不可通约的基本原理已经引起西方的注意并开始探究；西医没有认识到的经络、阴阳、藏象、证候、脉象、舌象等，已经被中医传播到了全世界，引来西方医学家们进行追寻；科学的新发展创立的新的思想、理论、方法，正在不断被用来解决中西医的学术矛盾。中医学术的西进和中西医学术矛盾的破解，是个已经开始并正在深化的过程，这一难题的破解，既会引起西医的变革，也会引起中医的变革，将发展成为一场医学革命。

中医西进无轨可接的本质，是中国与西方思想文化的相异性，特别是其中的某些相悖性。中医是中国思想文化孕育的产物，西医是西方思想文化孕育的产物，中医西进无轨可接，表现在学术上，根源在思想文化。如中医的元气、气化、阴阳、藏象、经络、辨证、正邪、失调等理论，其内容是医学的，思想文化却是中国哲学的。这些理论西进找不到可接之轨，表面是医学的，实质是思想文化的。一个坚信原子论和还原论的世界，不可能理解和接受元气论和系统论，以及循此发现和掌握的非原子非还原的事实和规律。按西方观点，中医讲的元气、阴阳、证候、正邪等，都应该分解还原为特异性的物质成分，如气素、阴素、阳素、正素、邪素等，但办不到，不合规矩，不可理喻。因此，中医西进无处可接的是思想文化之轨，铺轨西进需要铺设的是中国思想文化之轨。没有中国思想文化的西进，不会有孤立的真正的中医西进。不了解和掌握中国思想文化，就无法了解和掌握中医。就像中国思想文化孕育了中医一样，中医的世界化，只有作为中华文明的世界化之子，才能真正实现。

我们有幸看到，中华文明的复兴大潮已起，中医复兴之波奔于潮头。中华文明的复兴是中国的，又是世界的和现代的，将成为人类共享的新兴文明。融于其中的中医复兴，同样是中国的，又是世界的和现代的，将成为人类共享的新兴医学，那将是中医的全面复兴。

三、中医复兴，关键在基本原理

中医复兴既有事业的，又有学术的，本处所论专指学术的复兴，这是个已经开始并迟早一定实现的突破性转变。

中医学术为什么复兴，怎样复兴，复兴什么，复兴成为什么？它不是人的主观意愿，而是客观必然，是由客观规律决定的，特别是由医学和科学的内在矛盾所支配。

第一，中医的科学发现与发明是中医复兴的根基。为什么复兴，复兴什么？就是因为中医的科学发现与发明掌握着客观真理，经过了几千年实践的检验，超出了西医视野，新时代需要发展新医学，新的医学所需要的，正是中医所发现和发明的，因而值得复兴，有待复兴。

第二，中医创造的四大奇迹显示了复兴的价值。中医复兴什么？就是要复兴几千年没有中断地一脉相承发展的学术，就是要复兴与西方医学一直不能融合的基本原理，就是要复兴两千年前创立至今主导临床的理法方药体系，就是要复兴对人及其健康与疾病的复杂性的先驱性研究。

第三，中医在 20 世纪三大实践暴露的三大矛盾，是中医复兴的出发点和突破口。复兴从哪里着手？从哪里突破？从哪里实现？就是要抓这三大矛盾。抓住与西医不可通约的东西进行研究和突破，就能把中医超出西医所发现的事实和规律揭示清楚，发展为超西医的新医学。抓住现代科学解释不了的中医理论和实践进行研究和突破，就能揭示出现代科学还没有研究到的事实和规律，创立全新的医学理论和学说，发展成为全新的中医学，并对现代科学做出贡献。抓住中医西进无轨可接的症结进行研究和突破，进行"铺轨"的开辟和建设，就能促进中医文化的研究和复兴，推动中华文明走向现代世界，促进融中医复兴在内的中华文明的复兴，实现中医的全面复兴。

中医复兴的关键在学术，学术复兴的关键在基本原理。基本原理是指最为普遍或基本的规律，医学的基本原理是指人的健康与疾病及其防治的最基本规律。中医的基本原理，是指中医所发现和驾驭的人的健康与疾病及其防治的最基本规律。中医的基本原理是中医学术的主干和核心，它包含在各项理论中，贯彻在临床实践中。

中医的基本原理是中医的科学发现与发明的核心内容，是中医创造的四大奇迹的科学本质，是中医在 20 世纪三大实践所暴露的三大矛盾的焦点。中医学术复兴的关键，是要复兴这些基本原理。

中医的基本原理有哪些？它深融于中医的理论和实践中，迄今还没有专门的理论总结，但以下几条是重大和基本的，已有比较明确的共识。一是系统思维原理，在思维方式上与西医的还原论思维相悖，是中西医的根本分水岭，是中医特色和优势的内在本质。二是以人为本原理，在学术视野上与西医的人体为本原理迥异，是中西医学术的第一分水岭，着重研究和认识了比人体深刻得多的人的生命运动的健康与疾病问题，是中医学术特色和优势的基本点。三是超解剖原理，在对人的结构与功能的认识上与西医迥异，独到地在解剖视野之外研究和掌握了非解剖的结构与功能（以经络为代表），及结构（及器质性病变）的内在发生机制和规律，是中医超越西医的关键点之一。四是辨证论治原理，在疾病观上与西医的辨病论治原理迥异，是在既辨病又辨证的基础上，重点研究了人的生命运动的病变，发现和驾驭了"病机 – 病证 – 病候"病变系统，比西医认识的人体"形态结构病变 – 机能异常"病变系统更加深刻，是中医超西医的又一关键点。五是生态调理原理，在防治原理上迥异于西医的特异治疗，强调区分标本，重在治本，分治未病、欲病、已病，主要依靠和发挥人的自主调理机制和能力进行自主调理，是防治学上的特色和优势所在。六是阴阳原理，完全超出西医，独到地发现和驾驭了人的生命及其健康与疾病的阴阳规律，具体地认识和掌握了生理、病理、药理、防治等领域和层次的阴阳矛盾机制，属于深层复杂机制和规律，是中医特色和优势的杰出内容。七是中药方剂的中医原理，是迥异于西医的药学原理，是按中医原理开发和使用自然药物，把自然药物中医化为中药，把中药的药性组织化和复杂化为方剂，按中医治疗原理来设计和发挥药物功效，遵循人的生命运动的生态机制发挥生态调理效应，是中医在药学上的特色和优势。八是非药防治的中医原理，以针灸为代表的非药防治系列，是按中医原理开发和使用的，其调理对象是人的生命运动（调心神、调气血、调经络等），迥异于那些声光电磁热的物理疗法，是中医在治疗手段上的独到发明。

当然，中医的基本原理决不仅仅只有上述 8 条，还有许多原理性内容需要总结和阐发，但这 8 条是最为基本的，是必须强调的，是首先要复兴的，本书各章将对这些原理及其复兴作探讨性研究。

第四章

系统思维原理

系统思维是中医学术思想的基本原理，是中医的原创思维方式，决定着如何理解、研究、调理人的健康与疾病的视野、方向、道路、法则，是贯穿在中医学术各项基本原理中的思想精髓。系统思维是中医学术思想的核心，由于中医的思维方式是系统论的，西医的思维方式是还原论的，而这两种思维方式在性质上相悖，才造成中西医的研究方向相异，学术视野并立，中医的系列重大发现与发明都在西医视野之外，是超还原的复杂特性和规律，因而与西医不可通约。系统思维与还原思维之相悖，是中医与西医的最高分水岭。系统思维是中医特色和优势的实质和核心。

21世纪是研究复杂性的世纪，系统科学和复杂性科学正是在这种发展中产生的，提供了现代科学的系统思维，况且，中医的思维方式本来就是系统论的，是复杂性研究的先驱。人的健康与疾病是世界上最复杂的系统，是研究和突破世界复杂性的最好样本，中医为这种研究和突破奠定了基础，提供了医学专业的系统思维。因此，无论是医学还是科学，只要研究复杂性，就需要复兴中医，复兴中医就必须首先复兴其系统思维。

第一节　西方医学的还原思维

要理解中医的系统思维及其复兴的价值，必须首先了解什么是思维方式，了解西医的还原思维，从中西医两种思维方式的比较，来认识和掌握中医系统思维的性质和特点，以及其特有的贡献和复兴的必然。

一、思维方式决定学术视野

科学研究的思维方式，是科学研究的立场、观点、方法的统一体。特定的思维方式决定特定的研究方向、途径，决定特定的认识角度、范围、深度、焦点，形成特定的学术视野，决定着研究所得。

不同的思维方式形成不同的学术视野，对于同一研究对象会从不同的角度、范围、深度、焦点认识不同的内容，形成不同的见解，即所谓"仁者见仁、智者见智"。"仁者、智者"不过是不同思维方式的拟人化。思维方式的差异，在科学研究中会产生两种认识效应，一种是各见所识，即"仁者见之谓之仁，智者见之谓之智"，是"见仁见智"；另一种是各蔽不识，即"仁者见仁不见智，智者见智不见仁"，是"蔽仁蔽智"。

著名物理学家海森堡曾说：

"我们所观察的不是自然的本身，而是由我们用来探索问题的方法所揭示的自然。"①

这里所说"探索问题的方法"是思维方式的浓缩或简化，它在研究对象身上能揭示什么，就能观察到什么，它所不能揭示的，就不能观察到，就落在视野之外。不同的思维方式以不同的视野进行有偏向性的选择，就形成盲人摸象那样的分异性认识效应。鲁迅在《集外集拾遗》中曾总结红学研究中的这种认识分异效应：

"经学家看见《易》，道学家看见淫，才子看见缠绵，革命家看见排满，流言家看见宫闱秘事……"

在医学中目前流行的是两种不同的思维方式，即中医的系统思维和西医的还原思维。这两种思维方式的性质不仅不同，而且具有一定或深刻的相悖性，中医与西医之不可通约，正是由中医的系统思维与西医的还原思维之不可通约造成的，是医学研究中的"仁者见仁不见智，智者见智不见仁"。

二、什么是还原思维

还原思维是遵循还原论的立场、观点、方法进行的思维。还原论是西方特有的世界观和方法论，它源于欧洲也主要发展于欧洲，其思想基础是古希腊的原子论，在欧洲近代科学技术革命中复兴原子论形成还原论，几百年来在自然科学领域占据

---

① 海森堡. 物理学与哲学 [M]. 北京：商务印书馆，1981：24

了主导地位，西方医学成为还原论的典型。

原子论认为，世界万物的本原是不可再分的最小物质颗粒原子（莫破质点），世界万物由原子组合而成。因其组合性，故可分解；只要分解还至其本原——原子，就可揭示世界万物的本质和根源。原子论的这一原理也就成为还原论的基本原理，即"组合—分解—还原—原子（本质、根源）"。

还原论是近代科学革命的重要成果，不仅复兴和发展了原子论的世界观（如牛顿按力学原理把世界解释为由最小的原子一层一层地组装起来的机器），成为近代以来科学研究的主导思想，而且将其发展为方法论，使分解、还原成为科学研究的基本法则。

笛卡尔提出：

"把我所考察的每一个难题，都尽可能地分成细小的部分，直到可以而且适于加以圆满解决的程度为止。"①

牛顿提出：

"在自然科学里，应该像在数学里一样，在研究困难的事物时，总是应当先用分析的方法，然后才用综合的方法……用这样的分析方法，我们就可以从复合物论证到它们的成分，从运动到产生运动的力，一般地说，从结果到原因，从特殊原因

---

① 北京大学哲学系外国哲学史教研室．十六—十八世纪西欧各国哲学 [M]．北京：生活·读书·新知三联书店，1958：110

到普遍原因，一直论证到最普遍的原因为止。"①

笛卡尔和牛顿的思想代表了还原思维的方向和特征。还原思维在欧洲近代科学革命中发挥了革命性作用，在可还原的领域取得重大成功。力学把物体运动分解为各种力的组合，认识了分力与合力、作用力与反作用力、惯性力与加速作用力等。光学把光还原为电磁波的运动，认识了光谱，及可见光的红、橙、黄、绿、蓝、靛、紫七色等。声学把声还原为振动的波，认识了波长、频率、周期等。电学把电还原为电子运动，认识了电荷、电流、电压等。化学把分子还原为原子，建立了"分子—原子"论，发现了几十种化学元素，认识了原子量、分子量及化合、分解等。生物学把生物体还原为器官、组织、细胞、蛋白质、核酸，把生命运动还原为物理、化学变化等。

经过400年，还原思维发展成为科学研究的主导性思维方式。美国物理学家卡普拉指出：

"这种还原论的态度根深蒂固地渗透到我们的文化之中，以至于经常被看作是科学的方法。其他的科学也接受了这种古典物理学的力学观和还原论，把它们看作是对实在的正确描述，并以此来构造自己的理论。"②

美国社会学家托夫勒指出：

---

① 塞耶. 牛顿自然哲学著作选 [M]. 上海：上海人民出版社，1974：212
② 卡普拉. 转折点 [M]. 成都：四川科学技术出版社，1988：41

"在当代西方文明中得到最高发展的技巧之一就是拆零，即把问题分解成尽可能小的一些部分。我们非常擅长此技，以致我们竟时常忘记把这些细部重新装到一起……这样一来，我们的问题与宇宙其余部分之间的复杂的相互作用，就可以不去过问了。"[①]

但是，还原思维存在内在的先天性局限。其理论基础原子论不符合实际，还原思维只适用于特定范围，超出这一范围就遇到不可克服的困难。

第一，还原论的理论基础原子论是虚幻的，已经被现代科学彻底否定。①世界的本原不是原子。关于宇宙起源的研究证明，宇宙的本原根本不是什么最小的物质颗粒"莫破质点"，而是温度无限高、密度无限大的原始火球。②世界万物的基本发生机制不是组合，而是分化。是由原始火球通过暴胀而分化，产生世界万物，也产生出可进行组合的要素。化学上认识的原子并非古希腊人设想的莫破质点"原子"，一方面它不"莫破"，是由原子核和电子组成；另一方面它不"本原"，是在宇宙演化过程中产生出来的，已知第一种原子 H 是在宇宙暴胀到第 38 万年左右生成的，其他 90 多种天然原子（元素）是在宇宙演化的不同阶段以不同机制生成。③现代科学找到的最小物质颗粒"基本粒子"（质子、中子、电子等），既不基本

---

① 普里戈金. 从混沌到有序 [M]. 上海：上海译文出版社，1987：5

也不本原，是由量子场的能量激发而来，粒子是能量的聚集。总之，宇宙的本原是原始火球不是作为"宇宙之砖"的原子，万物的发生机制是分化而不是组合，原子论世界观是一种虚幻的设想，已经被现代科学彻底铲除。

第二，现实世界在本质上是不可还原和反还原的。进行还原研究的前提是研究对象是组合系统，但科学研究证明，世界万物在本质上是分化而生的分化系统，在此基础上才现出了组合机制和组合系统，还原原理与世界的分化特性相悖，分化机制和分化系统是不可还原和反还原的。①现代科学关于宇宙的起源与演化、天体的起源与演化、太阳系的起源与演化、地球的起源与演化、生命的起源与演化等研究证明，宇宙、天体、太阳系、地球、生命等，都是由一个原始整体通过内部分化而来，不是由什么原子组合而成，不可分解，不可还原。②世界万物以运动方式存在，产生与消亡、进化与退化、有序与无序、稳定与失稳、自组织与自调节等，是世界万物"存在"的更本质内容，但被还原论排除于视野之外，无法研究和认识这些更本质的内容。③复杂性是世界的更深特性，完全是不可还原和反还原的。复杂性的发生机制主要是相互作用，特别是非线性、随机性、非平衡，以及有序与无序、信息与熵产生等，最简单的复杂性是"整体大于部分之和"，即在整体水平"涌现"新质。这些都是还原论所不可理解也不可研究的，故复杂性科学把复杂定义为"超越还原论"。复杂性科学的兴起宣告了还原论末日的到来。

总之，还原思维在西方兴盛了 400 年，在可还原的领域达到了研究的极限，20 世纪以来日益突出地遇到不可还原和反还原的现实，还原思维正在走向终结，克服其局限和困难的努力，发展成为新的系统思维。

三、西医的还原思维及其局限

西方医学是还原论的一种典型，千方百计地对人及其健康与疾病进行了还原研究，到 20 世纪后半叶，终于遇到了越来越深刻的不可还原和反还原的难题，思维方式的转变也提上日程。

1. 西医有传统的原子论思想

西方医学之所以形成还原思维，有其内在思想根基。在原子论和元素论盛行的古希腊时代，西方医学很自然地遵循原子论和元素论，著名医学家都是元素论者。阿尔克马翁认为人体由元素构成，元素处于和谐状态就是健康，和谐遭到破坏就是疾病。恩培多克勒更进一步，认为人体由水、火、土、气四种元素组成，并把"四元素"发展为"四体液"——血液、黏液、黄胆汁、黑胆汁，认为人的身体由这四种体液组成，组合得是否和谐决定着是否健康。西方"医学之父"希波克拉底发展了恩培多克勒的"四元素—四体液"理论，从"四体液"来解释人的体质、健康与疾病，认为："人的身体内有血液、黏液、黄胆、黑胆，这些元素构成了人的体质，通过这些元素便有痛苦的感觉或享有健康。这些元素的比例、能量和体积配合得当，并且是完善地混合在一起时，人就处于健康。"①

"四体液"理论是原子论和元素论的医学化，西方医学长期以这样的理论来理解和说明人的健康与疾病，是西方医学形成还原思维的思想基础和历史渊源。

2. 西医还原思维的形成和发展

还原思维形成和发展于欧洲近代科学技术革命中，西方医学也在这场革命中复兴和发展，移植和运用了还原论的世界观和方法论，在医学领域进行还原研究，形成医学的还原思维。

首先，把自然科学的还原思维引入医学，开辟了医学的还原研究。一是把"人"简化还原为"人体"，把"人体"作为研究对象，把不进太平间也不上解剖台的"生命运动"排除于视野之外。二是把人体理解为"由部分组成"，因而可以分解，发展了对人体的解剖还原研究，从人体分解还原到系统、器官、组织、细胞、分子、基因，致力于寻找构成人体的原子（或其化身）。三是沿着"人体 – 解剖"的方向，着重研究了人的形态结构异常为病，发展了病理解剖研究，认识了疾病的局部定位和占位性病灶，进而把功能性病变理解为形态结构的机能异常，把并非由形态结构负载的更深的功能性病变排除

---

① 卡斯蒂格略尼. 世界医学史·第一卷 [M]. 北京：商务印书馆，1986：137，139

在外。

其次，又移植和运用自然科学还原研究的成果来研究和解决医学问题，把健康与疾病问题还原为物理、化学、生物学问题，形成生物医学模式。医理学派主张用物理学的知识来物理地研究和解决医学问题；医化学派主张用化学的知识来化学地研究和解决医学；医学生物学派主张用生物学的知识来生物地研究和解决医学问题。于是，物理地、化学地、生物地研究和建立起生理学、病理学、药理学、防治学，西医学被还原为用物理学、化学、生物学知识和语言来解释健康与疾病的学问，其总结果是生物医学模式的形成。

生物医学的本质是还原论医学，集中体现了西方医学近400 多年还原研究的成就和特点。医学家和科学家们总结称：

"生物医学模式既包括还原论，即最终从简单的基本的原理中推导出复杂现象的哲学观点，又包括心身二元论，即把精神的东西同身体的东西分开的学说。"

"疾病的一切行为现象必须用物理、化学原理来理解……任何不能作如此解释的，必须从疾病范畴中排除出去。"[1]

"正像物理学家研究物质一样，医学科学家也试图把人体还原为基本的'建筑砌块'和基本功能来解释。"[2]

---

① 恩格尔，黎风.需要新的医学模型：对生物医学的挑战 [J]. 医学与哲学，1980（3）：88

② 卡普拉 . 转折点 [M]. 成都：四川科学技术出版社，1988：125

实际上，生物医学模式并非真正地完全地把人作为生物学的人，而只是运用发展到 20 世纪为止的生物学的有限知识和方法来研究健康与疾病。由于生物学本身还很年轻（1838 年才建立），现有的发展还很有限，对人的研究更加薄弱，因此，所谓生物医学只是从生物学的角度，以有限的生物学知识和方法对健康与疾病进行的有限研究和认识，其局限当然比生物学本身的局限大得多。

3. 西医的还原研究接近极限

在现实世界中，还原思维只适合于一种情况，即由先前存在的部分组合而成的整体，如积木、机器等。部分是本原的，整体是次生物，组合性决定其可分解性，部分的本原性决定其可还原性。这种情况在非生命世界可以找到一些实例，主要是物理学和化学领域，但在宇宙学、天文学、地学等领域就很困难，而生命现象在本质上不可还原和反还原，还原论与生命的本质相悖。

西方医学把还原论运用于医学领域，实际是逆水行舟，对不可还原的研究对象进行还原研究。这种研究不可避免地会遇到人的非还原和反还原特性的阻碍，虽然在局部情况下可有条件地勉强做一点，但从根本上讲是行不通的，目前已经走近极限。

第一，人不可还原。"人"作为世界上最复杂的系统，其特性是反还原的。人不是组合系统，不具有"组合—分解—还原"特性，而是相反。就人类而言，是从地球生物圈中分化出来的，而生物圈和地球是从太阳系和宇宙母系统中分化而来的。就人的个体而言，是由母体分化而生的，是由一个受精卵分化发育而来的，人类诞生 300 万年以来，没有一个人是由先前存在的细胞、分子组合而成。分化性、非组合性、本原的整体性、不可分解性、不可还原性，是人的本质特性，与还原原理完全相悖。

第二，人的生命运动不可还原。人的本质不在人体而在人的生命运动，生命运动是自我更新、自我复制、自我调节的统一体，它是一个整体。健康与疾病是生命运动的正常与失常，生与死是生命运动的开始与结束。它不可分解为三个"自我"，更不可还原为生命运动本原的最小物质颗粒"生命原子"。人的生命运动不可还原，医学还原研究只能避开它而去研究"人体"，活的人体不可分解和还原，只能研究尸体，虽然把人体分解还原得越来越细，但是离人的生命运动却越来越远。

第三，人有不可还原的整体性。"整体大于部分之和"，该特性反还原。王水能溶化黄金，但把它分解还原为浓硝酸和浓盐酸就破解了王水的性能。人的生命不是自我更新、自我复制、自我调节的相加和，而是由三个"自我"相互作用转化生成的整体水平特有的属性、功能、行为，如中医认识的"精气神"等，把它还原为三个"自我"是找不到的，还原到更深层次更找不到。

第四，人的复杂性超越还原论。人的生命运动之高级在于其复杂性，复杂性是还原论的天敌。相互作用是复杂性产生的基础，但还原就要割断相互作用。已经认识到的复杂性如涌现、相互作用、整体性、非线性、非平衡、非对称、随机性、自主性、自组织、自适应、目的性、模糊、突变等，是人的生命运动及其健康与疾病的更深本质，完全超出还原论视野。

总之，西方医学所走的还原研究道路只有 400 年历史，它不是人类医学发展的正统道路，只是在近代欧洲特产的还原思维引导下，走了一段旁门左道。不可还原和反还原是人的本性，还原思维与人的这一本性相悖而行，其悖逆性已经暴露得日益清楚，西方医学自己也已认识到，并于 20 世纪下半叶提出要转变医学模式。美国医学家恩格尔提出：

"生物医学模式是把许多世纪以来西方科学的分析方法应用于医学。现在又提出了另一个生物－心理－社会模式。这个模式基于系统方法。"①

这是西医界提出的批判和抛弃还原论，转向系统思维的方案，此后开始了发展系统医学的探索努力，但要真正发展成为系统思维和系统医学，还需要相当时日。

---

① 恩格尔，邱仁宗. 生物心理社会模型的临床应用 [J]. 医学与哲学，1982（7）：42

第二节　中医学的系统思维

对于中医思维方式的性质，曾有多种研究和争论。虽然非常明确地认识到，中医的思维方式与西医迥然不同，不是还原论的，但是中医的非还原思维究竟是什么性质的，长期未能准确判断。有的认为是朴素辩证法，有的认为是整体论，这些概括都没有抓住要害，没能揭示本质。直到 20 世纪 80 年代，随着系统论传入中国，以及中西医比较研究的深入，人们才豁然开朗地认识清楚，中医的思维方式是系统论的。

一、中医系统思维的现代研究

首先认清并指明中医思维方式的系统论性质的，是我国著名科学家钱学森。他于 1980 年写给时任卫生部中医司司长吕炳奎的信，振聋发聩地指出中医的思维方式是系统论的。

"西医起源和发展于科学技术的'分析时代'，也就是为了深入研究事物，把事物分解为其组成部分，一个一个认识。这有好处，便于认识，但也有坏处，把本来整体的东西分割了。西医的毛病也就在于此。然而这一缺点早在 100 年前恩格斯就指出了。到大约 20 年前终于被广大科技界所认识到，要恢复'系统观'，有人称为'系统时代'。人体科学一定要有系统观，而这就是中医的观点。人体科学的方向是中医，不是西医，西医也要走到中医的道路上来。"①

1986年，钱老在写给本书作者的信中指出：

"传统医学是个珍宝，因为它是几千年实践经验的总结，分量很重。更重要的是：中医理论包含了许多系统论的思想，而这是西医的严重缺点。"②

对于这一判断，钱老曾多次反复地强调：

"中医的优点，它的突出贡献，或者它的成绩，就在于它从一开始就从整体出发，从系统出发。所以，它的成就，它的正确，就恰恰是西医的缺点和错误。"

"系统的理论是现代科学理论里的一个非常重要的组成部分，是现代科学的一个重要组成部分，而中医的理论又恰恰与系统科学完全融合在一起……中医的看法又跟现代科学中最先进的、最尖端的系统科学的看法是一致的。"③

随着系统科学研究的深入，特别是在医学领域的应用，医学界、科学界、哲学界日益广泛地认识到，中医的思维方式不是还原论的，是系统论的。其代表性的论述如：

刘长林："整个中国传统文化贯穿着统一的，与中医学相

① 吕炳奎. 对当前中医工作中几个问题的看法 [J]. 上海中医药杂志，1981（4）：1

② 祝世讷. 系统中医学导论 [M]. 武汉：湖北科学技术出版社，1989：5

③ 钱学森. 人体科学与当代科学技术发展纵横观 [M]. 中国人体科学学会，1994：172，301

一致的系统思维。"①

马伯英："中医学与西医学的以原子论（还原论）方法论为科学原理而采用的分解和分析方法迥然相异。""中医学的特点就在于研究对象的大系统化，研究方法的系统论形式。"②

卡普拉："中国把身体作为一个不可分割的、各部分相互联系的系统的概念，显然比古典的笛卡尔模式更加接近现代系统方法。"③

总之，到 20 世纪末叶，学界对中医思维方式的系统论性质基本形成共识，对于系统论与还原论之间的差异，以及由其造成的中西医学术视野的分立，研究和揭示得日益深入。特别是认识到，正是因为中医的系统思维，才在西医的还原论视野之外实现了独到科学发现与发明，因而它是中医学术的特色和优势的实质和核心，是中医对医学和科学的一项更加重大的贡献。

对于中医的系统思维，要有历史的客观的评估，要有三个基本判断，划清三个界限。

第一，就中医系统思维的时代特征而言，它形成和发展于古代，那是科学思维的整体论时代，因而它不可避免地带有古代整体论的许多特征和局限。但是，由于中国传统系统思维的

---

① 刘长林．中国系统思维 [M]．北京：中国社会科学出版社，1990：14

② 马伯英．中国医学文化史 [M]．上海：上海人民出版社，1994：620，843

③ 弗里乔夫．卡普拉．转折点 [M]．成都：四川科学技术出版社，1988：306

孕育，由于中医几千年专注于对人这种复杂系统的研究，如实地认识了人的健康与疾病的系统特性和规律，反映到认识中，不可避免地形成系统思维。因此，就中医思维方式的时代背景而言，属于古代整体论时代，但就中医思维方式的具体内容和性质而言，却超出了古代整体论思维的一般水平，具有了系统论的性质，需要划清与整体论的界限。

第二，就中医思维方式的根本性质而言，是系统论的，不是还原论，必须划清与还原论的界限。

第三，就中医思维方式的发展水平而言，还是朴素的，还带有古代整体论的一些特征和局限，没有发展到现代系统科学的水平，必须划清与现代系统论的界限。中医系统思维需要发展，从朴素水平提高到现代水平。

二、中医系统思维的两大根源

中医之所以形成和遵循系统思维，而不是西医那样的还原思维，受多种因素影响，其中有决定意义的，是两个基本条件。

1. 中国传统系统思维的孕育

西医的还原思维是西方传统的原子论和还原论思想孕育的产物，而中医的系统思维是中国传统的系统思维孕育的产物。

中国传统的思维方式与西方有许多重大差异。首先，中国没有西方那样的原子论，没有产生还原论的基础，中国的传统思维方式的内容十分丰富，但其核心和本质是系统论的，"系统思维乃是中国传统思维方式的主干。"① 这种思维方式的基本原理与新兴的现代系统论高度一致，有些方面甚至比现代系统论还要深刻和丰富。其次，中国的系统思维没有发生西方那样的中断和转折，几千年一脉相承地连续发展，其核心概念和基本理论一以贯之地深化和提高，且由各个学派（以周易、道家、儒家为基干）分别发展而又内在高度一致，是统一而稳定的系统思维。

中国系统思维的基本原理，如实地反映了世界的系统特性和规律，即世界的非还原性和反还原性，其世界观和方法论与还原论是相悖的，比较突出的有以下几点。

第一，世界的本原不是原子而是原始整体。还原论认为世界的本原是分散存在的原子，中国系统思维与之相反，是"太极"本原观，认为世界的本原是混沌未分的原始整体。周易讲"易有太极"，道家讲"道生一"，儒家讲"礼必本于太一"，元气论讲"万物生于元气"，都认为世界本原是"有物混成，先天地生"的可用"一"或"太极"来称谓的原始整体。近百年来的科学研究证实，宇宙的本原是原始火球，今天的世界万物由它一步一步地分化演变而来，根本不存在作为宇宙本原的原子。

---

① 刘长林. 中国系统思维 [M]. 北京：中国社会科学出版社，1990：14

第二，世界万物的发生机制是分化而非组合。还原论认为世界万物由原子组合而成，是"合二而一"的组合观，二是本原的，一（整体）是后天的，故可分解、还原。中国系统思维与之相反，是"一分为二"的分化观。《老子》讲："道生一，一生二，二生三，三生万物。"《易传·系辞上》讲："易有太极，是生两仪，两仪生四象，四象生八卦。"《礼记·礼运》讲："礼必本于太一，分而为天地，转而为阴阳，变而为四时，列而为鬼神。""一""太极""太一"是原始整体，是本原的，不可分解；"二""两仪""天地"由原始整体在内部分化而生。这种观点与还原论完全相反，百多年来关于宇宙的起源与演化、天体的起源与演化、太阳系的起源与演化、地球的起源与演化、生命的起源与演化的研究证明，世界万物的发生机制是分化，不是组合，不是还原论所认为的"因组合而可分解还原"。

第三，不同的质相互作用产生新质。原子论所设想的原子是同质的，只是通过机械碰撞形成组合物，故可分解还原。但中国系统思维认为，世界的发展关键在于新质的产生，而新质是由两种不同甚至相反的质相互作用而生，即"阴阳交而生物"。道家讲"一生二，二生三"，"二"是两种不同的质，即阴和阳，"三"是由阴阳交而生的第三种新质，"三生万物"之"万"不在数量为万，而是生成万种不同的质，是世界的复杂化。相互作用是产生新质的机制，是世界复杂化的机制，中国系统思维正是从这里深入到复杂性。而还原论对此不懂不解，还原就是要破解相互作用，也就破解和排除一切复杂性。

第四，世界万物是自组织的。科学事实证明，世界万物的发展方向不是退化而是进化，不是分散化而是组织化、有序化，走向"和"，并且是自我实现，即自组织。中国的系统思维正确地认识和驾驭了这一规律，提出了"阴阳自和"论，认为"万物负阴而抱阳，冲气以为和"，强调"以和为贵"，即世界是自我地走向有序。但是，所有这些深层复杂特性和规律，都完全远在还原论的视野之外。

总之，中国传统的系统思维相当深刻，其基本原理与现代系统论高度一致，中医正是遵循这样的思维方式来理解和研究人及其健康与疾病，并将之转化为中医的系统思维。

2. 对人的系统特性和规律的如实反映

中医系统思维的形成，还有更深的内在机制，即直接研究世界上最典型的系统——人及其健康与疾病，其系统特性和规律如实地反映到中医的认识中，是形成系统思维的客观依据和实践基础。

人作为世界上最典型、最复杂的系统，其系统特性和系统规律也最为典型。它客观存在，随时随地呈现于临床，只要如实地注意和研究，就可认识它、掌握它，与之相应地形成系统思维。但是，西方医学却在原子论和还原论的引导下，专门选择那些可还原的东西去研究，背离这些非还原和反还原的系统特性和规律而去。中医则不然，是以原生态的人为对象，研究其自然本态的健康与疾病，不做还原论那样的选择和取舍，特别是没有排除和破坏那些非还原和反还原的特性和规律，因而就原原本本地认识和掌握了其系统特性和规律，就如实地将其反映到中医的思维中，形成与人的系统特性和规律相一致的系统思维。

存在决定意识，是人的健康与疾病的系统特性和规律的客观存在，产生和决定了中医的系统思维。中医的研究长期主要依靠临床防治，人及其健康与疾病的系统特性和规律几乎天天都呈现在每个患者身上，每天每诊都可接触和研究。中国人口众多，有世界上最大的临床样本，而社会又长期稳定统一，使中医能够对这一最大临床样本进行连续几千年的研究，因而就有相当充分的事实根据，可以对形成的认识进行亿万次的反复验证和修订。在这样的条件下不形成系统思维，形成的系统思维如果不深刻和扎实，才是不合逻辑、不合规律的。

值得一提的是，西方的原子论和还原论曾经不止一次地向中国传播，但没有影响中医。公元 10 世纪前后，欧洲的"四元素 - 四体液"理论曾传播至中国西陲，但未传入中原，更未影响中医。[①]17 世纪后西方传教士来华，也传播过四体液理论，但与中医格格不入。直到 20 世纪 50 年代开始的中西医结合研究，才开始运用还原思维来研究中医，不但不成功，反而证实

---

① 马伯英. 中外医学文化交流史 [M]. 上海：文汇出版社，1993：243–245

中医基本原理与西医不可通约，暴露出西医还原论与中医系统论的相悖性，使人们更深刻地认识清楚中医的系统思维。

三、系统思维是中医学的精髓

系统思维决定着中医的学术视野，决定着中医能够而且主要从这种思维来理解、认识、研究人的健康与疾病的系统特性和规律，而没有注重西医研究的那些可还原的特性和规律，可以说，没有系统思维就没有今天的中医学。那么，什么是人的健康与疾病的系统特性和规律？主要是元整体性、非加和性、有机性、有序性、功能性、自主性等（这些将在下一节专门讨论），它们包含于中医的理法方药体系中。

需要强调，系统特性和规律是超还原、非还原、反还原的，是人的健康与疾病的复杂性所在，是西医的还原思维所背离而永不可企及的，是中医学术的精髓和灵魂，是中医学特色的实质和核心，是中医学术与西医学术各种不可通约的总根源。

有些人，不懂系统论与还原论，不懂两者的相悖性，更不懂中医思维方式是系统论的，西医思维方式的还原论的，盲目地（一定程度上是愚蠢地）按西医的思维方式来研究中医，用西医的还原性知识和方法来解释中医，到处碰壁。特别是中西医结合研究，简单地"以西解中"——用西医的知识和方法来研究和解释中医，60多年了，迄今一无成功。

关于"经络本质"的还原研究宣告失败。该研究力图找到经络的形态结构，其结果是："长期以来，一些学者一直寄希望于在神经血管之外，能找到经络独特的形态学基础，结果是一无所获。"[①] "要想发现特殊的经络形态结构，迄今均告失败。"[②] 事实证明，经络不可还原。

关于"阴阳本质"的还原研究无果而终。该研究试图把阴阳的本质归结为某种"物质基础"——可提纯的物质成分，如"阴物质""阳物质"或"阴素""阳素"，但这根本办不到，证明阴阳不可还原。

关于"五藏本质"的还原研究走进迷宫。中医从藏象研究认识了"五藏"，也从解剖研究认识了"五脏"，但关于五藏的还原研究力图将五藏归结为五脏，事实证明，五藏不是五脏，五藏也没有另外的特定解剖形态，更不能归结为特定物质成分，五藏不可还原。

关于"证本质"的还原研究同样不成功。一种研究力图将证的本质归结为器质性病变（西医之"病"），结果一无所成。另一种研究是"辨证微观化"，力图将证的本质归结为微观物质成分和理化指标的异常，同样不成功。证明"证"不可还原。

关于中药的还原研究更不成功。对中药的还原研究有三

① 季钟朴．现代中医生理学基础 [M]．北京：学苑出版社，1991：434

② 胡翔龙，包景珍，马廷芳．中医经络现代研究 [M]．北京：人民卫生出版社，1990：256

种：一是把中药去中医化，还原为"天然药物"——与中医无关的药材；二是把整体药性还原为成分药性，分离、提纯"有效成分"，试图把中药的整体药性归结为成分药性；三是把中药的生态药性和药效还原为西药的化学药性和药效，从特异性的有效成分寻找特异性的化学药性和药效。这种研究完全背离了中医的药性药效原理，还原的结果是把中药改造成为西药。事实证明，中医认识和使用的中药药性药效不可还原，只要还原，就是把中药改造成为西药了。

关于方剂的还原研究完全失败。中医的方剂是中药药性和药效的复杂化，是反还原的。对方剂的还原研究正是反其道而行之。一种是拆方研究，拆掉了由君臣佐使和七情合和形成的方剂结构，拆掉了由药物相互作用形成的"合群之妙"，拆掉了药性药效的复杂化机制，拆掉了方剂的整体功效，在拆开的单味药那里永远找不到方剂的复杂作用和整体功效。另一种是幻想存在特异性地承载方剂整体功效的"物质基础"——可还原（分离提纯）到的特异性物质成分，这种幻想不合事实，当然不会成功。这两种研究以失败而证明了方剂的不可还原性。

类似的失败的还原研究还有不少。这些失败的实践证明，研究所及那些中医学术内容，是不可还原、非还原的，是系统特性和规律。中医还有一些复杂度更高的学术内容，迄今还没有勇敢者来试探还原研究，例如，生气通天、天人相应、五运六气；精、气、神；元气、气化、气机、生生之气；病机、失调、阴阳、正邪、寒热、虚实；以及治病求本、药治八法、阴阳自和等，这是中医驾驭的更深层次的系统特性和规律，还原思维根本不可理解，不可企及。

第三节　中医系统思维六原理

中医的系统思维如实地反映和遵循人的健康与疾病的系统特性和规律，研究和总结这些系统特性和规律是中医系统论的任务。中医系统论是关于中医系统思维的理论，它对人的健康与疾病的系统特性和规律进行专门的研究和理论总结，形成中医系统论基本原理，也就是中医系统思维的基本原理。

中医系统论是一个全新的研究领域，始于20世纪80年代，由钱学森倡导，笔者做了具体的研究工作，出版了专著《中医系统论导论》（1985）、《中医系统论》（1990）、《中医系统论与系统工程学》（2002）、《系统医学新视野》（2010）等。该研究是移植和运用现代系统科学的理论和方法，挖掘和总结中医理论和实践的系统论思想，研究和揭示人的健康与疾病的系统特性和规律，进行新的理论概括，提出中医系统论的基本原理，建立具有现代意义的中医系统论。

中医系统论的基本原理是中医系统论的主体和核心，是中医系统思维所遵循的基本原理，是中医所认识和驾驭的人的健康与疾病的最基本的系统特性和规律。目前研究所及，主要是以下六条。

一、元整体原理

元整体原理可表述为：人是元整体（分化系统），对于人的健康与疾病的认识和防治，要遵循人的分化发生机制和元整体特性。[①]

元整体原理的基本问题是：人是什么样的整体？是元整体还是合整体？

整体观是中医的一大特色，但有人提出，西医也有整体观。问题不在于是否承认人有整体性，而在于世界上有两种整体，需要弄清人究竟是哪种整体。

两种整体——元整体与合整体。"元者，原也"，元整体是先天的、本原的整体，它分化出内部各部分而成系统，即分化系统。在这里，整体是部分的基础和前提，整体产生并决定部分。例如宇宙、太阳系、生命。合整体由部分组合而成，部分是本原的，整体是次生的，部分是整体的基础和前提，部分产生并决定整体。例如积木、机器、词句。元整体是反还原的，合整体是可还原的。

两种整体观——元整体观与合整体观。世界万物及人究竟是元整体（分化系统）还是合整体（组合系统）？有两种非常

---

① 祝世讷. 中医系统论与系统工程学 [M]. 北京：中国医药科技出版社，2002：187

不同甚至截然相反的观点。中国传统思维着重认识了元整体，形成元整体观。《易传·系辞上》说："易有太极，是生两仪，两仪生四象，四象生八卦。"《老子》说："道生一，一生二，二生三，三生万物。"儒家的《礼记·礼运第九》说："礼必本于太一，分而为天地，转而为阴阳，变而为四时，列而为鬼神。"西方传统思维则是合整体观，以元素论和原子论为代表，认为世界万物都是由原子（元素）组合而成。

在现实世界上，元整体与合整体同时存在，人究竟是哪种整体？疾病中的整体与部分的关系究竟是元整体性的，还是合整体性的？对此，中医与西医的回答迥异。

中医遵循中国的元整体观，认为人是元整体，特别研究和认识了人作为元整体的两种特性和规律。

第一，向上，把人理解为由"天"分化而生的子系统，受"天"的决定性影响，强调生气通天、人天相应、人与万物沉浮于生长之门，研究了人天关系的五运六气、正邪交争等规律，以及其在人的健康与疾病中的作用，主张防治疾病要调理人天关系。

第二，向内，把人的个体理解为由原始整体（受精卵）分化出内部各部分而成的系统，整体产生并决定部分，整体对部分的作用是第一性的，部分对整体的作用是第二性的（反作用），局部病变是整体异常在局部的表现，局部病变要放到整体背景中对待，防治疾病以整体调理为基础。

西医则遵循西方的合整体观，把人理解为合整体。从拉美特利的"人是机器"、微尔肖的"细胞联邦"，至今仍认为人体是由分子、细胞、组织、系统"构成"，因而可进行分解、还原。其思维中没有整体与部分的母子关系，对生命和疾病中整体与部分的主次关系，理解是颠倒的。

迄今所有事实都证明，人是最典型的元整体，把人理解为合整体是错误的。中医的元整体观才真正符合人的实际，元整体原理是对人所特有的整体性及整体与部分关系的正确理解，是中医系统思维的一大贡献。

二、非加和原理

非加和原理可表述为：人的整体不等于部分之和，整体的属性、功能、行为不能还原为各部分的属性、功能、行为或其相加和，整体性疾病也不能归结为各部分的疾病或其相加和。①

非加和原理的基本问题是：人的整体有什么东西不可分解还原？

一般系统论提出的"整体大于部分之和"原理，揭示了系统整体具有大于或高于各部分之和的属性、功能、行为，它是系统整体所特有的质，称为系统质。例如单词 NO、ON 的词

---

① 祝世讷 . 中医系统论与系统工程学 [M]. 北京：中国医药科技出版社，2002：210

义，在字母 N、O 那里不存在，是在单词整体水平发生质的飞跃新生的，不能还原为字母 N、O 来解释。非加和原理是这一原理的深化发展，指出系统的整体与部分之关系复杂，有整体"大于部分之和""小于部分之和""近似等于部分"等多种情况，可概称为"非加和"。非加和是整体与部分之间的复杂关系，不可还原。

非加和原理揭示了，无论是元整体还是合整体，都具有非加和性。而人作为典型的元整体，也有典型的非加和性。非加和是一种规律，是整体与部分这两个层次之间的质的飞跃。人作为一个系统，其整体与部分之间既有量的差异，更有质的飞跃，在整体水平存在着系统质，即只属于整体而不能从其部分或部分之和来解释的属性、功能、行为。人的系统质只属于人的整体，不属于器官、细胞、分子（它们有自己的要素质）。系统质异常是人的病变，不能还原为器官、细胞等部分的疾病（要素质病变）。

人的非加和性，人的系统质及其病变，从人类诞生以来就存在。但是，因其不可还原性，一直被还原思维排斥于视野之外，西医迄今也理解不了，研究不了。

中医虽然没有提出"非加和性""系统质"概念，却实实在在地认识和懂得了人的非加和性，掌握了人的系统质及其病变。所认识的系统质有生生之气、精气神，形神、心神、神态，魂、魄、意、志、思、虑、智，元气、宗气、营气、卫气、气化、气机，阴阳及其互根、互生、互化、互用、自和等。

中医辨证论治所认识的"病机－病证－病候"系统，是人的系统质病变系统，不能还原为人的各部分的病变。病机以阴阳失调、气机失常、正邪交争为代表，是人的系统质运化机制的失常，不能还原为实体性致病因子。病证是人的系统质的异常态，不同病机引致不同性质或特征的异常态，不可还原为局部性器质性病变。病候是系统质异常在临床的表现，不同病证表现出不同病候，不可将其还原为特异性的物质成分或理化指标。

三、有机性原理

有机性原理可表述为：生命中相互作用关系的正常与否是人的健康与疾病的根本机制，是真正的终极原因。[①]

有机性原理的基本问题是：人的整体怎样不等于部分之和，系统质的发生机制、发病机制、调理机制是什么？

有机性原理揭示了，人的整体不等于部分之和的根源，在于相互作用（整体与环境、整体与部分、部分与部分之间），是相互作用形成、维持系统质，相互作用关系失常是系统质病变的根源，防治系统质病变要调理失常的相互作用关系。这里的"有机性"不是化学上的"有机"概念，而是指"相互作

---

① 祝世讷. 中医系统论与系统工程学 [M]. 北京：中国医药科技出版社，2002：229

用""关系""组织"，即李约瑟所讲的"有机的关系模式"。①

相互作用是一种组织机制，它形成结构和功能，产生整体性和系统质。在生命系统中，相互作用关系是系统的基础或本质，其正常与否，决定着生命的系统质正常与否。同时，相互作用形成关系网，把系统内诸要素组织于关系网中，没有孤立的要素，要素是关系网的网上钮结，其功能和状态是关系网的性质和状态的产物或表现。在人的健康与疾病中，相互作用机制正常与否处于枢机地位，相互作用关系失调是根本的病变机制，中医称为病机。

中医对病变的认识和调理，既把焦点放在人的系统质病，又如实地认识了病变的根本机制是相互作用失调，即"失调为病"。一方面，认识了人的生命运动所处的各种基本相互作用关系，内外关系如人天相应、五运六气、正邪交争等，内部关系如形神关系、气血津液关系、阴阳关系、五藏关系和气的升、降、出、入关系等。另一方面，又认识了这些相互作用关系失调为病的机制，最基本的是"三大病机"——正不胜邪、阴阳失调、气机失常。

病机概念和病机学说为中医所独创，它揭示并掌握了相互作用关系失调为病的规律。关系失调"失"的是"调"，即偏离相互关系的最佳态。失调可有不同性质、不同程度、不同

---

① 李约瑟．中国科学技术史．第 2 卷 [M]．北京：科学出版社，1990：221

层次，引发不同病变，其变化规律在《黄帝内经》中有总结："亢则害，承乃制，制则生化，外列盛衰，害则败乱，生化大病。"对于这种病机所引起的病变，中医总结了防治的基本原理——"调其不调"，有代表性的是针对三大病机（正不胜邪、阴阳失调、气机失常）而来的三大治则（扶正祛邪、燮理阴阳、调理气机）。

复杂性科学的研究证明，相互作用是产生复杂性的机制。相互作用不但形成非加和，而且形成非线性、非平衡、模糊性、随机性、质的飞跃等，各种复杂性在人的健康与疾病中到处存在，中医的理论和实践大量地如实地认识和驾驭了它。所有这些，都是不可还原、反还原的，只要进行还原，就必须割断相互作用关系，破坏由相互作用所产生的整体性、复杂性，因而这些特性和规律被西医的还原思维永远地排斥于视野之外。

四、功能性原理

功能性原理可表述为：病变是人的生命运动发生异常，在本质上首先是功能性的，发展到一定程度才表现为形态结构的器质性病变。[①]

功能性原理的基本问题是：人的病变是哪里发生了异常？

---

① 祝世讷.中医系统论与系统工程学 [M].北京：中国医药科技出版社，2002：259

是人体的形态结构的异常，还是人的生命运动的异常？

对于这个问题，还原论和系统论的回答迥异。西医强调，疾病在本质上是人体的形态结构异常，"多数已知的疾病均属器质性疾病"。[①] 功能（机能）性疾病由器质性病变引起。甚至说"'功能性'疾病的名称，总有一天会从我们的医学科学中完全消失"。[②] 中医则相反，认为病变在本质上首先是功能性的，功能性病变比器质性病变更广泛、更深刻、更基本，器质性病变是功能失调到一定程度的产物，"大凡形质之失宜，莫不由气行之失序"。[③]

中医的功能性原理所揭示的系统特性和规律主要有以下几点：

第一，人的健康与疾病之本在生命运动。疾病是哪里发生了异常？西医把注意的焦点集中于人体，中医把注意的焦点集中于人的生命运动。在太平间里，人死了，人体还在。从根本上讲，人的健康与疾病不在太平间里，而在永不进太平间的生命运动，病变在本质上是生命运动的失常，是生命运动失常到极限把人体送进太平间。

第二，病变在本质上首先是功能性的。要从发生学看待形态结构及其病变，人的形态结构并非先天，在胚胎和出生后，都是由特定的生命运动过程（可称为功能 A）建立和维持，其

① 辞海 [M]. 上海：上海辞书出版社，1989：1975，1346
② 杨振华. 谈"功能性"疾病 [J]. 医学与哲学，1985（2）：37
③ 石寿棠. 医原 [M]. 南京：江苏科学技术出版社，1983：16

正常与否取决于功能 A 正常与否。中医以气化学说来阐明功能 A 与形态结构的关系，认为人的形态结构由气化机制和过程建立和维持，形态结构形成之后，它又负载特定的机能（可称为功能 B）。需要把功能 A 及其病变与功能 B 及其病变区别开来，功能 A 是形态结构的基础和前提，首先是功能 A 的异常为病，该病得不到有效调理恶化到一定程度（或被外因所乘）而转化为器质性病变，然后才是器质性病变引起功能 B 异常。中医系统地认识了"功能 A—形态结构—功能 B"的发生学关系，并从这种关系来理解病变的发生逻辑和调理逻辑。认识到功能 A 病变的基础性及首发性，以及器质性病变和功能 B 病变的继发性，把疾病防治的重点放到调理功能 A，强调"上医医未病，中医医欲病，下医医已病"，养生和治未病关键在调理功能 A，辨证论治所辨治的主要是功能 A 的病变。

第三，人不仅有解剖结构，还有非解剖结构。中医研究了人的解剖形态，其水平在 16 世纪之前不亚于西方，但更着重研究了非解剖结构。什么是人的结构？中西医的理解非常不同。西医认为结构就是解剖形态，但系统论指出，结构远非只是解剖形态，而是系统的组织形式，即系统内诸要素之间相互联系和作用的组织方式。因系统、要素、相互作用的性质不同，有空间结构、时间结构、数量结构，更有功能结构（系统、要素及其相互作用方式都是功能性的），生命和人的结构是以功能为基础的"功能—时间—空间"结构。而且，这种结构是"活"的，"在生物世界里结构就是过程流的表现。"[1] 在解剖台上所见的解剖形态，是死的空间结构，时间和功能（生命运动）已经消失。中医超越解剖视野，研究和认识了更深刻的"结构就是过程流"，即非解剖结构，有代表性的是经络、五藏、六经、三焦，以及各种类型的"功能子系统"，其共同特性是超解剖。

第四，功能调理是第一防治原理。疾病是从功能 A 异常开始的，在本质上首先是功能性的，功能性病变只能从功能进行调理，因此功能调理是根本的防治原理。一方面，器质性病变有其内在发生过程，真正的防治应调理该发生过程。另一方面，人的系统质异常、功能 A 异常、非解剖结构的结构性和功能性异常，以及更深刻的熵病（失序），都带有"纯功能性病变"的性质，只能从功能上进行调理。辨证论治所辨的，正是这种功能性病变，防治原则的治病求本、扶正祛邪、燮理阴阳、调理气机等，防治方法的药治八法、针灸、推拿、气功等，都是由功能调理原理发展出的原则和方法。

五、有序性原理

有序性原理可表述为：人的健康不仅是稳定，更是有序，是有序稳定；疾病不仅是失稳，更是失序，失序而失稳。[2]

---

① 贝塔朗菲.一般系统论 [M].北京：清华大学出版社，1987：25

② 祝世讷.中医系统论与系统工程学 [M].北京：中国医药科技出版社，2002：285

有序性原理的基本问题是：人的健康与疾病还有比结构和功能更深刻的机制和规律，即有序度的变化。它是人的生命运动的更深本质，远超还原论视野。

有序与无序是现代系统科学的概念。有序是指相互关系的规则和确定，任何事物只要有组织现象，就存在有序化机制，进化是有序度提高，退化是有序度下降，稳定是有序度不变。信息是有序性的标度，信息量增加对应着系统的有序度上升；熵是无序性的标度，熵增加对应着系统的有序度下降。现代系统科学专门研究了系统有序度变化的机制和规律，耗散结构理论揭示了"耗散导致有序"，协同学揭示了"协同导致有序"，超循环理论揭示了"超循环导致有序"。

有序与无序的变化是人的生命的深层本质和规律。贝塔朗菲指出："在生命有机体中，无数的物理和化学过程是'有序的'，因而使生命系统能够存留、生长、发育、繁殖等等。""有序是组织的基础，因而也是生物学中最基本的问题。"[①] 就人的健康与疾病而言，健康不止是稳定，更是有序，是有序稳定；疾病不止是失稳，更是失序，是失序而失稳。中医所认识的"失调"，本质是失序。

系统科学揭示了"生命以负熵为食"的规律。"有机体通过从周围环境里吸取负熵来生存"，[②] 耗散结构理论阐明了其从

① 贝塔朗菲. 一般系统论 [M]. 北京：清华大学出版社，1987：130，142
② 杰里米·里夫金. 熵：一种新的世界观 [M]. 上海：上海译文出版社，1987：50

环境吸取负熵而走向和保持有序化的机制。人是典型的耗散结构，中医如实地认识了其负熵化机制及其在健康与疾病中的深层本质地位。第一，认识到人是开放系统，人通过与环境的物质能量信息交换来交换熵，它是人的健康与疾病的深层机制。第二，从气化学说认识和总结了机体与环境通过物质能量信息交换吸取负熵的机制和规律。提出"气化""气机"概念，认识了气的"出、入"（"根于外"）和"升、降"（"根于中"）机制，掌握了其基本规律："根于中者，命曰神机，神去则机息；根于外者，命曰气立，气止则化绝。"（《素问·五常政大论》）第三，认识了气机失常引发病变的规律。主要是"出、入、升、降"的"守常"与"失常"，其规律是"四者之有，而贵常守，反常则灾害至矣"。"出入废，则神机化灭；升降息，则气立孤危。故非出入，则无以生长壮老已；非升降，则无以生长化收藏。"（《素问·六微旨大论》）第四，认识了气行失序是形态结构异常的根本病机。结构是有序化的产物，失序到一定程度会引起结构异常，故"大凡形质之失宜，莫不由气行之失序"。

失序即熵增加，由熵增加而呈现的异常，称为熵病，其病机是负熵化的机制或过程失常。热熵病是机体在能量代谢中因熵流失调形成的热熵积滞，主要是熵产生的速率和水平超过排熵的速率和水平。中医认识了"过食肥甘厚味""气有余为火"等病机，称之为"内热"。中医认识了多种熵病，如气血的瘀、滞、凝、结，五藏功能失调（如肝气郁、肝气逆等），五藏间的关系失调（木火刑金、金亢制木、水不涵木等），以及人的生命节律（如月经周期）失调等。中医对熵病有一套有效的调理法则，通过功能调理来提高有序度。问题在于，"序""熵"是不可还原的，不能分离提纯为什么物质成分，无法按"填平补齐"原则注射"有序素""负熵素"来治疗。

六、自主性原理

自主性原理可表述为：发病和愈病是人的生命运动的自组织效应。[①]

自主性原理的基本问题是：发病和愈病是生命运动的自主地自我发展过程，还是外来干预的结果？还原论否定内在矛盾，无视人的生命的自主性，强调发病和愈病的外来作用。中医则相反，认为人的生命运动是自组织的，自组织机制是健康、发病、愈病的内在动力和枢机，健亦健在自组织，病亦病在自组织，愈亦愈在自组织。因此，防治疾病的关键在依靠、调动、发挥人的生命运动的自组织作用进行自主调理。

自组织是动力、指令、调节都来自系统自身内部的组织机制和过程（与此相反的是他组织）。生物大分子的自我复制、细胞的分裂繁殖、胚胎的发育、个体的成长等，都是自组织过

---

① 祝世讷.中医系统论与系统工程学 [M].北京：中国医药科技出版社，2002：309

程，人是最典型的自组织系统。自组织的重要特性是，外来的一切作用（营养的、致病的、治疗的）都要通过自组织过程，才产生出营养的、致病的、治疗的效应。人的自组织机制和能力正常与否，是健康与疾病的深层本质；自组织机制的作用过程正常与否，也决定组织的效应和结果是否健康。自组织的机制、能力、效应失常是深层病机。

中医认识并驾驭了人的自组织机制和规律，建立"阴阳自和"论，它是中医的自组织理论。发现了阴与阳之间"互根、互生、互化、互用"的自组织机制，及由此形成"和"（"阴平阳秘"）之健康态的机制。"阴阳自和"强调的是"自和"，不是"他和"；不止是"和"的状态，更是"自和"机制。阴阳自和是健康与疾病的一条根本规律，"自和"强则人健，"自和"弱则人衰，"自和"差则人病，"自和"止则人亡。"凡病，阴阳自和者，必自愈。"（张仲景《伤寒论》）并发展出"调其阴阳之所自，阴阳自和必自愈"等治法。同时，还发现和驾驭了各子系统之间通过相互作用保持稳定的自组织机制，最典型的是五藏通过"生克乘侮"相互作用而自稳，发明了"虚则补其母，实则泻其子""见肝之病，知肝传脾，当先实脾""培土生金""滋水涵木""壮水制火"等治法。

依靠、调动、发挥人的自组织机制来防治疾病，是自主性原理的核心。自组织机制是"一只看不见的手"，是生长、健康、发病、愈病的内在动力和枢机，中医防治学的一条根本原理，就是依靠、调动、发挥自组织机制来防治疾病，是一门推动机体进行自主调理的艺术。首先，总结了"有病不治，常得中医"的"八字金丹"。"中医"即"内医、内药"，是人的自组织机制和能力，能自主调理，祛疾愈病。其次，提出"治病求本"原则。"本"有多义，其实质是人的自组织机制，建立起"养生知本，诊病求本，祛病治本，愈病固本"的一整套法则。再次，调动"本"，发挥自主调理作用。掌握了"病变万端，各有其本，一推其本，诸证悉除"的规律，药物与非药物防治手段作用于"本"，由其进行自主调理，产生（转化和表现为）防治效应，因而治疗手段与疗效之间不是西医药那种特异关系。

上述这六条基本原理，是中医认识和驾驭的人之健康与疾病最基本的系统特性和规律，它客观存在，但迄今只有中医认识到并遵循它，成为中医系统思维的基本原理，是中医对医学的一大贡献。

第四节　新的医学革命走向系统思维

新世纪新千年的到来，科学和医学都开始了一场新的转折和变革，医学的思维方式走向何方？是还原思维，还是系统思维？现有的各种事实证明，是系统思维。在这场转折和变革中，中医的系统思维将发挥先导和引领作用，得以复兴，发展为整个医学的系统思维。

一、科学思维发展的历史逻辑

从科学和医学发展的历史长河来看，思维方式是一个从低级到高级的进步过程，几千年的发展形成一种历史逻辑，即"古代整体论—近代还原论—现代系统论"螺旋上升。

整体论——在古代条件下形成的思维方式。那时的生产水平和科学水平低下，没有条件也还没有现实需要把研究对象打开，以认识各个部分和细节，只是从整体着眼、着手，研究和认识事物的整体特性和规律。整体论能够正确地认识事物的整体特性和规律，但因没能把事物分解为部分来研究，微观细节不清楚，因而对整体的认识是笼统和模糊的。

为了克服整体论的这种局限，只要有条件，就必然地要把整体打开，去研究各部分和微观细节，其结果就发展为还原思维。对于思维方式的这种发展逻辑，恩格斯曾作过深刻总结：

"在希腊人那里——正因为他们还没有进步到对自然界的解剖、分析——自然界还被当作一个整体而从总的方面来观察。自然现象的总联系还没有在细节方面得到证明，这种联系对希腊人来说是直接的直观的结果。这里就存在着希腊哲学的缺陷，由于这些缺陷，它在以后就必须屈服于另一种观点。"①

"为了认识这些细节，我们不得不把它们从自然的或历史

---

① 恩格斯．自然辩证法 [M].北京：人民出版社，1984：48

的联系中抽取出来，从它们的特性、它们的特殊的原因和结果等方面来逐个地加以研究。这首先是自然科学和历史研究的任务……把自然界分解为各个部分，把自然界的各种过程和事物分成一定的门类，对有机体的内部按其多种多样的解剖形态进行研究，这是最近四百年来在认识自然界方面获得巨大进展的基本条件。"①

还原论——克服整体论的局限而形成的思维方式。其特点是把研究对象分解为各部分，专于研究各部分的细节。特别是按照欧洲原子论原理，把事物理解为由原子组合而成的组合体，因而可一层一层地分解，还到其本原，即构成世界万物的原子（最小的物质颗粒），就可找到本质、根源。还原论于16～19世纪在欧洲形成和发展，在力学、物理学、化学、解剖学等研究中取得成功，成为近代以来科学研究的主导思维方式。

还原论有更深的局限。它只适用于可还原的研究对象，主要是组合系统。而在分化系统，特别是世界的复杂特性和规律，因其非还原、反还原、超还原性，还原思维与之相悖，不可企及。但进入20世纪，当科学研究深入到大量分化系统、以及世界的复杂性时，还原论的局限性就日益充分地暴露出来。克服其局限的结果，是新的系统思维的产生。

系统论——克服还原论的局限而发展的思维方式。它产生

---

① 恩格斯. 反杜林论 [M]. 北京：人民出版社，1970：18

于 20 世纪，是新世纪新千年的思维方式。1900 年，德国生物学家杜里舒做了有名的海胆实验（由一个完整的海胆胚胎，或半个海胆胚胎，或两个胚胎的结合，都可发育为一个正常的海胆），证明生命整体不是"部分之和"，违反还原原理。此后生物学研究以越来越多的事实证明，生命现象是不可还原和反还原的，出现了批判还原论、发展有机论的潮流。英国的怀德海提出"机体论"，美国的劳特卡提出"系统"概念，坎农提出"内稳态"概念，法国的贝尔纳提出"有机主义"，德国的柯勒提出"格式塔"概念和"格式塔心理学"，这些新思想以"整体""有机"来概括生命现象的非还原和反还原特性和规律。

到 20 世纪 30 年代，美籍奥地利生物学家贝塔朗菲创立"系统论"，他指出还原论的局限和错误主要在于简单相加的观点、机械的观点、被动反应的观点、否定和割断相互作用关系等，生命现象不能满足这些条件，必须把有机体当作一个整体或系统来对待。他说：

"因为活的东西的基本特征是它的组织，对各部分和各过程进行研究的传统方法不能完整地描述活的现象。这种研究没有告诉我们关于各部分和各过程的协调关系。因此，生物学的主要任务应当是发现在生物系统中（在组织的一切水平上）起作用的规律。"[1]

---

① 贝塔朗菲.普通系统论的历史和现状 [R]// 中国社会科学院情报研究所.科学学译文集.北京：科学出版社，1980：309

贝塔朗菲强调，还原论所忽视并起劲地加以否定的，正是生命现象中那些最基本的东西，如整体、组织、运动、新陈代谢、自我调节、生长和目的性等。他后来研究发现，在非生命现象中同样存在不可还原的复杂现象，后来于1948年创立一般系统论，提出了一般系统论的基本概念、基本观点、基本原理，包括系统、整体、结构、功能、环境、组织、有序、目的性，以及整体性原理、联系性原理、动态性原理、有序性原理、等级秩序原理等。

系统论的基本原理是反还原和超还原原理。其整体性原理揭示了"整体大于部分之和"规律，还原论是破坏和排除大于部分之和的整体性的。其联系性原理揭示了整体大于部分之和的根源在于相互作用，相互作用产生新事物，但还原论把相互作用分解掉，认识不到相互作用及其效应。其动态性原理揭示了系统的自组织和目的性，这是还原论所永远认识不到的。有序性原理揭示了系统的有序与无序变化，这同样是还原论永远认识不到的。其等级秩序原理揭示了系统的非孤立性，系统是母系统的子系统同时又包含子系统，需要把系统放到所处的层次关系中，从上向和下向的层次关系来对待，但还原论割裂和破坏这种关系，无法认识系统内外的复杂关系，因而无法正确地理解和处理系统。

在20世纪后半叶出现了多种研究系统特性和规律的学说。包括信息论、控制论、协同学、耗散结构理论、超循环理论、系统工程学，以及专门研究"复杂性"的复杂性科学，从不同的学科角度研究和揭示世界的系统特性和规律（即复杂特性和规律）。1980年，由中国科学家钱学森倡导，建立起"系统科学"体系，成为系统思维的庞大理论基础。由于系统论和系统科学的研究和发展，使系统思维上升到高度自觉的水平，在科学、社会、生产等领域广泛应用，成为现代的主导思维方式之一。

贝塔朗菲："不管怎样，我们被迫在一切知识领域中运用'整体'或'系统'概念来处理复杂性问题。这就意味着科学思维基本方向的转变。"①

哲学家萨多夫斯基说："现在已经有充分的根据可以说：现代科学和技术所完成的转变，即把自己的客体当作是一种系统来进行分析，实质上意味着科学知识和我们对世界的理解的重大变革，……系统方式是20世纪下半叶科学和技术的基本特点之一。"②

生物学家艾伦说："生物学家越来越试图用定量的、精确的但又非还原的（non-reductive）方法去研究复杂的和相互作用的种种系统。"③

① 贝塔朗菲．一般系统论 [M]．北京：清华大学出版社，1987：2
② 萨多夫斯基．一般系统论原理 [M]．北京：人民出版社，1984：13
③ 艾伦．二十世纪的生命科学 [M]．北京：北京师范大学出版社，1985：195

社会学家托夫勒说："今天，我相信我们已处在一个新的综合时代的边缘……我们将看到广泛思考和全面理论的恢复，看到重新将各个部分的再度综合起来。"[①]

总之，"古代整体论—近代还原论—现代系统论"的螺旋上升，是由科学发展的几千年实践所铸就的历史逻辑，是科学思维对研究领域的拓展和深化的适应性进步，是科学思维从低级到高级的发展规律。这种发展到了今天，其方向是从还原论转向系统论，系统思维是未来发展方向。

二、研究人必须遵循系统思维

中医系统思维的贡献，不仅为医学，而且为正确地研究人，提供了符合实际的思维方式。

科学研究从 20 世纪开始深入到世界的复杂性，复杂特性和规律是系统特性和规律的另一称谓，反映到科学思想中形成系统思维，关于复杂性的研究必须遵循系统思维，系统论和系统科学就是这种新发展的产物。

世界的复杂性客观存在，人类自古以来就接触和认识它，古希腊的亚里士多德就曾提出"整体大于它的部分之和"的命题。但很可惜，欧洲的科学思想发展多波折，中世纪被宗教神学统治，后来发展为还原思维，背离复杂性而去。反倒是中

---

① 阿尔温·托夫勒.第三次浪潮 [M].北京：生活·读书·新知三联书店，1983：186

医，自古至今专注于人及其健康与疾病的复杂性，形成系统思维，成为研究复杂性的先驱、系统思维的先驱。

人是世界上最复杂的系统，但迄今的科学对它研究得还十分薄弱。虽然有些学科（胚胎学、解剖学、生理学、心理学、脑科学、人类学等）从不同的角度在研究它，但还没有哪个学科把人作为一个整体来研究，更没有研究其复杂性。这有时代条件的制约，更有遵循还原思维的内在限制。直到 20 世纪 80 年代，才由钱学森倡导，开辟了遵循系统思维的人体科学研究。钱学森提出：

"人体科学一定要有系统观，而这就是中医的观点。"[1]

"系统的观点是必需的，只有用系统的观点才能逐渐使人体科学建立在一个科学的基础上。"

"把系统科学、系统论的方法用于研究我们人体是唯一的，不用这个是不行的……"[2]

人是复杂系统的典型，以人为标本开拓复杂性研究，是新世纪新千年的一个突破方向，需要系统思维。而中医的系统思维正是专门关于人的，在迄今的科学体系中是唯一的，因而在关于人的复杂性研究中，中医的系统思维将发挥引领作用。

---

[1] 吕炳奎. 对当前中医工作中几个问题的看法 [J]. 上海中医药杂志，1981（4）：1
[2] 钱学森. 人体科学与当代科学技术发展纵横观 [M]. 中国人体科学学会，1994：265，263

三、发展为医学的系统思维

医学的还原研究走向了尽头，认识和批判还原论的局限，转向系统思维的过程已经开始。20 世纪 70 年代美国医学家恩格尔提出医学模式转变，表明医学家们开始觉醒，他明确指出医学模式转变的本质是从还原论向系统论转变：

"生物医学模式是把许多世纪以来西方科学的分析方法应用于医学。现在又提出了另一个生物心理社会模式。这个模式基于系统方法。"①

后来，钱学森讲得更明白：

"说透了，医学的前途在于中医现代化，而不在什么其他途径……西医也要走到中医的道路上来。"②

钱学森所讲"中医的道路"，就是系统思维，就是按系统思维来研究健康与疾病的复杂性。中医现代化，在本质上首先是系统思维的现代化，即复兴中医系统思维。

研究人的健康与疾病的复杂性的时代已经到来。只要研究和认识健康与疾病的复杂性，事实就一定迫使人们批判和放弃还原思维，接受和遵循系统思维，发展医学的系统思维。不管人们愿意不愿意，自觉还是不自觉，历史的发展逻辑不可

---

① 恩格尔，邱仁宗. 生物心理社会模型的临床应用 [J]. 医学与哲学，1982（7）：42
② 钱学森，等 . 论人体科学 [M]. 北京：人民军医出版社，1988：277

违抗。

在这一转变和发展中，中医的系统思维具有先导和引领意义。科学在新时代的新发展，特别是对世界复杂性研究的深入，将为中医系统思维提供新的理论和方法，推动人的健康与疾病的复杂性研究的新发展，把诸多"知其然，不知其所以然"的复杂特性和规律揭示清楚，把中医的系统思维提高到现代水平，以其为基础，发展为整个医学的系统思维。

第五章

以人为本原理

以人为本，是中医学术的首要原理。它回答的是医学的首要基本问题——什么是健康与疾病，是谁的？

几千年了，医学对这一基本问题的回答至今仍各有所好。有的认为，疾病就是疾病，医学就是研究和治疗疾病的，形成"以病为本"原理。有的认为，疾病是人体发生的异常，人体是病本，形成"人体为本"原理。中医卓然不同，认为人是病本，健康与疾病是人的生命运动的正常与失常，形成"以人为本"原理。

"以人为本"是2700年前齐相管仲（前723年—前645年）提出的治国之道，中医的以人为本原理是治医之道，认清和驾驭了医学的根本规律，即健康与疾病之本在人，是人的生命运动的正常与否，指明了健在人、病在人、治亦在人。

第一节　以人为本，还是以人体为本

何谓本？《说文》谓："木下曰本。"指草木的根或靠根的茎干。医学之本是对于健康与疾病的根本认识，主要是何为病、生在哪、治什么，即健之本、病之本、治之本。在迄今的多种不同认识中，存在着"第一争鸣"——中医以"人"为本，西医以"人体"为本。

一、西医的以人体为本原理

西医之道在历史上发生过多次转变，古希腊时以人为本，中世纪转为上帝为本，16世纪至今以人体为本，可称为"人体为本原理"。

以人体为本，就是把健康与疾病之本定位于人体，健康是人体的，疾病是人体的，治疗是针对人体的。人体是西医研究的焦点，是西医理论的首要关键词。

西医以人体为本原理突出而明确地表达于对健康与疾病的基本认识。有代表性的观点如：

健康："人体各器官系统发育良好、体质健壮、功能正常、精力充沛，并具有良好劳动效能的状态。"

疾病："指人体在一定条件下，由致病因素所引起的一种复杂而有一定表现形式的病理过程。"[①]

西医对于疾病的定义有多种大同小异的表述，共同强调的本质是"对人体正常形态与功能的偏离"。

总之，健康与疾病之本在人体，健康是人体的良好状态，疾病是人体的病理过程。

西医之所以形成这样的原理，有其特定的背景和条件。

---

① 辞海 [M]. 上海：上海辞书出版社，1989：666，4659

第一，以解剖研究为基础。西医有悠久的解剖研究传统，从罗马时代的盖仑开始，就强调解剖研究，从解剖研究来认识和解释人的生理和病理。1543 年，维萨里著《人体的构造》，开辟解剖研究新阶段；1761 年，莫干尼著《疾病的位置与病因》，创立病理解剖学，把疾病定位于人体特定部位——病灶。以解剖研究为基础的医学，必然以人体为本。

第二，遵循还原论思维。按西医的还原论思维来研究人，第一还原就是把"人"还原为"人体"，把人体之外的东西割舍掉。又与解剖研究统一起来，把人体分解还原为器官、组织、细胞、分子，认识人体的这些部分的健康与疾病。事实上，医学还原研究必然也只能如此，因为人的生命运动高度复杂，不可还原和反还原，只有人体可以分解还原。

第三，机械唯物论的影响。以原子论为代表的西方特有机械唯物论，认为"物质"是有形的硬邦邦的实体，既然健康与疾病是物质现象，就一定有其实体形态，在人身上那就是人体（及其可分解的各部分）。

西医以人体为本的原理，经 400 多年的发展，对于人体的健康与疾病的研究取得重大进展和成就，对于器质性病变及由其引起的机能异常，研究和防治都达到了历史制高点，是对医学的重大贡献。

问题在于，健康与疾病仅仅是"人体的"吗？事实上，健康与疾病之本更重要的不是在人体，而是在人，在比人体更为深刻和复杂的生命运动。人体为本原理不过是"皮里春秋"。

二、太平间里，人死了，人体还在

"人"与"人体"一字之差，别如天壤。

人与人体之别可从理论上作多条论证，而医学天天面对的简单事实可以说明一切——在太平间里，人死了，人体还在。

太平间内外阴阳两界，其差别不在人体，而在有无生命运动。人的本质是生命运动，人死，是生命运动的结束。

医学，必须划清"人"与"人体"的界限。

第一，什么是人。这是哲学和科学共同研究的重要对象，迄今的共识是，人是宇宙演化到高级阶段的产物，是生命运动的最高形态，是自我更新、自我复制、自我调节相统一的物质运动，是自然、社会、思维三种属性的统一，是世界上最复杂的系统。医学研究的是这种系统的健康与疾病。

第二，什么是人体。人体是人的形体，或曰形态结构。人体是人的，但不等于人，它只是人的一部分，是"气之舍""气之充"，是由生命运动建立和维持的物质形态。它从无到有地由受精卵一步一步发育而来，是后天形成的，具有实体性、空间占位性。它是解剖学研究的对象，其异常为病是形态结构的器质性病变。

第三，人与人体的关系。人为本，体为标，二者是本与标的关系。人的本质是生命运动，是人的生命运动在建立、维持、调理人体，因而生命运动一结束，人体就瓦解。人体是人的生命运动的产物，人体的健康与疾病，在本质上是人的生命运动正常与否的表现或产物，人体病的背后有生命运动失常的根基。

人体是人的，当然与人密不可分，但是，把人体与人画上等号，却是极大的混乱、谬误、愚昧。埋在解剖台上的鸵鸟式头脑只见人体不见人，只懂人体病不懂人病，不懂人体只是人的生命运动的产物，不懂得人体病只是人的生命运动失常的表现，更不懂得医学本应研究的，是作为人体之母的人的生命运动的健康与疾病，因而将其完全排斥于视野之外。这是西方医学的一种原理性失误，也是中西医基本原理的首要不可通约点。

三、中医的以人为本原理

中医的以人为本原理，是把健康与疾病之本定位于人，健康是人的，疾病是人的，治疗是针对人的。该原理的基本点有三：人、人病、病人。

1. 人——健康与疾病之本

健康与疾病是谁的？是人的，还是人体的？这是以人为本原理回答的首要问题。

中医的以人为本原理明确地指出，健康与疾病的主体是人，是人的健康，人的疾病。这里的关键，是把人与人体区别开来。人体的确有其健康与疾病问题，但它毕竟只是人体的，不是人的。研究的焦点聚于人而不是人体，是中医与西医学术视野的首要分水岭。正是在这里，中医研究和认识了只属于人而永不进太平间的那些医学事实和规律，成为中医超于和高于西医的一个根本点。

以人为本的前提是如何理解"人"。人是世界上最复杂的系统，多种学科的研究都涉及人，如哲学、社会学、经济学、历史学、政治学、人类学、生物学等，各有其研究和认识。天文学家说人是星河的孩子；物理学家说人是最精密的机器；化学家说人是碳原子的产物；生物学家说人是细胞的聚集体；文学家说人是唯一知道羞耻或者需要羞耻的动物；社会学家说人是所处的各种社会关系的总和等。而医学，更直接地面对人，但迄今的认识存在许多混乱甚至错误。西医早期长时间认定人是上帝的创造物，男性（亚当后代）比女性（夏娃后代）少一根肋骨，18世纪说"人是机器"，此后发展解剖研究，认识了人体及其骨骼、肌肉、皮肤、细胞等，但至今难以对人做出医学界定。

只有中医，从一开始就面对现实的原生态的人，没有分解，没有还原，没有简化为人体，而是将其放在产生了它的宇宙之内、天地之间，作为宇宙物质运动演化出的最高最复杂系统对待，认识了其自然生态本性及其健康与疾病。

中医对人及其健康与疾病的认识独到者众，特别值得注意者有以下三点。

首先，研究和认识的是原生态的完整的人。中医的学术研究历来以临床防治为基础，不靠解剖研究，故所研究的，既不是抽掉性命和灵魂的人体，也不是解剖刀下的标本，而是现实的活生生的原生态的人，是人的生命运动及生命运动的健康与疾病。

其次，全方位地认识人的多种特性。一是人作为宇宙物质演化到高级阶段的产物，是生命运动的最高形态，具有自然属性。二是人有其他生命所没有的思维属性，有意识。三是人生存于最高级的社会，具有社会属性。总之，人是自然属性、思维属性、社会属性的统一，其健康与疾病当然也包含和表现在这三个方面。中医如实地认识了人的这三大属性及其健康与疾病，总结在病因、病机、证候、诊断、防治、养生等理论中，成为常识，西医近几十年来才开始研究人与天的关系、人的生活方式、人的心神健康等。

再次，掌握了人所特有的"系统质"。从系统科学角度讲，人的本质，是在整体水平具有系统质——"人"所特有的属性、功能、行为，它不是各部分的属性、功能、行为的相加之和，而是在人的整体水平"大于"和"涌现"出来的。中医如实地认识了人的系统质，简明地概称为"精、气、神"，它旺盛就健康，失旺就不健康，人的健康与疾病首先是此系统质的正常与失常。同时，研究和认识了人的系统质的各个方面和层次，及其健康与疾病。辨证论治所辨的证候，本质上是人的系统质失常，无法分解归结为某（些）部分的病变。

2. 人病——病变是人的失常

病与人是什么关系？是人生的，还是外加于人的？这是以人为本原理回答的又一个问题。

西医认为，疾病的本质是损伤与抗损伤的矛盾。损伤是外来加于人体的，由特异性病因引起特异性病理改变形成特异性病灶。有人强调，人体是土壤，疾病是长在土壤的毒草；人体是载体，疾病是加载于人体的。这些观点强调了病变的外源、外因、外加性，背离了事情的本来面貌。

中医以人为本原理的回答与之完全不同，认为病由人生，人为病本，病变是人的生命运动的失常。或者说，健康与疾病都是人的生命运动的变化态，健康是生命运动的正常态，疾病是生命运动的失常态。

所谓人病，是指疾病是人生的，是人的生命运动的失常。人是病之本、病变者，病变不是外来、外加的。气化学说指出，"百病生于气"，气化过程正常为健，失常为病。正邪交争论指出，"正气存内，邪不可干；邪之所凑，其气必虚"，病变的本质是正气虚。阴阳学说指出，健康与疾病是阴阳矛盾运动的两种表现，"阴平阳秘"为健，"阴阳失调"为病，"阴阳离决"则死。病变的本质是人的生命运动过程失调，外来的作用不得内应难为害。从损伤论、土壤论、载体论来讲，病变的本质首先是内损伤，首先是土壤病、载体病。

人体病也是人的，也是人生的病，问题在于，它与人病不在同一层次。人病的本质是人的生命运动失常，而人体是由人的生命运动建立和维持的，是人的生命运动失常到一定程度（或被外因所乘）才恶化为人体病。人病是人体病之源、之基、之母，人体病需要放到人病的背景中认识和处理，目前面临的许多人体病难题，其原理性根源在于背离了人病之母，孤立地对待人体病。

3. 病人——治疗是调理生病的人

治疗，是治病，还是调理生病之人？这是以人为本原理回答的再一个问题。

西医认为，疾病是特异性病因引起特异性病理改变形成特异性病灶，治疗就是要消除病因、纠正病理、修复病灶，或称抵御损伤、拔除毒草、卸掉负载。有人甚至视疾病为敌，提出以"带枪的士兵""魔弹"来"控制疾病、战胜疾病、消灭疾病"。如癌症就是以手术割、放疗烧、化疗扫来消除癌肿，常常"手术是成功的"，但术后病人死了。这种原理把病与人分割开来，见病不见人，治病不顾人，治了病却伤了人、害了人。

中医虽然也有类似西医的特异性治疗，但其根本原理是治人，强调病是人所生，人为病之本，病变的本质是人失常，治疗的目标不是所生之病，而是失常的人。

第一，病变的主体是人，是人的生命运动失常。因此，治疗目标针对人，治的是其生命运动失常。

第二，病变不是外加的，是人的生命运动失调，治疗是"调其不调"。失调的是什么？调的是什么？是气机、正邪、阴阳，是气血津液、寒热虚实等，这都不是外来的，是人的生命运动本身的，是人的内在机制和过程，调的是人的生命运动。

第三，调养人，是中医第一要务。中医是关于人的健康与疾病的智慧，调理人的生命运动是首要任务，并非仅为治病之术。越往早期追溯，中医的养生活人学术的比重越大，《内经》即是其代表，是一部调理人的生命运动的经典。养生、旺年、益寿、御病是一个系统，讲究养精、房中、保胎、育儿，讲究养生、治未病、治欲病，讲究养生知本、诊病求本、祛病治本、愈病固本，养人、调人、治人有一整套成熟的理法方药。

总之，与疾病医学、人体医学不同，中医是人医学，以人为本是其根本原理，由此形成中医的医学模式——"人医学"，这一原理和模式自始至今，一以贯之地秉持了五千年。以人为本是医学的根本大道，"人医学"是医学发展的根本方向。

第二节　人的本质在于生命运动

以人为本的"人"，不是抽象概念，不是空壳，而是活生生的现实的人。人的本质，在于生命运动，它是人比人体

"多"出的，永不进太平间的。

以人为本原理的核心，是人的健康与疾病之本在人的生命运动。这是以人为本与以人体为本的实质性差别。认清生命运动是人与人体的根本差别，人的健康与疾病在根本上首先是人的生命运动的正常与否，这是中医以人为本原理的本质。当西医迷恋于人体之前，中医早就认清了健康与疾病的变化主体是生命运动，健康与疾病是生命运动变化的两种不同的态，遵循生命运动的规律来进行调理。

一、中医对人的生命运动的认识

人的本质是什么？

不同的学科有不同的回答。在医学领域，西医认为是人体；中医不然，认为人的本质是生命运动，将其称为"生气"。

中医的生气概念，是科学和哲学提出"生命运动"概念之前，关于生命运动的最早认识和概念，更是医学中关于生命运动的最早认识和概括。

生气概念基于中国哲学的"气"概念。气是什么？有许多混乱的"现代解释"，不得要领。它不是具体的科学概念，而是抽象的哲学概念，是中国哲学关于物质和运动的概念。世界是物质的，物质是运动的，物质以运动方式存在，物质的运动与运动的物质是一物二象。气，是从运动侧认识的物质运动，气即物质运动。这是在辩证唯物论总结出"物质运动"概念之前，对物质运动的早期抽象和概括。有的研究把气解释为"精微物质和精微物质的运动"，不准确。一个"和"字把物质和运动预先地分割开来；以"精微"二字（虽是《内经》用词）来界定物质，是向欧洲原子论看齐，不合中国思想实际。还有人把哲学的气概念变成物理学的场、能量等概念来解释，越搅越乱。

生气，即生命之气也，有生命的物质运动，是中医对生命运动的认识和概括。《内经》有明确而系统的论述。

中医以生气概念为基础和核心，正确地认识和理解了人的本质是生命运动，这一认识达到了西医迄今所没有的高度和深度。

第一，明确地认识到人的本质不是人体，也不是作为生物分类学上哺乳类动物的一个物种，而是生命运动。

第二，人的生命运动不是指人的形态结构所负载的机能，而是有生命的物质运动，即宇宙物质运动演化的最高形式。科学研究证明，宇宙的物质运动从低级到高级地演进，先后演化出机械运动、物理运动、化学运动，在此基础上，35亿年前演化出生命运动，到300万年前，演化出最高级、最复杂的生命运动——智慧生命，被其自称为"人"。

第三，把人的生命运动的健康与疾病放到产生了它的母系统中对待。中医认识到人的生命是宇宙物质运动演化的产物，因此将人放到产生它的背景和过程中，从母子关系来认识其健康与疾病，发现了生气通天、人天相应、五运六气等规律。

就在中医这样地研究和认识人的时候，西方医学却在一条弯路上转圈。长时期地相信人是上帝创造的，直到 1543 年维萨里的《人体的构造》、1747 年拉美特利的《人是机器》等，才回到对现实的人的研究，但认识的仅仅是人的形体。后来又通过还原研究，用物理学、化学、生物学的知识和方法，认识了人的健康与疾病中的物理、化学、生物学现象，认为疾病就是物理、化学、生物学指标的异常，力图把人的生命运动归结为物理、化学、生物学运动。这样，研究和懂得了人体，却不懂得人，更不懂得人的生命运动。

二、人生于地，悬命于天

中医不但认清了人的本质是生命运动，而且认清了人的生命运动是宇宙物质运动的最高方式，是宇宙分化出的一个子系统，从发生学上来理解人及其生命运动的本质，发现和掌握了一系列重要特性和规律。

第一，明确地回答了"人是什么"。论曰："人之有生，受气于天""天地合气，命之曰人。"认识到人以天地之气生，四时之法成；人能应四时者，天地为之父母。这是人的生命运动的发生学规律，也是其健康与疾病的规律。

第二，认清了"人生于地"的特性和规律。"地"即地球，人是地球演化的产物。地球形成于 46 亿年前，在演化中分化出地核、地幔、地壳、大气圈、水圈，在距今35亿年前演化出生命，逐步形成生物圈，距今300万年前分化出人类。生命起源的化学机制决定了人与地相应的特性和规律。地球生命的起源是通过化学途径实现的。地球的92种天然化学元素（人体含60多种）是前提，以此为基础，从无机化学反应进步到有机化学反应，逐步产生出有机化合物和复杂的生物大分子，然后演化出生命，开始了从单细胞到多细胞、从二胚层到三胚层、从水生到陆生的进化，以及自养与异养的分化，微生物、植物、动物的分化，形成地球生物圈，直至分化出人类。茫茫宇宙，为何只有地球产生生命和人类？这取决于地球的特定条件，包括其处的宇宙时空位置、密度和温度、化学成分、大气圈和水圈，以及特定的倾角、自转、公转、季节、昼夜等，没有这些条件就没有地球生命和人类。在理论上，哪里有这样的条件，哪里就有生命和人类，故可能存在地外生命和外星人。但在目前的现实中，只有这一个地球被证明有生命和人类。地球人产生和依赖于地球条件，离开地球必须携带地球条件（如宇航），地球条件的变化影响人的健康与疾病，决定人的生死（地球演化到晚期将不适合人类生存，人类会随着地球一起消亡）。因此，地球条件正常与否，人与这些条件是否相应，是人的健康与疾病的前提。

第三，认清了"悬命于天"的特性和规律。"天"即宇宙，现代科学观测所及为138亿年时间和138亿光年空间的范围。其内包含亿万个星系，银河系是其中之一；银河系内含亿万颗恒星（系），太阳系是其中之一（寿命约 100 亿年，现已 50 亿年）；地球是太阳的行星之一，与太阳同生死。地球之所以产生人类（而不在别处），是由宇宙演化过程出现的特定条件决定的。关于人类诞生的宇宙学研究提出"人择原理"，发现人类"选择"了宇宙演化到特定时刻而产生，表征该特定时刻的是一组"大数巧合"，最有代表性的是氢原子中静电力与万有引力之比为 2.3×10^{39}，以原子单位来量度的宇宙年龄为 7×10^{39}。10^{39} 是表征产生人类的宇宙条件的特定参数，即人类产生的特定宇宙条件。[①] 人类产生的地球的条件归根结底是宇宙的条件，地球生命归根结底是宇宙生命。"朝菌不知晦朔，蟪蛄不知春秋。"人类是宇宙演化到特定时空条件开放出的最美花朵，它生于天，应于天，人天相应是一条根本规律。

第四，发现了人与天地关系的"五运六气"规律。五运即木、火、土、金、水，六气即风、寒、暑、湿、燥、火，是以地球、太阳系、银河系、宇宙为坐标，大尺度地研究了天地变化规律及其与人的生命运动的关系，特别是对健康与疾病的影响。越来越多的事实证明，人的后天生命特征，包括体质、性格、健康倾向、生老病死过程、疾病发生和流行的趋势和规

---

① 叶峻，胡良贵，薛玉国 . 人天观初探 [M]. 成都：四川教育出版社，1989：82-90

律、个体发病的易感和预后等，都受个体产生及发育过程的天地条件的影响和制约，具体规律是五运六气。有些表面看似偶然的现象（例如生殖细胞的分化和成熟、受精者和受精时刻、受精卵分化着床、孕育过程和分娩时刻等），背后都有五运六气规律在起作用。以《内经》的七篇"大论"为代表，中医2000 年前就有了专门而系统的研究和实际应用。

总之，人的健康与疾病，从根本上来讲，是宇宙物质运动的最高形态——人的生命运动的正常与失常。因此，必须从人与天地的关系和规律来研究和认识。

三、生气通天，人天相应

人与天地的相应关系不是抽象的、理论的，而是具体的、现实的，发生于人的生命运动的所有时间过程和空间范围，其机制是"通"，中医总结为"生气通天"。《内经》有"生气通天论"专论，认为"人之有生，受气于天，故通乎天者，乃所生之本"。

"生气通天"是人的生命运动的重要特性和规律，即人的生命运动源于天、生于天、存于天、通于天。现代系统科学研究证明，人不是孤立系统（与环境没有物质、能量、信息交换），也不是封闭系统（与环境只有能量交换），而是典型的开放系统，与环境有物质、能量、信息交换。人生于宇宙，开放于宇宙，在与宇宙进行物质、能量、信息交换中产生、存在、发展，生气通天是人的生命本性。

"人天相应"是生气通天的必然，是人的健康与疾病的又一重要特性和规律。人与天相通，生气通天，必然应于天，故"人天相应"（是人应于天，而非天应于人，故概括为"人天相应"比"天人相应"更合实际）。中医认识和总结的规律是"人以天地之气生，四时之法成""天地之变化，人神之通应""人能应四时者，天地为之父母""从其气则和，违其气则病"。生气通天是本性，人天相应是必然，其规律是人的生命运动应于天地变化。

人天相应规律在健康与疾病中的表现是，生气通天，通则生，不通则亡；人天相应，应则健，违则病，背则亡。中医认识并遵循了这一规律，提出天地人"三才"理论，把人放进"天地人"系统进行认识和调理。要求医者上知天文、下知地理、中知人事，防治疾病要"提挈天地，把握阴阳"，援天地之气，顺天地之序。

人生于地，悬命于天，生气通天，人天相应，是人的生命运动与天的内在统一性。中医如实地认识了人与天的这种内在统一性，认为人是宇宙分化出的一个子系统，人与天本于一，分为二，是"道生一，一生二""易有太极，是生两仪"，人与天的统一性是内在的、本原的，是"天人本一"。

但是，一些年来，有人将中医的"天人本一"篡改为"天人合一"，是错误的，需要拨乱反正，澄清事实和是非。

第一，人与天的统一性究竟是本于一、分为二，还是本于二、合于一？这要由事实来回答。从宇宙的起源与演化，到生命和人类的起源和演化，事实都证明，人是宇宙分化而生的子系统，人与天是本于一，分为二，"天人本一"，不是本于二、合于一，"天人合一"。

第二，在中医经典文献中找不到"天人合一"这个词。最早使用这一概念的是宋代张载，他在《正蒙·乾称》中讲："儒者则因明致诚，因诚致明，故天人合一，致学而可以成圣，得天而未始遗人。"其意不是从本体论上讲人与天是本于二、合于一，而是从人的意识和行为上讲"心统性情""健顺之德""明诚合一"。张载的"天人合一"本非医学概念，不是讲人的生命运动及其健康与疾病的天人关系，却被篡改强加给了中医。

第三，把"天人本一"篡改为"天人合一"之错，要害在"合"字。中医所认识和遵循的人天关系，是本于一、分为二的，因此才生气通天，才人天相应，客观上不存在、中医也从未讲过什么"合一"。今天的"天人合一"论者之所以做如此篡改，就因一个"合"字。"合一"是西方原子论的观点，原子论认为是分散存在的原子组合成为万物，人与天也是组合的，人与天的统一是"合二为一"的。从本体论来讲，这种观点完全违背事实，是错误的。把中医的"天人本一"思想篡改为"天人合一"，是对中医理论和思想的恶性阉割，是中医理论西化的一种代表。

第三节　健康与疾病的生命规律

以人为本原理指明，从根本上来讲，人的健康与疾病不是人体的，而是人的，是人的生命运动的正常与否。中医研究和认识了人的健康与疾病的生命规律，总结为气化、气机、生生之气等理论。

一、气机，百病生于气

中医研究健康与疾病的焦点，不在人体的形态结构，而在人的生气，人的生命运动的正常与否。认为，健康与疾病之间没有非此即彼的严格界限，不过是人的生命运动变化的两种不同的态，在一定条件下两者相互转化，知道了这些条件就可通过人工调理促其向健康方向转化。特别是疾病，不是硬邦邦的实体，只是人的生命运动的失常，可以通过对生命运动的调理使其转向正常。

气化是中医的特有概念，指生气的运化，是对人的生命运动过程的认识和概括。具体来讲，是指人的生命运动中物质、能量、信息的运化。在一般意义上，指万物的"生长化收藏"机制和过程；在医学上，特指人的生命运动的发生、发育、发展，及"生长壮老已"演变的机制和过程。以《内经》的理论为代表，认为气化是宇宙演变的根本规律，万物皆由之，"物生谓之化，物极谓之变"，人亦然。

气机更是中医特有概念，指气化的机制。人的生命运动是怎样从无生命世界中产生而又卓然自立的？人作为开放系统，怎样在与天地的物质、能量、信息交换中保持自我而不被瓦解？从外界交换来的物质、能量、信息又怎样组织成为严格有序的自我而不被涣散？这里有严格的生命运动机制，它是生死之门，也是健病之机。中医研究了、认识了、掌握了，最重要的有三点：

第一，人与万物沉浮于生长之门。人不是上帝创造物，不是超自然的存在物，而是生于自然、融于自然的生命，"与万物沉浮于生长之门"是根本特性和规律。

第二，人的个体是气化过程和表现。"气始而生化，气散而有形，气布而蕃育，气终而象变，其致一也。"（《素问·五常政大论》）每一个人，从八尺之躯、英雄气概，到马革尸还，不过一气之变。其间，健与病，亦此一气之变。故曰：健亦气，病亦气。"气之在人，和则为正气，不和则为邪气……故曰：百病皆生于气。"[①]

第三，气机有两大要枢。一是根于中的"神机"，是人身内部的气化之机，即气的升降。是人从环境交换来的物质、能

---

① 张介宾．类经 [M]．北京：人民卫生出版社，1965：463

量、信息在内部的运化机制。二是根于外的"气立",是人与天地之间的气交之机,即气的出入。是人与环境之间交换物质、能量、信息交换的机制。"出入升降"四机,"神机、气立"二枢,概括了气化的基本机制,也是生命运动之健康与疾病的基本规律。神机和气立两大要枢各自正常,以及两者之间的相互关系正常,人则健;两大要枢如有失常,或两者关系失常,则失健为病。故曰:"根于中者,命曰神机,神去则机息;根于外者,命曰气立,气止则化绝。"(《素问·五常政大论》)"非出入,则无以生长壮老已,非升降,则无以生长化收藏。是以升降出入,无器不有。""四者之有,而贵常守,反常则灾害至矣。""出入废,则神机化灭;升降息,则气立孤危。"(《素问·六微旨大论》)

总之,气化、气机是中医对人的生命运动机制和规律的认识和总结,其正常与否是健康与疾病的生命本质和规律。

二、中和,失调为病

人的生命运动(生气、气化)何为常(健),何为失常(病)?其特征和可测指标是什么?

西医遵循原子论和机械论,认为"实体"是万物的本原和本质,把人的健康与疾病的本质归结为物质实体(粒子、成分)和理化指标,这种观点与事实的相悖性早被事实所证明。

中医不然,研究人的生命运动发现,它是个包含多性质多层次矛盾关系的系统，生命运动就是矛盾运动，矛盾运动的正常与失常是人的健康与疾病的本质。正如黑格尔和恩格斯所论："事物（现象等等）是对立面的总和与统一"，是"这个事物对其他事物的多种多样的关系的全部总和"。[①]"交互作用是事物的真正的终极原因。我们不能追溯到比对这个交互作用的认识更远的地方，因为正是在它的背后没有什么要认识的东西了。"[②]

现代科学研究证明，"生命有机体在其组分连续不断的更替中维持自己……我们有一部由燃料组成的机器，不断消耗它自身，然而又维持它自身……一个有机体的类机器的结构，对于生命的有序过程来讲不能说是终极原因，因为机器本身要在有序的过程流中才能维持。因此，本初秩序一定存在于过程自身之中。"[③]"只要我们深入到各种生命过程，我们就会碰到各种细胞及其内含物的内部和外部相互联系问题。"[④]"在生命有机体中，无数的物理和化学过程是'有序的'，因而使生命系统能够存留、生长、发育、繁殖等等。""有序是组织的基础，因而也是生物学中最基本的问题。"[⑤]

现代系统自组织理论研究证明，生命是从非生命世界产生

① 列宁. 哲学笔记 [M]. 北京：人民出版社，1956：145，209

② 恩格斯. 自然辩证法 [M]. 北京：人民出版社，1984：95

③ 贝塔朗菲. 一般系统论 [M]. 北京：清华大学出版社，1987：132

④ 海因曼. 科学技术革命的今天和明天 [M]. 北京：北京出版社，1979：99

⑤ 贝塔朗菲. 一般系统论 [M]. 北京：清华大学出版社，1987：130，142

的，是把非生命的物质、能量、信息转化为生命的物质、能量、信息为生。这种转化包含系列矛盾运动，可称为关键性"转化器"的，是负熵化机制（熵是无序化的指征，负熵产生是有序化机制）。负熵化是通过与环境交换物质、能量、信息，以交换熵，从环境"吃"进负熵，以提高和保持生命的有序度，故称"生命以负熵为食"。"一个有机体赖以生存的是负熵，它不断地从环境中摄走秩序。"[1]生命系统是"在熵的海洋中的一些负熵岛"，生命是在熵增与负熵增的矛盾中"走钢丝绳"。

"在矛盾中走钢丝绳"是生命运动的深刻特征。人的生命运动所走的"钢丝绳"不止是熵增与负熵增，在生命运动的各个方面、层次、过程，包含着大大小小多种多样的矛盾和钢丝绳，哪里都需要保持有序稳定。保持有序稳定就是正常、健康，失序、失稳就失常、失健。

中医如实地认识了人的生命是矛盾运动，虽然没有达到上述的科学认识深度，但根本方向是正确的，认识了生命的矛盾运动的根本特性和基本规律，认清了它是健康与疾病的内在机制，找到了对其进行调理的方向和途径。

首先，认识了贯彻在健康与疾病中的几条主要"钢丝绳"。即气的出入升降、正气与邪气、阴与阳等矛盾。认清了，气的

---

① 杰里米·里夫金，等.熵：一种新的世界观 [M].上海：上海译文出版社，1987：48

出入升降贵常守，失常则灾害至；正气存内，邪不可干，邪之所凑，其气必虚；阴平阳秘，精神乃治，阴阳离决，精气乃绝。

其次，发现了"走钢丝绳"的有序稳定点。尽管矛盾的性质和内容不同，但其有序稳定点的特性却相同，即"中""调""和"。中者，无过无不及也。调者，和、协调也。和者，谐、相应也。这是生命的矛盾运动有序稳定的特征性"参数"，保持在这种点上，就健康，偏离这种点，即失中、失调、失和，就失健，呈病态。"中也者，天下之大本也；和也者，天下之达道也。致中和，天地位焉，万物育焉。"（《礼记·中庸》）

再次，找到了克服失中、失调、失和的原理和方法——调理。病变所失的，是"中、调、和"，是对矛盾运动的有序稳定点的偏离，治疗的根本原理是对矛盾运动进行调理，推动矛盾关系回到有序稳定点。故称，"君子执中以为本""执其两端用其中""执中致和""礼之用，和为贵""发而中节谓之和"。病变的本质是矛盾关系失调，不能用增损什么物质成分来解决，更不能用手术切除或器官置换来修理。

三、元气，生生之道

中医对人的生命运动的最深发现，是认识了生命的自组织特性和规律，总结出"元气""生生之气"概念。

元者，原也，元气乃生命的本原之气。生生之气者，乃

"生"生气之气，生人的生命运动的物质运动也。这两个概念认识和概括了人的生命运动的最深本质——自组织。

现代科学关于生命本质的研究证明，生命运动是从无生命运动中演化出来的，生命运动与非生命相揖别的标志是生物大分子核酸与蛋白质相互作用形成统一体，产生出自我更新、自我复制、自我调节及三者相统一的性能。自我更新、自我复制、自我调节相统一是生命运动的本质，是生命运动的特性和规律。

现代科学的系统自组织理论，研究了自然系统自己从无序走向有序，并在干扰、冲击、波动中保持有序稳定的机制和规律，称之为自组织。发现生命运动是最高级的自组织系统，自我更新、自我复制、自我调节相统一是最高级的自组织。自组织的特点是，自我地从无序走向有序、从有序度低走向有序度高，在与环境的交换中不被瓦解，对于产生的无序化扰动、冲击、破坏能够消化、缓冲、修正，从而提高和保持有序度。系统自组织理论研究和发现的自组织机制有"耗散导致有序""协同导致有序""超循环导致有序"等。

中医研究了人的自组织特性和规律，发现了元气、生生之气，其实质是人的自我更新、自我复制、自我调节相统一的生命运动特性和规律。元气有先天后天之分。先天元气是通过遗传而得的，生物进化35亿年、人类进化300万年所形成的自我更新、自我复制、自我调节相统一的生命运动特性和规律，是人的生命的先天之本。后天元气是在先天元气的基础上，后天生命运动的自我更新、自我复制、自我调节相统一的特性和规律，为人的生命的后天之本。所谓"生生之气"，是指人的"生气"的发生和发展之源，即"生"生气的气，是对元气的另一角度的认识和概括。

元气论是中医的一项重要理论，认为元气、生生之气是人的生命之本，也是健康与疾病之本，健亦健在元气，病亦病在元气，治亦治在元气。因而重视和强调培固元气、顾护元气、激发元气，在临床防治中要依靠、调动、发挥元气的自主调理作用。

早在汉代就总结出"八字金丹"——"有病不治，常得中医"。"中医"者，"内医、内药"也，不药而自愈也，指人的元气、生生之气祛病愈病为医。中医防治疾病，重视和强调依靠和调动人的元气、生生之气，以医和药相助。徐大椿在《医学源流论》中有"病有不必服药论"专论此道。所谓"治病求本""施治于外，神应于中""一推其本，诸证悉除"，都是对这一规律的明确认识和自觉应用。正如清代李冠仙所总结："气虚者宜参，则人之气易生，而人参非即气也；阴虚者宜地，服地则人之阴易生，而熟地非即阴也。善调理者，不过用药得宜，能助人生生之气。"①

"阴阳自和"是张仲景《伤寒论》总结的愈病规律，称

① 李冠仙．知医必辨 [M]．南京：江苏科学技术出版社，1984：43

"凡病，阴阳自和者，必自愈"。这是从阴阳学说对元气、生生之气的认识和概括。阴阳"和"是健康态，但这种态不是靠外力干预和强加的，而是自我实现的，是自和。阴阳自和是自我更新、自我复制、自我调节相统一在阴阳矛盾中的体现，即"万物负阴而抱阳，冲气以为和"。就人的健康与疾病而言，健亦健在阴阳自和，病亦病在阴阳自和（欲自和而不顺、不力、不佳、不能），治亦治在阴阳自和。察自和、调自和，成为中医防治的一大法则，清代柯琴在《伤寒来苏集》中总结了"欲其阴阳自和，必先调其阴阳之所自"的治则。

总之，元气、生生之气，是中医认识的人之生命运动的最深本质，也是人的健康与疾病最深之本，调养、依靠、调动、发挥其在养生、防病、祛病中的作用，是中医以人为本原理的最深之理，可概括为："遵生生之道，识生生之气，驭生生之具，养生生之力，调生生之机，助生生之化，求生生之效，谋生生之德。"

第六章

超解剖原理

超解剖原理是中医关于人的结构与功能的原理。

人的结构与功能正常与否，是健康与疾病的基本内容。人作为世界上最复杂的系统，有什么结构与功能？其健康与疾病有什么内容？中医与西医从两个方向、两种视野进行了两种研究，形成了截然不同的两种原理。西医以人体为本，依靠解剖研究，着重认识了人体的形态结构及其机能，形成解剖原理。中医以人为本，既通过解剖研究认识了人的形态结构，更有超解剖研究，在形态结构之外，认识了人的生命运动的结构与功能，着重从两个方面实现了超解剖的重大发现。一是认识了生命运动的"活"的不具有解剖特性的结构与功能；二是认识了结构的发生机制，以及结构与功能的复杂关系。这是中医的两项重大贡献。

第一节　西医的解剖原理

这里所说的解剖原理，不是指解剖学所遵循的原理，而是指医学按照解剖学的理论和方法来认识和处理人的结构与功能及其健康与疾病。西医的解剖原理就是以对人体的解剖研究为基础，从解剖学的视野和原理来认识和对待人的结构与功能及其健康与疾病。

一、西医解剖原理的形成

解剖学是生命科学的分支学科，研究对象是生物的组织结构，主要是生物体的形态结构。人体解剖学是解剖学的一个重要分支，研究人体的形态结构。医学解剖研究是人体解剖学的医学化，以研究人的形态结构为基础，认识发生在形态结构上的病变，以及功能性改变的形态结构基础。

西医的解剖原理是通过近两千年的发展，特别是近 400 年的发展所形成的。西医有重视解剖研究的传统，从罗马时代的盖仑（129—199）开始就把解剖研究摆到突出地位。西医的解剖研究在中世纪（476—1640）被严禁了 1000 多年，1543 年维萨里出版《人体的构造》，重新树起解剖学大旗，开辟了解剖研究的新纪元。1761 年莫干尼（1682—1771）发表《疾病的位置与病因》，创立病理解剖学，把疾病定位于解剖部位，推动了解剖研究的临床应用，使西医进一步走上以解剖研究为基础的研究和发展道路。西医的解剖研究有了革命性的突破，从人体、系统、器官、组织、细胞，一直深入到分子甚至亚分子水平，成为近代西医实现革命性发展的决定性条件之一。

西医之所以形成解剖原理，有深刻的内外原因和条件。

首先，有客观需求。人体有形态结构，可以也需要进行解剖研究；人体的形态结构有病变，医学需要研究和防治这种病变。

其次，西医的内在需求。西医在人体为本原理的指引下，在还原思维的推动下，研究的焦点集中于人体，自然地要研究人体的结构与功能及其病变，这必须靠解剖研究来解决。

再次，受欧洲机械论和构成论思想的影响。该思想认为世界万物由原子组合而构成，构成方式是机械性，组合而成结构，结构产生和负载其机能，机器是样板。这些思想是欧洲特有的，西医按这样的思想来理解人体的结构，而解剖学正是这样来研究人体的结构，构成论和机械论成为西医发展解剖研究的思想基础。

最后，西方近代特定条件的产物。这些特定条件包括文艺复兴、资产阶级革命、科学技术革命、工业化时代，以及其一整套的思想和模式等。在这些特定条件的孕育和推动下，出现了原子论的复兴、解剖研究的复兴、医学的革命，开辟了以解剖研究为基础的医学研究道路，形成了西医的解剖原理。

二、西医解剖原理的观点

西医的解剖原理旗帜鲜明，所研究的结构与功能仅限于解剖学视野，超出这一视野的各种存在都被排除，形成几个基本观点。

第一，所谓结构，就是人体的形态结构，即解剖可见的实体形态。不认其他结构。

第二，所谓功能，就是形态结构所形成和负载的机能。不认其他功能。

第三，结构是既定的，是第一性的；机能是第二性的，由结构产生和负载；强调"凡生理功能必有形态结构基础"，结构的正常与否决定机能的健康与否。

第四，人的病变主要是形态结构的器质性病变，功能性病变由器质性病变引起。一是认为"多数已知的疾病均属器质性疾病"，即"组织结构上有病理变化的疾病"。[①]二是认为功能性疾病由器质性病变引起，"医学科学进一步发展，可能找到这类疾病在组织结构上的变化。"[②]三是认为"目前所谓的功能性疾病，在医学科学发展的明天，都会查找到真正的器质性变化之处。'功能性'疾病的名称，总有一天会从我们的医学科学中完全消失。"[③]

第五，不考虑结构的发生问题。不研究结构的内在来源、发生、调节，其病变是外来作用的结果，因而其防治找不到内治途径，只能靠手术或器官移植。

三、西医解剖原理的局限

西医的解剖原理的合理性和临床价值，已由其近 400 年的成就充分证明。然而，其局限性也在实践中日益清楚地暴露出

① 辞海 [M]. 上海：上海辞书出版社，1989：1975

② 辞海 [M]. 上海：上海辞书出版社，1989：1346

③ 杨振华. 谈"功能性"疾病 [J]. 医学与哲学，1985（2）：37

来。西医的解剖原理的局限是先天的，关键是受制于解剖学的桎梏，表现主要有三。

第一，对人的结构的研究局限于人体的形态结构。人的结构与功能本是多样而复杂的，除了人体的形态结构与机能，还有人的生命运动的结构与功能，后者比前者更加多样、深刻、复杂，而且都是"活"的，不进太平间，不上解剖台，不可剖而视之，是更加庞大的客观存在。它本应是医学研究的主要方面，但西医的解剖原理却回避和抛弃了这一主要方面，仅仅关注人体的形态结构及其机能，留下了一片巨大的盲区，而中医却把研究的重点放在了这个领域。

第二，把结构理解为没有发生和调节过程的既定物。解剖学就是解剖学，研究的就是解剖刀下的既定物。问题在于，医学仅仅按照解剖学观点来理解人的结构，不去研究其发生和调节机制，就成为其局限。本来，西医的胚胎学研究了人体结构的形成和发育，问题在于西医没有把胚胎研究与解剖研究统一起来，没有把发生学观点贯彻到对人体结构特别是其病理解剖和病理生理的研究和认识，因此，造成对人体形态结构的两种认识空白。一是没有认识结构的内在发生机制和过程，不了解结构由特定的功能过程建立和维持，排除了结构性病变的内在根源和机制，堵塞了从结构的内在发生机制和过程进行调节的道路，必然地导致结构性病变的外因论和外部干预。二是没有研究建立和调节结构的功能过程，不了解它是结构性病变的内在根源，是人的生命运动的更深层次的功能，功能性病变更多地发生在这个领域，错将功能性病变都当作机能异常并从形态结构找根源，造成对功能性病变的认知错位，防治无方。

第三，抹杀了人的结构与功能关系的复杂性。把结构与功能的关系仅仅理解为形态结构与其机能的关系，背离了人的实际，发生两种认识错误。一方面，仅仅注意了人体的形态结构及其执行的机能，不懂得还有非解剖的结构及其与功能的关系，这是更加复杂的层次，但被排除了。另一方面，只注意和强调了"结构执行机能"，不懂得结构是由另外的功能建立和调节的，"功能建立和调节结构"是更深刻更本质的关系，是人的生命运动的结构与功能关系，也是结构性病变与功能性病变关系的更深刻更复杂的层次，但西医的解剖原理把它完全排除了，试图把所有功能性病变都归结为形态结构异常所致，但办不到。

第二节　中医的超解剖原理

中医的超解剖原理是超出解剖视野认识和处理人的结构与功能及其健康与疾病。

由于人的结构与功能复杂，不仅有人体的形态结构，可进行解剖研究，更有人的生命运动的结构与功能，它存在于解剖视野之外，不能进行解剖研究。中医以人为本，既对人体进行了解剖研究，认识了其形态结构；又着重地研究了人的生命运动的结构与功能，如实地认识了其超解剖的特性和规律，形成超解剖原理。该原理远远地超出西医的解剖原理，如实地反映了人的超解剖的结构与功能，以及其超解剖的特性和规律，是中医的重大医学发现和贡献，是中医的特有学术内容，是与西医不可通约的重点领域。

一、中医的解剖研究与超解剖研究

中医有解剖研究，更有超解剖研究，而且重点在超解剖研究，没有像西医那样孤立地依赖解剖研究。从西医东渐以来，许多人批评中医解剖研究落后，没有像西医那样以解剖研究为基础，许多生理和病理内容无法从解剖学做解释，据此认为"中医不科学"。这种批评是错误的：一不懂医理，二不懂医史，三不懂人的结构的复杂性，更不懂得医学更需要超解剖研究。这种错误观点影响广泛，严重违背事实，必须拨乱反正，把颠倒的黑白重新颠倒过来。

1. 中医的解剖研究长期遥遥领先于世界

说中医的解剖研究历来落后的观点完全错误。1995 年在山东广饶出土的带洞颅骨，经考古和医学专家长达 10 年的考证，认定是 5000 年前的一次开颅术，术后存活最少 2 个月，表明了那个时代解剖和手术的发展水平。[①] 中医的解剖研究有

---

① 韩康信 . 中国远古开颅术 [M]. 上海：复旦大学出版社，2007

文献为据者，可溯至殷商时期，到秦汉时期已发展到较高水平，《内经》《难经》等著作都有系统记载。

《灵枢》记称："脏之坚脆，腑之大小，谷之多少，脉之长短，血之清浊，气之多少……皆有大数。"其"经水""骨度""脉度""经筋""肠胃"等篇，分别记载了关于经、骨、脉、筋、肠胃等的解剖认识。《难经》记载的关于五脏（心、肝、脾、肺、肾）及胆、膀胱、喉咙、肛门等解剖认识，与实际情况及现代认识的吻合度极高。《史记·扁鹊仓公列传》记载的"割皮解肌"手术，《后汉书》记载的华佗做手术"先与以酒服麻沸散，既醉无所觉，因刳破腹背，抽割积聚"等，都反映了那时解剖研究和外科手术的水平。

《汉书·王莽传》记载了王莽（前46—公元23年）对反将王孙庆进行刳剥的史实："翟义党王孙庆捕得，莽使太医、尚方与巧屠共刳剥之，量度五藏，以竹筳导其脉，知所终始。"这是正史记载的一次真实活体解剖，此后一百多年，才出生了西医的解剖学鼻祖盖仑（129—199年），但他只是做动物解剖。

汉以降，五代时期的《内镜图》及宋代的《欧希范五脏图》《存真图》《洗冤录》等绘出的人体解剖图谱，当时均属世界领先。隋代的《诸病源候论》及明代的《赤水玄珠》《医宗必读》《医贯》《周身骨部名录》，直到1830年王清任的《医林改错》，也都记载和反映了解剖研究的成就。总之，中医的人体解剖研究比西医久远得多，研究水平在明代以前长期遥遥领先。[①]

2. 中医解剖研究落后只在 16 世纪以降

西医的解剖研究虽然在盖仑时代被强调，但盖仑解剖的只是动物，对人体的解剖研究远远落后于当时的中医，而在中世纪，解剖研究又被严令取消了一千多年。那么，西医的解剖研究是在什么时候赶上并超过中医的？或者，中医的解剖研究是在什么时候落后于西医了？这是对同一历史事实的两种不同问法。历史事实是，16 世纪，欧洲开始发生科学技术革命和医学革命，1543 年，维萨里发表《人体的构造》，复兴了解剖研究；18 世纪，莫干尼创立病理解剖学，推动西医走上以解剖研究为基础的道路；19 世纪，生物学建立细胞学说，医学创立细胞病理学，把疾病定位于细胞；20 世纪兴起分子生物学，医学也化为分子医学，把疾病定位于分子。维萨里以来的这400 多年，是西医解剖研究的黄金时期，由此决定性地赶上并超过了中医的解剖研究。中医没有这样的辉煌 400 年，因而解剖研究被西医赶上、超过。

3. 中医研究的重点是超解剖结构与功能

中医之道以人为本，研究的根本方向不在人体，而在人的生命运动。人的生命运动的结构与功能是复杂的，其基本特征

---

① 余璇，陈凤国，赵国平 . 试论古代中医解剖学史 [J]. 山东中医药大学学报，2015，
　39（6）：502

是不具有解剖形态，不可进行解剖研究。因此，中医虽然进行了必要的解剖研究，但人的生命运动的结构与功能都在解剖视野之外，不能用解剖的方法进行研究，因而开辟和发展了非解剖研究，包括临床观察、气功修炼、取象比类、内景返观等，认识了人的非解剖的结构与功能，并且成为中医研究的主导方向。在中医的现有基本理论中，除了脏腑学说涉及部分解剖研究内容外，其他的理论，如阴阳、藏象、经络、辨证、卫气营血、六经、八纲等，都不是解剖研究的成果，而是从超解剖视野认识的健康与疾病的超解剖的特性和规律。特别是辨证论治的兴起和发展，所辨治的证候是人的生命运动的结构与功能的病变，更加不具有解剖特性，更加需要超解剖研究。可以说，辨证论治是以超解剖研究为基础而形成和发展的，没有超解剖研究就没有辨证论治。有人要求对证候做解剖学解释，是无从解释的。

超解剖研究是中医的首创和独创，所认识的超解剖的结构与功能是中医的原创性发现。超解剖研究在解剖视野之外，开辟了比解剖视野大得多、深得多的研究领域，那是人的结构与功能的复杂性领域，中医的研究可能只是触到了冰山的一角，全面揭开这座冰山的面貌，会揭开许多医学难题的谜底，将彻底改造整个医学。

二、张仲景与盖仑分道扬镳

张仲景（约 150—219 年）与盖仑（129—199 年）是同时

代人，在医学史上是两个重要的标志性人物。张仲景是中医超解剖研究的一个划时代性代表人物，代表了中医的超解剖研究方向。盖仑是西医解剖学研究的鼻祖，代表着西医以解剖研究为基础的发展方向。

中医的超解剖研究贯穿于中医发展的始终，就是在解剖研究领先于世界的年代，也是以超解剖研究为主导的。问题在于，从东汉的张仲景开始，以创立辨证论治为标志，沿着辨证的方向，中医的研究更加超解剖，更加不依靠（甚至不需要）解剖学。

张仲景开创的辨证论治，开创的六经辨证，开创的脉证并治，都是超解剖的。由此引导的研究和发展至今 1800 年，其方向和道路旗帜鲜明——超解剖，这与盖仑所开启和引领的解剖研究方向分道扬镳。不要说张仲景的《伤寒杂病论》不见解剖研究的踪迹，就是后世对伤寒病和伤寒论研究，也难找到解剖研究的根据。解剖研究与超解剖研究成为中西医的一道分水岭。

张仲景之前，中医以人为本，全面地关注人的健康与疾病。《汉书·艺文志》把发展至西汉的医学分为医经、经方、神仙、房中四类，"医经"讲医学理论，"经方"讲中药方剂，"神仙"讲养生延寿，"房中"讲性健康与文明，反映了中医当时的基本面貌，其主旨是"活人"而非"治病"，关注的是人的生命，而非人体。所载"医经七家"（《扁鹊内经》《扁鹊外经》《旁篇》《黄帝内经》《黄帝外经》、白氏《内经》与《外经》），概其旨为："医经者，原人血脉、经络、骨髓、阴阳、表里，以起百病之本，死生之分，而用度箴石汤火所施，调百药齐和之所宜。"其内容虽然包括一定的形态结构及其病变，但不突出，更多的是超解剖内容。

张仲景之前，中医对疾病的防治既"辨病"也"辨证"，只在"辨病"中涉及部分解剖学内容。那时认识的"病"，主要是根据症状、体征或病因病机来认定和命名。当时，无论辨证还是辨病，都没有以解剖研究为基础。一方面，就辨病而言，虽然有些病就发生于人的形态结构，那时中医的解剖已经世界领先，但还没有进步到病理解剖，对疾病的诊断还不能局部定位，因而辨病的研究和诊治都还没有以病理解剖为根据；另一方面，就辨证而言，因为证的本质不是形态结构的异常，研究和诊治它都无须解剖根据和解释，需要的是超解剖研究。

从张仲景开始，辨证论治成为临床防治的主导方向。辨证虽然不明确地排斥解剖研究，但辨证的研究和临床防治却日益深入走向超解剖研究。张仲景对于推进中医的超解剖研究贡献巨大，最杰出者有三。

第一，开创辨证论治。张仲景之前有辨证论治，但他把辨证论治专门化、系统化，发展为中医特有、世界唯一的研究方向。"辨证"所辨的"证"，是从生命运动的功能角度认识的，不是从病理解剖认识的；所辨的内容是功能性异常，不是解剖学根据；治疗是功能调理，不是对形态结构的修理。对于"证"的发现、研究、防治，都是超解剖的；"证"的生理、病理都是超解剖的。近百年来"中医辨证与西医辨病相结合"的研究，以充分的事实证明了"证"的超解剖性。辨证论治成为中医超解剖研究的杰出代表。

第二，开创六经辨证。张仲景首创六经辨证，六经是什么？不争的事实是，它不是形态结构，是超解剖的，是人的生命运动特别是其病变过程的六个子系统。六经辨证把中医的超解剖研究推进到一个新的层次。

第三，认识了"病机－病证－病候"病变系统。辨证论治研究和认识了病机、病证、病候及其内在关系，成为临床防治的主要考察和调理对象。"病机－病证－病候"病变系统是人的生命运动的失常为病，不是人的形态结构的异常，也不是由形态结构异常引起的机能异常，没有病理解剖的根据，完全是超解剖的。

总之，张仲景和盖仑之后的1800年，中医大踏步地开拓了超解剖研究，创造了超解剖研究的辉煌成就，西医则旗帜鲜明地走上以解剖研究为基础的发展道路，由此形成中西医的一条学术鸿沟。

三、中医超解剖研究的特点

中医形成和发展超解剖研究不是偶然的，有两方面的深厚根基。

第一，由研究对象决定。中医所研究的结构与功能，有人体的，更多是人的生命运动的，生命运动的结构是"活"的，不是人体那样的形态结构，不具有解剖特性，只能进行超解剖研究，因而认识到了超解剖的结构及其健康与疾病。

第二，由学术思想决定。中国没有西方那种机械论和构成论，有的却是有机论和生成论。在这种思想的引导下，中医研究的注意焦点不在人体的机械性的形态结构，而在人的生命运动的有机的活结构。

中医的超解剖研究之"超"，就是超出解剖学视野，突出者有三：一是从有机论研究和认识了非解剖的结构与功能，以及其健康与疾病。二是从生成论研究和认识了结构的发生机制和规律，以及其在健康与疾病中的作用。三是研究和认识了功能的复杂性、功能与结构关系的复杂性，以及由此而来的健康与疾病的复杂性。

解剖与超解剖的差异可列出多项，但根本差异点只有一项——太平间之门。在太平间里，人死了，人体还在。解剖研究的是人体，而中医研究的，是太平间里找不到的生命运动，它永不进太平间，永不上解剖台，中医正是从超解剖的视野研究和认识其结构与功能。

人的生命运动不仅有形，更有精、气、神；不仅有形态，更有生态、动态、神态，及包含这几态的整体性"人态"。人体的形态结构可剖而视之，但人的生命运动的绝大多数"态"是超解剖的，它们在人的生命运动中是更本质的。

人的生命运动的结构是活的，功能性的，中医研究的标本是活人，不是尸体，所以中医研究的切入点是功能，不是结构，是从功能入手研究结构与功能，认识到是功能过程建立和维持结构，结构又负载其机能。西医研究的标本是尸体，研究的切入点是形态结构，是从结构入手来研究结构与功能，认识和强调"结构产生功能，功能载于结构"。

中医并非不研究人体的形态结构，而是相当深入地研究了，但研究方法有两种。《灵枢·经水》记称：黄帝问岐伯："经脉十二者，外合于十二经水，而内属于五脏六腑。夫十二经水者，其有大小、深浅、广狭、远近各不同；五脏六腑之高下、大小、受谷之多少亦不等，相应奈何？"岐伯答曰："若夫八尺之士，皮肉在此，外可度量切循而得之，其死可解剖而视之。"岐伯概括了中医对人体研究的两种方法，一是活体"外可度量切循"，二是尸体"死可解剖而视"。临床的与非临床的、活体的与尸体的、度量的与解剖的，两种条件、两种对象、两种方法，两种不同的视野和内容。解剖研究只是中医研究人体形态结构的方法之一，不是唯一或全部。

四、中医超解剖研究的贡献

从人的结构与功能的客观现实看，可剖而视之的只是少部分，超解剖的才是主体的和根本的。中医在解剖视野之外认识了大量的超解剖的结构与功能，是中医独到的发现，其贡献和意义重大，集中起来可概括为三个方面。

第一，研究发现了人的非解剖的结构与功能。有代表性的如：①经络。包括以十四经脉为纲的经络系统，经络的生理功能和病理机制，及其据以进行的临床防治。②五藏。既研究认识了有解剖形态的五脏，又研究认识了没有解剖形态的五藏，它是人的生命运动的五个子系统。③六经。是人的生命运动发生外感性病变的六个基本变化系统。④三焦，等等。

这些非解剖的结构与功能的特点是，有特定的相对独立的功能，以及其生理、病理的变化，在临床上有特定表现，可有针对性地进行调理，但不具有解剖特性。这种结构是功能性的，它又形成和负载特定机能，由此形成人的复杂功能，以及结构与功能的复杂关系。

第二，研究发现了结构的发生和调节机制。中医发现，人的本质是生命运动，其结构（无论是否具有解剖形态）是"活"的，都是产生出来又在调节中存在和变化的。其发生和调节的动力和机制是什么？中医研究了，总结为"气化"，认识到人的结构是"气化结构"，"气聚则形成，气散则形亡"，是气的始、散、布、终，形成结构的生、结、育、变，掌握这一规律，即可通过对气化的调节来防治结构性病变。

这一发现的贡献在于，揭示了结构由特定的功能（可称为功能 A）建立和调节，结构的形成及其健康与否，取决于这种特定功能正常与否，它是器质性病变的前驱和根源，"大凡形质之失宜，莫不由气行之失序"。由此找到了结构性（器质性）病变的内在根源，以及对结构进行调理的途径，开辟了从内在机制防治结构性病变的道路。

第三，区分了功能 A 与功能 B，揭示了功能及其病变的层次性和复杂性。从气化机制认识到人的功能最少有两大层次，一是功能 A——建立和调节结构的功能，二是功能 B——由结构形成和负载的机能。功能 A 与功能 B 在人的生命运动中处于不同的地位，具有不同的性质，与结构的关系方向相反，其异常为病的根源和结果非常不同，由此认识了结构与功能关系的复杂性，开辟了从不同层次防治不同性质功能性病变的道路。

这一发现的贡献在于，揭示了人的功能要区分为功能 A 与功能 B 两大层次，特别是认识到了功能 A，及其产生和调理结构的地位和作用，认识到功能 A 和功能 B 与结构有产生和被产生的两种不同关系，找到了调理功能 A 以防治结构性病变的途径。功能性病变是医学的一大难题，难就难在把功能性病变归结为形态结构异常所致（就是把所有功能性病变一律视为功能 B 病变），因违背事实而不可能找到正确的防治道路。中医从气化学说揭示了首先是功能 A 异常为病，然后是其恶化引起结构异常为病，再后才是结构异常引起功能 B 病变。

因此，防治首先要调理功能 A，其次是防治功能 A 异常引起结构病变，再次是防治结构性病变及其功能 B 异常，这是全方位的系统防治原理，为防治复杂的功能性病变及功能性病变与结构异常的复杂关系揭示了规律，开辟了道路。

总之，人的结构与功能在本质上是超解剖的，具有解剖特性的形态结构不过是功能 A 运化的产物。解剖视野只是井底之见，井口之外那广阔无比的天地成为解剖原理的盲区，这个领域一旦被揭示清楚，将从根本上改写医学的基本原理。

五、现代科学的超解剖视野

研究结构与功能是现代科学特别是系统科学的一项重要内容，揭示了结构与功能的本质、结构与功能的关系，特别是揭示了结构的多样性和复杂性。现代科学证明，大到宇宙、天体，小到原子、基本粒子，各种系统都有自己的结构与功能，大都是超解剖的，解剖结构只是少数特殊情况。

1. 结构的多样和复杂

现代科学专门研究和回答了什么是结构，揭示了其本质。代表性定义有：

"系统的诸要素所固有的相对稳定的组织方式或联结方式。"[①]

---

① 中国大百科全书·哲学（Ⅰ）[M].北京：中国大百科全书出版社，1987：358

"保证客体自身完整性和同一性的各种稳定联系的总和。"①

"指物质系统内部诸要素的秩序，是诸要素相互联系和相互作用的方式。"②

"结构是系统中各种联系和关系的总和。这些关系可以是数量关系（数量结构），也可以是空间关系（空间结构），还可以是时间关系（时间结构），而更重要的则是相互制约关系（相互作用结构）。"③

总之，结构是"组织方式""联结方式""联系的总和""相互联系和相互作用的方式"。

现代科学对结构的认识和界定有几个要点：①结构的本质是相互作用关系。结构是由相互作用形成的关系网、组织形式。相互作用关系发生变化，结构就变化；相互作用关系消失，结构也就瓦解。②结构是多样的。因参与相互作用的要素有实体的也有非实体的，故其结构既有"硬"的实体结构，也有"软"的非实体结构。因相互作用的关系有空间的、时间的、功能的等，故其结构有空间型的、时间型的、功能型的，更有以功能为基础的"功能－时间－空间"结构。解剖学所研究的形态结构，只是这多种结构中最为粗浅和简单的，更多或

---

① 苏联百科词典 [M]. 北京：中国大百科全书出版社，1986：612
② 自然辩证法百科全书 [M]. 北京：中国大百科全书出版社，1994：249
③ 关士续，等. 自然辩证法概论 [M]. 北京：高等教育出版社，1991：28

主要的是没有解剖形态的结构。③一个系统往往同时包含多种不同结构。简单系统只有一种结构，复杂系统有多种结构，不同结构之间又相互作用，形成更复杂的结构。系统越复杂，结构越复杂。人是世界上最复杂的系统，其结构的复杂性远超一般系统。

系统论对结构与功能及其关系，做了更深刻的揭示：

"归根结底，结构（即部分的秩序）和功能（过程的秩序）完全是一回事：在物理世界中物质分解为能量的活动，而在生物世界里，结构就是过程流的表现。"①

结构是部分的秩序，功能是过程的秩序，在生物世界里，结构就是过程流。这是对生命运动的结构与功能之本质的揭示，是对人的结构与功能的本质性阐明。

系统论的创始人贝塔朗菲还讲：

"除了像用电子显微镜、光学显微镜及普通显微镜观察到可见的形态学组织之外，还有不可见的其他组织。这些不可见组织来自由反应和传输速率决定的过程的相互作用，并保护自己免受环境的干扰。"②

贝塔朗菲所说"可见"与"不可见"，是以解剖学视野为界的，可见的是解剖结构，不可见的是非解剖结构。就人的结

---

① 贝塔朗菲 . 一般系统论 [M]. 北京：清华大学出版社，1987：25
② 贝塔朗菲 . 一般系统论 [M]. 北京：清华大学出版社，1987：138

构而言，以"剖而视之"为界，可分为解剖结构与非解剖结构，解剖结构是简单的和单一的，非解剖结构是多样的，比解剖结构多得多，复杂得多。

2. 人的超解剖结构

结构的复杂性，突出地表现在非解剖性，以及结构与功能的复杂关系，人的结构复杂性是其典型，因而研究人的结构与功能更需要超解剖视野。

在现代科学看来，人体的解剖结构是最简单的。解剖研究的只是"人体"的形态结构，不涉及人的生命运动的结构。解剖结构是在有限的空间稳定地聚积物质和能量，具有实体性和空间性，有相对独立的空间形态和静止质量，因而能通过解剖研究观察和认识。

然而，人的复杂性结构都在解剖视野之外，主要是人的生命运动的"过程流""过程的秩序"等。包括：①时间结构。人的生命过程有"内部时间"，由时间的持续、顺序、节律、周期、不可逆等形成时间结构，常见的如生物钟现象等。②功能结构。由功能项、功能作用等形成的功能轴、机能环、功能网等。③以功能为基础的"功能－时间－空间"结构，即生命过程流在时间上的连续、节奏、周期，在空间上的长、宽、高三维展开，形成具有时间和空间特性的整体性功能结构，以及亚整体的功能子系统等。④思维结构。人的大脑处理信息的过程流和思维体系，形成逻辑结构、形象结构、知识结构、智能结构，以及心与身相互作用的结构等。

功能子系统是一种更典型的非解剖结构[1]。它是人的生命运动的分支，既包含若干功能项，又形成整体性功能，在人的生命整体中是相对独立的功能单元，但又不是独立的解剖单元，系统科学称其为"概念性单元"。

中医所认识的经络、五藏、六经等，都属于这类复杂性非解剖结构。

3. 西医遇到超解剖难题

非解剖结构客观地存在于人身上，尽管解剖学不懂它也无能研究它，但它必定呈现于健康与疾病中，并反映到临床上。半个多世纪来，西医在多种研究中遇到了不少非解剖结构现象，无法从解剖原理来解释。

"好像是在解剖学这样一个宏伟堂皇、条块分明的神圣殿堂里，闯进了一个面目模糊的'怪物'。难怪它要受到传统解剖学家的排斥和攻击。"[2]

有代表性的"怪物"如：大脑"边缘系统"、大脑皮质"柱状构筑"、APUD 系统、神经–内分泌–免疫网络，以及"生物复杂网络"等。

西医遇到的这类"怪物"越来越多，其解剖原理的局限在

---

① 祝世讷. 中西医学差异与交融 [M]. 北京：人民卫生出版社，2000：411–414

② 刘武顺. 当代医学发展启示录 [M]. 北京：中国医药科技出版社，1994：5

自我暴露。研究和认识必须跟着事实走，只要按照事实的本来面貌进行研究，只要正视和研究人的非解剖结构，西医必然要走到中医的超解剖研究上来。

第三节　经络和五藏的超解剖性

中医发现的超解剖结构与功能众多，经络和五藏是其代表。它不是通过解剖研究发现的，现代研究也找不到其解剖形态，这是典型的超解剖的结构与功能。

一、经络是人的超解剖系统

经络是怎样发现的？尽管现有认识还不完全一致，但有一点是明确的——不是基于解剖研究。

经络从发现到确认，是个漫长过程，到春秋战国时期基本成形，秦汉时期做了系统的理论总结。长沙马王堆汉墓出土的帛书《足臂十一脉灸经》和《阴阳十一脉灸经》，四川绵阳出土的"涪水经脉木人"，成都老官山汉墓出土的"人体经脉髹漆人像"，特别是《黄帝内经》和《难经》等，系统地记载了至秦汉时期对经络的基本认识。此后，历代对经络的生理、病理、临床应用，有了更深入的研究和发展，形成系统的经络学说。其代表性成就和著述有：晋代的《针灸甲乙经》、六朝和隋代绘制的针灸穴位图《明堂图》、宋代的针灸铜人和《铜人腧穴针灸图经》、元代的《十四经发挥》、明代的《奇经八脉考》和《针灸大成》、清代的《经脉图考》等。这些成就反映了对经络研究的进程，主要是基于临床实践，没有基于解剖研究的证据。

经络是什么？是什么性质的结构与功能？迄今的事实证明两点：

第一，经络是功能系统。经络是从人的生命运动的角度发现的气血运行系统，不是先从解剖学研究发现其形态结构，然后再研究和认识其功能。而是相反，是立足和着重于功能研究，是从临床发现其功能，再研究和认识其循行线路，形成对其功能与线路相统一的认识。认识的主轴是功能，不是其结构。经典文献讲得明白：

"经脉者，所以决死生，处百病，调虚实，不可不通。"（《灵枢·经脉》）

"夫十二经脉者，内属于脏腑，外络于肢节。"（《灵枢·海论》）

"经脉者，所以行血气而营阴阳、濡筋骨、利关节者也。"（《灵枢·本脏》）

"经脉者，行血气，通阴阳，以荣于身者也。"（《难经·二十三难》）

迄今的所有记载和论述，讲的都是经络的功能，包括生理的、病理的、调理的，没有讲经络是什么解剖形态。

第二，没有解剖学根据。现有的考古事实、文献记载和临床实践，都证明经络的发现主要基于针灸、脉诊、气功等实践，没有基于解剖研究的事实。关于中医解剖研究发展史的考证，也没有发现关于经络的解剖研究的事实。虽然绘制了描述经络循行路线的人体经脉图像，铸造了针灸铜人，但它不是经络解剖图，只是经络和穴位的模式图。经络的循行路线，也不是解剖所见，而是基于针灸、脉诊，以及练功（包括"内景反观"）等实践的效应和体验，经反复观测和验证而得。

总之，经络是中医超解剖研究的一大发现。经络的本质是气血运行系统，是人的生命运动的一种功能子系统，有其特定的生理、病理、调理机制和功能，可行血气、营阴阳、调虚实、处百病。至于经络的结构是什么，中医没有深究，更没有讲经络有什么解剖形态。

二、现代研究证实经络的超解剖性

20 世纪下半叶，"经络本质"成为一个世界性的重大研究课题，其目标是研究经络的循行线路、物质基础、结构、感传机制等，揭示经络功能的载体——形态结构。我国有大批科研单位和人员参与，特别是从 1987 年开始，先后三次列入国家基础性研究重大项目计划"攀登计划"，付出了空前的投入和努力。国内外的多种探究得到两项基本成果：第一，证实了经络客观存在；第二，证否了经络形态结构。

　　研究证明经络真实存在，实验事实与中医经典理论高度一致。①经络普遍存在。不仅中国人，世界各民族和不同肤色的人也都存在，针灸治疗都有效。②实验证实的经络循行路线与中医经典描述的基本一致。特别是生物物理的隐性循经感传、高振动声、低阻抗等研究，声、光、热、电、磁、同位素扩散等研究，断肢的经络循行研究等。③验证了经络的生理和病理特性。运用解剖学、生理学、生化学等方法，从器官、组织、细胞、分子等层次，研究了穴位的组织结构、生理和病理特性、感传机制和物质基础等，证实了中医所论经络的生理、病理特性，经络与脏腑之间的相对特异性联系，经络的特定功能调理作用。④就"经络本质"提出了 30 多种假说。如"大脑皮质 - 内脏 - 经络相关假说""二重反射假说""神经体液综合调节机制相关假说""经络电通路假说""经络波导假说"等。这些假说各有一定事实根据，但尚没有一个能真正揭示经络本质。

　　研究证明经络没有解剖形态。主要的科学事实有：①人们曾设想，经络的结构可能是未知的解剖结构。但是，用解剖学方法探寻经络的独立结构的努力完全失败。②穴位没有特定的解剖结构。用现代解剖学、组织学及化学示踪等方法，在穴区、穴间、经络循行部位及经间区域，均未找到任何作为经络穴位的特殊结构。③经络功能与多种解剖系统相关。与神经、血管系统的关系最为密切，也与淋巴、内分泌、体液、肌肉、皮肤等系统相关，直至大脑皮质。但是，经络不与已知的任何一个解剖系统单独重合，也不是这些相关解剖系统的相关部分的功能组合，更不是这些相关解剖系统的功能整合。④经络有鲜明的超解剖特性。它是活的，只存在于人的生命运动中，不进太平间，不上解剖台，有很强的动态性和个体差异性。经络的功能特性有明显的基态与激态之分，循经感传有隐性和显性之分，针灸效应的个体差异甚大，通过主观意念调整或他人心理调节产生的效应差异更大。我国曾在 20 多个省市对多个数以万计的人群样本进行普查，循经感传的阳性率仅约 20%，[①]其中敏感型占 1.3%，较敏感型占 1.8%，稍敏感型占 15.2%，合计为 18.3%，不敏感型占 81.7%。[②] 曾发现近 500 个经络敏感人（人民卫生出版社 1979 年出版《经络敏感人》）。

经络研究专家们得出的基本结论是：

"长期以来，一些学者一直寄希望于在神经血管之外，能找到经络独特的形态学基础，结果是一无所获。"[③]

"要想发现特殊的经络形态结构，迄今均告失败。"[④]

"经络是独立于神经血管和淋巴系统等已知结构之外（但又与之密切相关）的另一个机能调节系统。"

"经络可能是既包括已知结构，也包括未知结构的综合功

① 孙国杰，王华，梁忠 . 当代中外针灸 [M]. 武汉：湖北科学技术出版社，1990：98

② 祝总骧，郝金凯 . 针灸经络生物物理学 [M]. 北京：北京出版社，1989：158

③ 季钟朴 . 现代中医生理学基础 [M]. 北京：学苑出版社，1991：434

④ 胡翔龙，包景珍，马廷芳 . 中医经络现代研究 [M]. 北京：人民卫生出版社，1990：256

能调节系统。"①

总之，事实证明，经络是中医通过超解剖研究发现的超解剖系统。

三、五藏的超解剖特性

五藏是中医发现的另一超解剖系统。它与经络有许多不同，最突出的是，在发现五藏的同时，还认识了解剖器官"五脏"。五藏与五脏本是两种不同的存在，但有些人不懂，试图把两者合并或统一起来，结果无效，由此而引起许多混乱和错误。

1. 五藏不是五脏

中医通过临床防治实践发现，人的生命运动有五个亚整体的功能子系统，称为五藏（心藏、肝藏、脾藏、肺藏、肾藏）。《内经》的《灵兰秘典论》《六节藏象论》《五藏生成论》《五藏别论》《玉机真藏论》《藏气法时论》等作了专门而系统的论述。认识了五藏的生理、病理特性，及"藏藏于内，象现于外"的规律，发展了五藏辨证和遵循藏象规律的四诊。

中医在认识五藏的同时，又通过解剖研究发现了五脏（心脏、肝脏、脾脏、肺腑、肾脏），具体地观测了其形态结构。《难经》记称："心重十二两，中有七孔三毛""肝重二斤四两，

---

① 胡翔龙，包景珍，马廷芳.中医经络现代研究 [M].北京：人民卫生出版社，1990：249

左三叶，右四叶""脾重二斤三两，扁广三寸，长五寸""肺重三斤三两，六叶两耳""肾有两枚，重一斤一两"。在西医传华汉译时，将解剖学的 heart、liver、spleen、lung、kidney 分别翻译为心脏、肝脏、脾脏、肺脏、肾脏。

五藏就是五脏吗？中医的经典理论和临床实践回答是否定的。有些医家曾经做过将两者统一起来的努力，但不效。西医东渐以来，有些人粗暴地按西医的解剖原理，硬将五藏等同于五脏，甚至在出版界强将"藏"字一律编辑为"脏"字。一字之差，取消了五藏与五脏之间的差别，抹杀了五藏的超解剖特性。在中西医结合研究中，开展了"五藏本质"研究，试图找到五藏的解剖形态，从五脏来解释五藏，或证明五藏就是五脏。研究的结果证明两点：一是五藏确非五脏，五藏的功能大都远在五脏之外，只有某些功能与五脏交叉或相关；二是五藏是五脏之外的另类功能系统，有特定的功能但没有独立的解剖形态。

2. 五藏是超解剖的功能系统

五藏究竟是什么？既不是五脏，又不是五脏之外的另一种解剖形态，一时成为难题。

其实，只要回到中医对五藏的发现和认识，即会发现事情本来很清楚，五藏本就不是解剖器官。

中医所认识和调理的五藏，本非立足于解剖研究，而是基于功能研究，所认识的内容主要不是解剖形态，而是生理、病理、病机、证候，五藏辨证是辨证论治的主要内容之一。这些内容有两个特点：一是功能性，不是解剖形态的；二是五藏特有，与五脏基本无关。这在中医关于五藏的经典论述中本已经讲明。

心藏，主血脉，藏神志。《内经》曰：心主身之血脉，诸血皆属于心，藏血脉之气；心者君主之官，精神之所舍，神明出焉，所以任物者；其华在面，开窍于舌。心藏病有心气虚、心血虚、心阳虚、心阴虚、心火亢盛、痰迷心窍、痰火扰心、心血瘀阻等证。

肝藏，主疏泄、藏血。《内经》曰：肝者，将军之官，谋虑出焉，魂之居也；藏血，主血海，主身之筋膜，喜条达；其华在爪，开窍于目。肝藏病有肝气郁结、肝火上炎、肝血不足、肝阳上亢、肝风内动、寒滞肝脉、肝胆湿热等证。

脾藏，主运化，主统血，主肌肉、四肢。《内经》曰：脾胃者，仓廪之官，五味出焉；脾为后天之本，主运化水谷，为气血生化之源，生血统血，主肌肉四肢；其华在唇，开窍于口。脾藏病有脾气虚、脾阳虚、脾气下陷、脾不统血、寒湿困脾、湿热蕴脾等证。

肺藏，主气，司呼吸，主宣发、肃降。《内经》曰：肺者，气之本，魄之处，天气通于肺；上焦开发，宣五谷味，温分肉，养骨节，通腠理；通调水道，下输膀胱，水精四布；肺主皮毛，其荣在毛，开窍于鼻。肺藏病有肺气虚、肺阴虚、寒邪犯肺、热邪壅肺、燥邪犯肺等证。

肾藏，主藏精，主生殖发育，主骨生髓，主水液，主纳气。《内经》曰：肾者，先天之本，生命之根；肾者水藏，主津液，升清降浊；主纳气，受五脏六腑之精而藏之；肾生骨髓，其充在骨；其华在发，开窍于耳。肾藏病有肾阳虚、肾阴虚、肾气不固、肾精不足等证。

总之，五藏的生理、病理、病证，都是中医在解剖视野之外发现的，并非基于解剖研究，也从未做解剖学解释。

3. 现代研究证实五藏的超解剖性

在中医现代化和中西医结合研究中，"五藏本质"都是重点课题，进行了心藏本质、肝藏本质、脾藏本质、肺藏本质、肾藏本质等研究。大量的可重复的科学事实证明，五藏不是五脏，是人的生命运动的五个子系统，只是在某些功能上与五脏交叉或相关。

关于肾藏的研究证明，肾藏与肾器官相去甚远，其功能与肾器官有一定关系，但不是主要的。肾藏的阴虚、阳虚等变化，主要与神经、内分泌、免疫系统相关，涉及下丘脑－垂体－肾上腺皮质轴、下丘脑－垂体－甲状腺轴、下丘脑－垂体－性腺轴的不同环节、不同程度的功能紊乱。沈自尹课题组的大量研究发现，肾阳虚证涵盖着神经内分泌免疫网络（NEI）功能失调，表现为下丘脑－垂体及其所系3个靶腺（肾上腺、甲状腺、性腺）轴功能紊乱，主要发病环节和调控中心在下丘脑。^①这些"功能轴"或"功能网"也不是独立的解剖单元。

关于脾藏的研究证明，其功能与脾器官相去甚远，而是与自主神经系统、消化系统密切相关，并与免疫、蛋白质代谢、内分泌等有一定关系，是包括了消化系统的主要功能，并涉及自主神经、内分泌、免疫、血液、代谢、肌肉等多方面功能的综合性功能子系统。有研究指出："中医脾是人体内将食物潜在能量转化为人体可利用能量，并将其提供给人体各部分的一个包括多器官系统的综合功能单位。"^②

关于肝藏的研究证明，肝藏不完全就是肝器官，其生理、病理另有内容。有的研究发现，肝藏的生理基础是人体平滑肌系统，但不包括平滑肌的全部功能。"肝藏是人体内调节物质流动和分布的功能系统，其生理解剖基础是人体平滑肌系统。"^③肝藏是个相对独立的功能系统，但没有独立的解剖形态。

从整体上看，关于五藏的各项现代研究的结果基本一致，即五藏不是五脏，是另一种超解剖的存在。

总之，经络和五藏是中医发现的有代表性的两种非解剖系统。中医研究和发现它的过程是超解剖的，其生理、病理、调

① 沈自尹.有关证与神经内分泌免疫网络的研究 [J].中医药学刊，2003，21（1）：10

② 侯灿.对中医基础理论科研的几点意见 [J].临床荟萃（中西医结合专辑），1994：77

③ 田进文，石巧荣，韩君.论肝藏的生理解剖基础是人体平滑肌系统 [J].山东中医药大学学报，1997，21（1）：7

理的内容和性质是超解剖的，各种现代研究的结果证明它是超解剖的，虽然许多人至今仍不懂得、不承认，但其超解剖的事实已经昭然天下。它展现出人的超解剖特性和规律的深邃和复杂，研究和揭示人的超解剖的结构与功能，医学将从解剖时代走向超解剖时代，一场深刻的医学变革正从这里开始。

第四节　结构的发生和调节机制

中医超解剖研究的另一重大贡献，是对于结构的发生和调节机制的发现和驾驭。

按照西医的解剖原理，人的结构是既定的，没有什么发生过程和机制。但中医不同，认为人的结构（解剖的与非解剖的）不是既定的，而是生成着和变化着的，由气化过程来建立和调节，"结构是过程的秩序"，"结构就是过程流"（气化结构）。不但认识了结构的发生机制和过程，开辟了对结构进行医学调理的道路，而且区分了两种功能，即建立和调节结构的功能（功能 A）与由结构产生和负载的功能（功能 B），全面地认识了结构与功能的复杂关系，开辟了系统地调理结构性与功能性病变的道路。

一、生命的结构就是过程流

中医对于人的结构的研究和认识，没有受机械论和构成论思想的影响，而是遵循中国传统的有机论和生成论思想，以人的实际为据，从人的生命运动的活的过程，即从功能着眼，来认识其结构。因此，不但认识了人的活的结构，而且认识了其"活"的本质——由特定的生命功能建立和调节，是一个"过程流"。正如德国哲学家黑格尔所说：

"形态作为活着的东西，实质上就是过程。"①

在人的生命运动中，结构与功能是同一过程的两个方面——从空间轴看，结构是部分的秩序；从时间轴看，功能是过程的秩序；从整体上看，结构与功能是同一秩序的两个方面。

生物进化史的研究证明，人的结构是被产生出来并变化着的过程流，是蛋白质和核酸通过化学的超循环反应，形成蛋白质与核酸的耦联——前细胞结构，才呈现出生命运动——自我更新、自我复制、自我调节。然后，才由自我更新、自我复制、自我调节的机制建立和调节着基因、细胞、组织、器官、器官系统等各层次结构，以及这些结构的生、长、壮、病、老、已。人的结构虽然复杂，层次众多，但都是被产生出来并被调节着的，都是"过程流"，没有任何结构是先天的或既定的。如果追寻人的个体的结构源起，必须追到受精卵的受精过程，在那里只有机制和过程，结构不过是机制和过程的产物或

---

① 黑格尔．自然哲学 [M]．北京：商务印书馆，1980：525

表现。欧洲曾有过"预成论",说人体的雏形预先浓缩于性细胞中（精源或卵源），人的发育不过是这一雏形的机械性扩大，这一谬论早已被欧洲人自己扫进垃圾堆。

对于生命的结构，系统论创始人贝塔朗菲曾有过精彩的论述：

"生命有机体在其组分连续不断的更替中维持自己；新陈代谢是生命系统的一个基本特征。按照它本来面目说来，我们有一部由燃料组成的机器，不断消耗它自身，然而又维持它自身。这样的机器，在今天的技术上是不存在的。换句话说，一个有机体的类机器的结构，对于生命的有序过程来讲不能说是终极原因，因为机器本身要在有序的过程流中才能维持。因此，本初秩序一定存在于过程自身之中。"①

胚胎学研究了人的形态结构的发生、发育及其机制，但是，其思想与机械论和构成论相悖，未被西医吸收和贯彻到解剖学、病理学中，没有如实地认识人的形态结构及其病变的内在发生机制和过程。

而中医，则独到地研究和认识了人的结构的发生机制和过程。

首先，从气化学说认识到人的结构是活的"气化结构"。认为"气聚而成形"，人的结构由气化过程所形成和调节。《内经》指出："气始而生化，气散而有形，气布而蕃育，气终而象变""始动而生化，流散而有形，布化而成结，终极而万象

---

① 贝塔朗菲 . 一般系统论 [M]. 北京：清华大学出版社，1987：132

皆变。"这是把结构的生、形、育、变过程理解为气的始、流、布、终的表现或结果,把人的结构理解为气化的"过程流"。

其次,揭示了结构异常因于气行失序。认为"百病生于气也",气化功能失常是普遍、基本的病机、病理。气化功能失常有不同的程度,初可为虚、为乱,继可为郁、为滞、为陷、为逆,甚可为瘀、为阻、为痹、为结,发展为器质性病变。强调"大凡形质之失宜,莫不由气行之失序"。[①] 这是揭示了结构性病变的内在发生机制和过程。

再次,开辟了通过功能调理来防治器质性病变的道路。认清了形质失宜因于气行失序,由此研究和发明了通过纠正气行失序来防治器质性病变的思路和方法。基本治则有调整阴阳、扶正祛邪、调理气机,具体治法有清热解毒、活血化瘀、养血滋阴、泻实祛邪、温化痰饮、润肠通便等等,调理于气机,奏效于结构。

二、区分功能 A 与功能 B

西医的解剖原理强调结构产生和决定功能,认为"一个器官的形态结构对其所执行的机能起着决定性的作用。"[②] 在中医

---

① 石寿棠. 医原 [M]. 南京:江苏科学技术出版社,1983:16

② 吴德昌,孙殿久,金保纯,等. 人体机能解剖学 [M]. 北京:科学出版社,1983:1

看来，这只是结构与功能关系的"后半段"，实际上还有"前半段"，即功能产生和调节结构。中医发现了气始动而生化、流散而有形、布化而成结、终极而万象皆变，是气的始、流、布、终形成结构的生、形、育、变，是气化机制和过程建立和调节结构。

中医发现，无论在时间上还是逻辑上，气化机制和过程都在结构之前，是它产生和决定结构，而不是相反。也就是说，在"结构产生和决定功能"之前，有一个"功能产生和决定结构"的过程。这是中医超解剖研究的又一重大发现和贡献。

中医发现的"产生和决定结构"的功能，不同于由结构所产生和负载的功能，为了从理论上更加确切地概括和说明，本书作者于 1997 年提出了"功能 A"与"功能 B"两个概念。①功能 A 是指建立和调节结构的机制和过程（气化），功能 B 是指由结构产生和负载的功能（机能）。中医的贡献在于发现了功能 A 的客观存在，及其与功能 B 的根本不同，特别是与结构的关系根本不同。

中医对功能 A 的认识，不是基于解剖研究，不是先认识结构，再反向追问而来。而是相反，是从气到气化再到气化结构，顺着自然发生过程来研究和认识的，是对功能 A 与结构

---

① 祝世讷. 深化"证"的研究，发展功能病理学 [J]. 山东中医药大学学报，1997, 21（2）: 88

的自然关系的如实认识，完全是超解剖视野的。

认识功能 A，区分功能 A 与功能 B，可以更清楚地认识结构与功能的关系。按中医的认识，基本关系如下图：

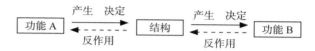

认识功能 A 的本质，是认识结构的发生和调节机制和过程，找到调节结构的途径。现代科学特别是系统科学专门研究了结构的发生机制和规律，耗散结构理论提出了完全支持中医气化学说的发生学原理。该理论由比利时物理学家普里戈金于 1969 年创立，获诺贝尔奖。它以生命为标本，揭示了一个远离平衡的开放系统，通过与环境交换物质和能量，在非线性作用下，走向在时间上、空间上、功能上的有序态，形成远离平衡的有序化"耗散结构"，生命是典型的耗散结构。中医的气化学说是对人的耗散结构性质和规律的早期认识和中国式总结。

区分功能 A 与功能 B，关键在认清功能 A，认清它是结构的发生学前提，是结构的来源和基础，这就从根本上破解了把功能 A 混同于功能 B，把功能一律当作功能 B 的巨大误区。

区分功能 A 与功能 B 的意义最少有三点：第一，人的功能性病变有两大层次，即功能 A 病变和功能 B 病变。其病变的本质不同，在疾病发展中的地位不同，不能将功能 A 病变混同为功能 B 病变。第二，功能 A 异常是结构（解剖的与非解剖的）病变的内在发生机制和过程，防治结构性病变需要从这里着眼入手。第三，西医只注意和强调器质性病变引起功能 B 病变，没有研究也不懂得功能 A 异常引起结构病变，因而找不到从内在机制防治器质性病变的道路，需要从研究功能 A 及其病变来突破。

三、结构病变与功能病变的关系复杂

中医通过超解剖研究既认识了超解剖结构，又认识了功能 A，并把功能 A 与功能 B 区分开来，正确地认识和回答了几个重大基本问题。

第一，结构性病变是不是只有形态结构异常？按西医的解剖原理，结构性病变就是形态结构的器质性病变，排除了非解剖结构的病变。中医发现和认识了非解剖结构及其异常为病（经络病、五藏病等），这是更加深刻和复杂的病变领域。中医辨证论治所涉及的，大量属于这个领域的病变，所以与西医辨病无法统一。

第二，先有结构病变才引起功能异常，还是先有功能异常才引起结构病变？按西医的解剖原理，是先有结构的器质性病变，才引起其机能异常。但中医发现和认识到，无论是解剖结构还是非解剖结构，其病变都不是第一性的，而是由功能 A 异常到一定程度（或被外因所乘）所致，"大凡形质之失宜，莫不由气行之失序"，开辟了从调理功能 A 来防治结构性病变的道路。

第三，人的疾病在本质上首先是结构性的，还是功能性的？西医的解剖原理强调，疾病在本质上首先是结构性的，功能性疾病是结构异常的产物，把防治的焦点集中于器质性病变。中医认清并证明，疾病在本质上首先是功能性的，功能 A 异常是病变的最初发生，得不到控制而恶化才发展为结构性病变，然后才引起其负载的机能异常。因此，防治的焦点集中于功能调理，特别是对功能 A 的调理。可用下图表示：

```
                 发展为                      引起
┌──────────┐ ──────────→ ┌──────────┐ ──────────→ ┌──────────┐
│ 功能 A 异常 │ ←──────────  │ 器质性病变 │ ←──────────  │ 功能 B 病变 │
└──────────┘    反作用      └──────────┘    反作用      └──────────┘
```

第四，疾病防治的根本原理是调理功能还是修理结构？西医遵循解剖原理，强调找到形态结构上的病灶，用药物或非药物的手段进行修理。中医认清并证明，防治的根本原理是功能调理，首先是对功能 A 的培育和优化（养生），治于"未病"；其次是对功能 A 的失调（病机）进行良性调理，消除失调，防止恶化，治于"欲病"；再次是对已经发展成的结构性病变，以及由其引起的功能 B 异常，进行相应的治疗，治于"已病"。孙思邈讲："善为医者，上医医未病之病，中医医欲病之病，下医医已病之病。"（《千金要方·论诊候第四》）这是根本的防治之道。近些年西医强调疾病的"早检查，早发现，早治疗"，不过是在"器质性病变—机能异常"这一狭小范围，对"已病"做"三早"努力，再早也为时已晚，从战略上已失去先机。

四、走向医学的超解剖时代

医学的人体解剖研究已经登上顶峰，解剖视野之外的崇山峻岭迎面扑来，那里隐藏着众多医学难题的秘密答案。中医的超解剖研究开辟了通向那个领域的道路，由此向前开拓，将打开超解剖的全新世界，引领医学走向超解剖时代。

1. 开辟超解剖结构的研究

人的非解剖结构客观存在，除了中医的研究之外，别的医学迄今还没有起码的认识，需要以中医的研究为基础，正式开辟这个领域的研究，可称为"超解剖研究"，这是向解剖研究之外的战略性突破。

要批判和纠正认为人的结构就是（或只有）人体形态结构的错误观点。这种观点不懂人的结构的复杂性，否定人有非解剖结构。要接受现代科学关于结构是组织秩序、生命的结构就是过程流的观点，正确理解人的结构的本质、人的结构的复杂性。要认清人不仅有可剖而视之的形态结构，更有不进太平间、不上解剖台的生命运动的活结构，它们不具有解剖特性，是人的更深刻、更本质、更复杂的结构。发展超解剖研究就是要从研究人体的形态结构，转向研究人的生命运动的活结构，由此揭开人的结构的复杂性面纱。

要冲破解剖研究的方法论桎梏，创新超解剖的研究思路和方法。可以中医超解剖结构研究的成就、方法、经验为基础，运用现代条件进行新的开拓。可以中医和西医已经提供的超解剖结构的事实为线索和突破口，抓住中医已经认识到但还不知其所以然的难题，抓住西医所遇到超解剖结构事实，从新方向、新深度进行破解，从人身上揭示出各类超解剖系统，认清其特性和规律，总结为人的超解剖结构理论。

2. 开拓结构的发生学研究

以中医对结构的发生和调节机制的研究为基础，开拓对结构（包括解剖结构与超解剖结构）的发生学研究，揭示结构的发生和调节机制，找到对结构进行调理以防治结构性病变的途径。

要批判和纠正将结构视为既成物，不承认有其来源和发生机制和过程的错误观点。要从人的实际出发，认清无论是人的解剖结构，还是超解剖结构，都不是先天的，都是被产生出来并变化着和调节着的。要把胚胎学所确认的发生和发育事实和观点，融入对人的结构的理解，树立结构的发生观，认清人的结构是发生着、变化着、调节着的"过程流"。

研究思路要冲破从形态结构着眼入手的解剖学局限。从简单地追寻结构怎样执行机能，改为首先研究结构是怎样产生和形成的，再研究结构怎样产生和负载机能。特别要认清各种超解剖结构（如经络、五藏、各种功能环、功能轴、网络等）本身就是功能性的，必须从功能研究切入。关键是要弄清什么功能过程怎样地形成和调节结构，对此，耗散结构理论揭示的机制和规律有重要意义。

要批判和纠正认为一切功能都是由结构产生和执行的错误观点。认清首先是由"生产线"的制造过程（功能 A）产生和决定电脑的结构（硬件、软件），然后才有了电脑处理信息的机能（功能 B）。西医的解剖原理只讲电脑产生之后的结构与机能，不讲电脑是怎样生产出来的，这种无视和抹杀功能 A 的错误观点必须纠正，关键是要认清功能 A 的存在和地位。

要开辟"发生解剖"研究，向"解剖结构之前"深入。要研究和认识解剖结构的形成、变化、调节的机制和过程，把解剖结构如实地理解为"活"的耗散结构和"过程流"，建立和发展发生解剖学。同时要开辟超解剖结构的发生学研究，以中医的经络、五藏、气化等学说为基础，研究和揭示人的超解剖结构的发生和调节机制。超解剖结构比解剖结构复杂得多，深刻得多，结构也是功能性的，其发生机制和过程也更加复杂，需要以全新的思想来理解，以全新的方法来研究。这里的突破将打开一片新天地，导致生理学、病理学、防治学的重大变革。

3. 揭开结构与功能病变的复杂性面纱

疾病究竟发生（定位）在哪里？中医注重的是人病和病

人，不主张局部定位。西医的解剖原理主张局部定位，把疾病定位于形态结构上，同时要求把功能 B 的病变也归结到形态结构的病灶引起。这种把人的病变归结为形态结构异常的极端狭隘思想必须彻底打破。

要研究和认清结构性病变有两种：一种是解剖结构的病变，另一种是超解剖结构的病变，后一种比前一种更加深刻和复杂。中医辨证所涉及的结构性病变，大量的属于后一种，故中医辨证与西医辨病不可统一。要在研究超解剖结构的同时，着力开拓超解剖结构的病变，开辟"病理超解剖研究"，建立和发展超解剖病理学和病理超解剖学。这将导致对疾病发生领域和疾病定位的认识转向。

要研究和认清功能性病变的复杂性。要区分三类或三个层次，一是功能 A 病变，发生于结构性病变之前，发展到一定程度引起结构异常为病；二是功能 B 病变，由结构异常引起；三是超解剖结构的结构性和功能性病变，发生于超解剖结构，"结构就是过程流"，是过程流异常为病。要划清两个界限，一是区分功能 A 病变与功能 B 病变；二是区分解剖结构病变与超解剖结构病变，后者是功能性的。特别要注意，超解剖结构的结构性病变也是功能性的，完全不同于解剖结构的器质性病变。中医辨证论治之证候，是从功能角度认识的（虽然有时包含或涉及解剖结构的异常），基本内容是上述三种功能性病变，且较多地包含着第一种和第三种。因此，中医之证与西医之病无法统一。

要研究和认清功能性病变与结构性病变的关系复杂。事情决非像"器质性病变引起机能异常"那样简单，要研究和认清比这更加深刻和复杂的关系。一是超解剖结构的结构性和功能性病变。超解剖的结构是功能性的，其结构性和功能性病变都是功能性的，且因超解剖性，其所有病变都与解剖结构及其功能无关。二是功能 A 异常引起结构（解剖的与超解剖的）病变。功能 A 异常是结构病变的基础、根源，结构病变要从功能 A 寻找原因和防治途径，而不是相反。三是功能 A 异常引起结构病变，结构病变又引起功能 B 病变。这是两个层次的因果关系，一次因果是功能 A 异常引起结构病变，二次因果是结构病变引起功能 B 病变。功能 A 异常是引起后续两个层次病变的最早原因，决不能颠倒其因果关系。应当在认清功能性病变复杂性的基础上，进一步认清结构性病变与功能性病变之关系的复杂性，特别是认清所有结构性病变都以功能性病变为基础，功能性调理是防治学的基础，建立和发展功能发病学、功能病理学、功能防治学。

总之，医学需要也必将走向超解剖时代，目前需要从两个方向进行开拓，一是超解剖结构的研究，认清超解剖结构及其病变的复杂性；二是结构的发生学研究，认清功能 A，以及结构与功能关系的复杂性。中医已为这种研究和进步准备了思想、理论、经验、突破口。

第七章

辨证论治原理

辨证论治是中医关于疾病诊治的特有原理。其核心是辨证，发现了"病机－病证－病候"病变系统，它是人的生命运动的病变，其规律是病机引致病证、呈现病候，诊断可察病候辨病证审病机，治疗可调病机祛病证消病候。这是中医的独到发现，认识了病变的深层本质和规律，建立和发展了辨证论治体系，是中医疾病防治的根本特色。它完全在西医视野之外，是与西医不可通约的又一基本点。复兴和发展辨证论治，研究和揭示人的生命运动的病变和规律，将把医学的疾病研究引向纵深领域，带来一场新的战略性变革。

第一节　中医独创的辨证论治

人的病变是从哪里开始的，发生了什么异常？

这是医学关于疾病的一个基本问题，中医与西医的回答非常不同。西医认为，疾病是人体的形态结构及其机能的异常。中医认为，疾病有人体的形态结构异常，但更主要的是人的生命运动失调，它是病变的内在本质。因而研究疾病的焦点，从一般的辨病论治，深入到了辨证论治——辨识和调理人的生命运动失调为病。

一、从辨病论治到辨证论治

中医对疾病的研究和认识，在 5000 年历史上，有一个由浅入深的发展过程，在整体上表现为从辨病论治向辨证论治的深入。

人的病变复杂，有些内容呈现于临床，可直观诊察；有些内容深藏于内，不可直观诊察。对疾病的认识很自然地从临床可见的内容开始，形成关于疾病的基本观念，中医对疾病的认识正是从这里开始的。甲骨文中有"疒"字，意为"倚也，人疾痛也"，记有疟、疥、蛊、龋等 20 余种病。西周《山海经》记有瘿、痔、痈、疽、痹等 23 种病。后来形成和发展了"疾""病""疾病"概念，所概括的内容包括主观感受、体征、症状、病机等。长沙出土的《五十二病方》记有疾病 103 种，甘肃武威出土的《治百病方》记载了治疗内、外、妇、五官各科疾病的医方 30 多个。

辨病论治是中医临床防治的基本路线，所认识和防治的是临床上最为普遍和广泛的病变。从概念上讲，"病"有广狭两义。广义的"病"，即健康的反面，其外延包含一切病变，辨证论治的证也在其中；狭义的"病"有了具体规定性，是从临床可诊的特征来界定，如痛病、肾病、肿瘤、疮疡等，特别是西医以病理指标定义的疾病。中医早期的辨病论治，所防治的是广义的"病"可分为三大类型：一是形态结构发生的器质性病变；二是根据体征和症状命名的病变；三是根据病机命名的病变（如虚劳、痰饮）。中医后来开辟了辨证论治，并非舍弃辨病论治，而是以辨病论治为基础的，对病的研究也更加深入和具体了，所防治的病从古代的几百种发展到几千种，1997年出版的《简明中医病名辞典》（马汴梁主编，人民卫生出版社出版）收载中医病名达 4000 余种。

辨证论治的兴起，并非否定和代替辨病论治，另起一灶，而是辨病论治的深化和分化，是深入到了病变发生和发展的内在机制和过程，从外在的病候深入到了内在的病证，又进一步深入到了引致病证的病机，发现了"病机－病证－病候"病变系统，形成相对独立的辨证论治体系。辨证论治与辨病论治的关系不是对立，也不是平行，而是立体交叉，辨证论治是辨病论治的深化。

辨证论治从辨病论治中分化出来，不是一次事件，而是一个过程，从孕育到正式形成经过了几百年时间。辨证论治所辨的病证、病机，并非张仲景时代才产生，而是从人类开始发生病变时就出现了，在中医的辨病论治中早就包含着这方面的一些内容。到秦汉时期，医学文献中关于证候的内容已经很多，《内经》和《难经》的基线虽然仍是辨病论治，也没有出现"证"和"辨证"概念，但是系统地讨论了病机及后来以病证命名的病变内容。《内经》总结了病机十九条，讨论了五藏病的寒、热、虚、实等，论述了"阳盛则热，阴盛则寒""今夫热病者，皆伤寒之类也""肝气虚则恐，实则怒""脾气虚则四肢不用，五藏不安，实则腹胀"等，这已是辨证的一些基本要点。《内经》已经含有阴阳、气血、脏腑、经络、虚实等辨证的雏形。同时代的《难经》所论"伤寒有五：有中风、有伤寒、有湿温、有热病、有温病"，实际提出了外感病辨证的纲领。

从辨病论治到辨证论治的深化，在研究和认识上有一个从自发到自觉的转变，张仲景的《伤寒杂病论》是辨证论治上升到自觉水平的标志，正式宣告了辨证论治的兴起。他继承和发展《内经》的相关理论，创用"证""辨证"概念，总结了病证的类型，提出了诊病候以辨病证的法则，创立了辨证以施治的调理方法，基本原理是"观其脉证，知犯何逆，随证治之"，推动中医的临床防治从辨病论治深化到辨证论治。

汉以降，辨证论治的实践日益深入和丰富，理论总结日臻完善和成熟，辨证论治逐步成为中医临床防治的主旋律。有代表性的发展如南北朝《中藏经》对脏腑辨证的丰富；宋代钱乙《小儿药证直诀》以五藏为纲的儿科病及脏腑辨证的开拓；金元四大家特别是张元素对脏腑辨证的深化（《脏腑标本寒热用药式》）；明代楼英对脏腑辨证及治疗规律的总结（《医学纲要》）；宋代王执中总结了辨证的"虚实、阴阳、表里、寒热"八字（《东垣先生正脉》）；明代周子干首用"辨证施治"概念（《慎斋遗书》）；楼英总结了辨证的表里、虚实、寒热、阴阳、脏腑、气血、经络纲目（《医学纲目》）；张景岳明确提出"八纲辨证"理论（《景岳全书》）；清代程国彭对八纲辨证进一步总结为"变证百端，不过寒热、虚实、表里、阴阳八字尽之"（《医学心悟》）；章虚谷首次创用"辨证论治"概念（《医门棒喝》）。

20 世纪 50 年代以来，现代中医研究对辨证论治做了新的理论总结。1955 年任应秋的《中医的辨证论治体系》首次总结了"辨证论治体系"；1957 年秦伯未的《中医"辨证论治"概说》进一步总结了辨证论治学说；1971 年北京市中医医院编写了《辨证施治纲要》；1974 年全国中医学院统编教材《中医学基础》将"辨证论治"总结为中医学的两大主要特色之一。

辨证论治的形成和发展，并非抛弃辨病论治转向辨证论治，而是在辨病论治的基础上向辨证论治方向的深化，开辟了疾病的深层次和复杂性的研究和防治道路。

二、独创的辨证论治法则

辨证论治不但从纵深层次认识了病变的发生和发展机制与过程，而且提出了临床诊治的操作原则和方法，包括"辨证"和"施治"两大层次。辨证是通过"四诊"诊察病候，依据病候辨识病证，依据病证审求病机。施治是针对病机确定治法，依据病证和治法立方用药。一些医家总结为四步法、五步法、六步法等，大同小异。

1. 以"四诊"诊察病候

病候是病变外现于临床的征象，辨证论治的第一步是诊察病候。中医创造了诊察病候的"四诊"（望闻问切）法，其技术原理是根据"藏藏于内，象现于外""观象知藏"规律，通过考察外现的病候来辨识内在病证。所诊察的病候包括四大方面，即可望诊的面象、舌象、手象、排出物；可闻诊的声息、气味；可问诊的寒、热、汗、痛、睡眠、饮食、二便、经带；可切诊的脉象、体征等。

四诊不止是一种诊察方法，更是发现和驾驭了外现的病候与内藏的病证之间的规律性关系。这些规律性关系有的较为简单，有的相当深刻复杂，其中不少以现有的知识和方法还难以研究清楚，最为典型的是舌象和脉象。

舌象，是中医的独到研究和发现，贡献重大。①发现了舌象与内藏的规律性关系。舌象是"内藏"的"外象"之一，舌为心之苗、为脾之外候，通过经络联系于多个脏腑，舌象如一面镜子，反映着脏腑虚实、气血盛衰、津液盈亏、病情浅深等内藏变化情况。②发现和掌握了舌象的舌质和舌苔两个层次的变化规律。舌质的不同色、形、态，是不同病证的信息外现，如舌色淡主虚、红主热、绛主内热深重等。舌苔又有苔色和苔质，其不同的色、质是不同病证的信息外现，如白苔主表、寒，黄苔主热、里，灰苔主里，黑苔主里等。舌质和舌苔有多种不同的征象，分别反映着脏腑气血等的不同变化，据以可考察和辨识发生的不同病证。③发现和掌握了据舌象以辨证的规律。《内经》始论"在藏为心，在窍为舌"，以及"恶风寒，舌上黄"等舌象；张仲景《伤寒杂病论》将舌诊作为辨证的依据之一；至元代有舌诊专著《敖氏伤寒金镜录》，记载舌象图36幅；明清时期温病研究对辨舌尤为重视。

脉象，更是中医的独到研究和发现，贡献更加重大。①发现和掌握了脉象。脉象是动脉应指的征象，包括频率、节律、充盈度、通畅度、动势、波幅等。这是人的整个生命运动的特性和状态表现于血液循环特别是动脉的征象，是中医认识的病证的主要临床病候之一，不同于西医认识的血压、心律、心率等，因其复杂，迄今难以用技术手段来测定和模拟。②发现和掌握了脉象与病证的规律性关系。发现了心主血脉、肺朝百脉、脾统血、肝藏血、肾精化血等机制和规律，发现了脏腑、经络、气血津液的异常变化在脉象上的反映特点，掌握了特定脉象与特定病证之间的特异性对应关系，总结了基本的病态脉象及其对应的病证。王叔和《脉经》论24脉，张景岳《景岳全书》论16脉，李时珍《濒湖脉学》论27脉，李士材《诊家正眼》论28脉。日常以"浮、沉、迟、数、滑、涩"为六纲，重点掌握所主的基本病证，如浮脉主表、沉脉主里、迟脉主寒、数脉主热、虚脉主虚、实脉主实、滑脉主实热、涩脉主血少伤精等。③发明了寸口脉诊法。《内经》总结了三部九候（分头、手、足"三部"，三部又各分上、中、下，共为"九候"），《难经》创"独取寸口"，提出"三部者，寸关尺也，九候者，浮中沉也"。此后从王叔和《脉经》开始，系统地发展和普及了寸口诊脉法，分为寸、关、尺三部，每部又分浮、中、沉，共为九候，分别对应不同的病证，临床应用简便、快捷、准确。

2. 据病候辨病证、审病机

辨证包含两个层次，一是依据病候辨识病证，二是通过病证审求病机。

辨证所辨的病证，是中医独到认识的病变层次，即外现出病候的内在病变，它不是人体的形态结构发生的异常，而是人的生命运动的失常为病。

辨证，就是依据四诊所察的病候来辨识病证。中医研究总结了病证的基本类型，以及特定病证与特定病候之间的规律性关系，临床诊治可据以进行辨识。病证的基本类型总结了"八纲证"，病证复杂多样，据以总结了脏腑证、气血津液证、六经证、卫气营血证等，形成了关于病证的立体的网络式认识，发展为日益完整的辨证体系。

辨证并不止于辨识病证，更要从病证审明病机，这是辨证的关键所在。病机是引致病证的内在发生和发展枢机。审明病机是辨证的真正目的，审明病机才能认清病源，追到病根，才能"澄源"和"灌根"地进行调理治疗。中医对病机有专门的系统的研究，建立和发展了病机学说。

3. 调病机、祛病证、消病候

辨证论治之"治"，是针对病机进行调理。因为发现了"病机引致病证、病证外现病候"规律，所以施治就要调理病机以祛病证，病证祛而病候消。

辨证论治专门研究了调理病机以祛病证的原则和方法，形成治疗法则体系。《内经》首次做了总结："形不足者，温之以气；精不足者，补之以味。其高者，因而越之；其下者，引而竭之；中满者，泻之于内。其有邪者，渍形以为汗；其在皮者，汗而发之。"（《素问·阴阳应象大论》）"寒者热之，热者寒之，微者逆之，甚者从之，坚者削之，客者除之，劳者温之，结者散之，留者攻之，燥者濡之，急者缓之，散者收之，损者益之，逸者行之，惊者平之，上之下之，摩之浴之，薄之劫之，开之发之，适事为故。"（《素问·至真要大论》）后世的研究更加具体和系统，总结了针对三大病机（正不胜邪、阴阳失调、气机失常）的三大治则，即扶正祛邪、燮理阴阳、调理气机；根据病机的复杂性研究和总结了各种具体治法，如解表法、泻下法、和解法、温里法、清热法、补益法、滋阴法、理气法、活血法、止血法、祛湿法、祛痰法等，一种治法针对一种病机，治于病机，效于病证。

三、辨证论治的三大贡献

辨证论治不止是临床防治的一种方法，更是对疾病研究和认识的深化。不是在辨病之外，发现和认识了病证或证候这样的新病种，而是向病变纵深方向的层次性突破，从人体之病深入到了人的生命运动之病，那是更加深刻和复杂的病变领域。中医研究和认识了其基本内容和规律，即病机、病证、病候，才形成迥异于辨病论治的辨证论治。这在疾病研究和防治上是重大的突破，不止对于中医，而且对于整个医学，都有重大贡献，其卓著者有三。

1. 从"人体病"深入到"人的生命运动病"

辨证论治的贡献，首先是对疾病研究的突破，即从"人体病"深入到了"人的生命运动病"。

所谓人体病，即人的解剖形态发生的器质性病变，以及由其引起的机能异常。西医以人体为本，研究和认识的就是这种疾病（本书第五章已经讨论）；中医辨病论治所辨治的，也主要是这类病。这类病变是真实的，客观存在。但是，它只是人的病变的"下游"，其"上游"是人的生命运动之病。人体，即可剖而视之的形体、解剖形态，是由人的生命运动建立和维持的，生命运动的正常与否，决定着形体的正常与否，形体的病变是生命运动异常的产物或表现。到了太平间，人的生命运动结束了，形态结构随之瓦解。人的生命运动失常，才是真正的病变所在。

所谓人的生命运动之病，是指人的生命运动发生的失常。其内容是生命运动的，性质是纯功能性的，没有形态结构的改变，本质是生命的矛盾运动（"走钢丝绳"）发生失调，呈现为生命运动的疾病态，并外现出特定征象。这种病变恶化到一定程度，会引起形态结构发生异常，即器质性病变，然后，引起形态结构所执行的机能异常。

人体病与人的生命运动病是两个层次的病变，两者是产生与被产生的关系，是病变的上游与下游的关系，是病变的里和表的关系。

这两个层次的病变都客观存在，但它们毕竟是两个层次。西医以人体为本，依靠解剖研究，特别是病理解剖，只能也仅仅能研究和认识人体之病，以及由其引起的机能异常，误以为机能就是人的生命运动，其异常就是生命运动异常，最终将其归结到解剖形态上。中医不同，遵循以人为本原理和超解剖原理，研究了但没有着重于人的解剖形态，而是着重研究了人的生命运动及其异常为病。中医的辨病论治所认识的病，大量属于人体之病，但也包含着生命运动之病。但从张仲景开始，实现了层次性突破，研究的重点从人体病转向生命运动之病，开辟了辨证论治。

辨证论治的本质，就是辨生命运动之病而治之。

中医辨证与西医辨病之不可通约，就在于人的生命运动之病与人体之病不可通约。两者之间虽有联系，但属于两个层次，有质的差别。

中医从辨病论治到辨证论治的深化，是在疾病研究和防治上，从人体之病向人的生命运动之病的层次性突破，这是中医的以人为本原理和超解剖原理在疾病研究和防治上的贯彻和具体体现。人的生命运动之病客观存在，它不仅比人体病更加深刻，更是人体病的基础和源头。无论什么医学，只要研究人的病变，均可以从人体病入手，但只要去探究其上游和源头，就一定要深入到人的生命运动失常为病。这是一条规律，不以人的意志为转移。这是医学的必由方向，中医已从这个方向开拓前进了两千年。

2. 发现了"病机－病证－病候"病变系统

人的生命运动之病有什么内容、什么特征、什么规律？

中医的辨证论治研究了，发现了，掌握了，可概称为"病机－病证－病候"病变系统。

这是一个病变系统，其基本特征有三：

第一，它是人的生命运动之病，是活的，只发生于人的生命运动中，不是形态结构异常，不进太平间，不上解剖台，没有病理解剖特征。如寒热、虚实、阴阳、表里等。

第二，包含病机、病证、病候三个层次。认识了病机、病证、病候，发现三者不是各自独立的病变，而是同一病变系统的三个层次，病变源于病机，病机引致病证，病证表现病候。

第三，对该病变系统的诊察，可逆其发生方向，诊病候以辨病证，据病证以审病机；治疗，则顺其发生方向，调病机以祛病证，病证祛而病候消。

（发现"病机－病证－病候"病变系统是辨证论治的根本性贡献，下一节将作专门讨论）

3. 开辟了调理人的生命运动之病的道路

以"病"为对象的医学研究，主要地关注和强调了人体之病，特别是特异性的病因、病理、病灶，忽略甚至无视人的生命运动之病，其消极结果，突出地表现为对功能性病变的研究不足和防治无力。特别是，错误地认为功能性病变就是形态结构的机能异常，它由形态结构异常引起，不能做这种归结的，常常称为"××紊乱"或"××综合征"。

"病机－病证－病候"病变系统的发现，揭示了人的生命运动之病，揭示了功能性病变的本质，从防治人的生命运动之病，开辟了防治功能性病变的道路，其贡献有三。

第一，生命运动之病远在人体病之外，它是功能性病变的本质和主体。辨证论治所驾驭的"病机－病证－病候"病变系统，虽然与人体的形态结构存在一定联系，但它远在形态结构之前之外，其病变不是人体病的那种病理、病灶，而是不可剖而视之的失常、失调、失序，以及寒热、虚实、阴阳、表里等，是"纯"功能性的，是人的功能性病变的主体所在，是各种类型的功能性病变的本质所在。

　　第二，认清了人的生命运动之病远非机能异常为病，揭示了人的病变在本质上首先是功能性的。所谓机能，是由形态结构所执行，其异常为病由形态结构之病引起。但是，人的形态结构是由生命运动（生气、气化）建立和维持的，其病变，由生命运动失常并恶化到一定程度发展而来，然后才由此造成机能异常为病，这种机能异常不过是病变的终末结果。从病变发生和发展的全过程来看，首先是"病机－病证－病候"的发生和发展，然后才有形态结构病变和机能异常。因此，人的病变首先是病机和病证，人的病变在本质上首先是功能性的，而功能性病变的本质在于人的生命运动失常。

　　第三，开辟了调理"病机－病证－病候"病变系统的道路。辨证论治是辨人的生命运动之病而治，具体内容是调理"病机－病证－病候"病变系统，这是对人的功能性病变的本质性驾驭。首先，可以调理没有发展为形态结构病变的纯功能性病变（所谓有证无病）；其次，已经发展为形态结构病变的，可通过对病机、病证的调理来治疗（病的辨证分型治疗）；再次，对于机能异常为病，可通过对病机和病证的调理，来治疗形态结构的病变，从而改变机能异常。总之，功能性病变可从表、里、根三大层次来治疗，对症（机能异常）治疗是表，对病（形态结构病变）治疗是里，调理病机和病证是根。

　　辨证论治驾驭的"病机－病证－病候"病变系统，开辟了人的生命运动之病的研究道路，开辟了功能性病理的研究，引导了功能性调理的方向，带领医学走进深刻而复杂的功能性病变领域。

第二节 "病机－病证－病候"病变系统

"'病机－病证－病候'病变系统"这一概念，系本书创用。笔者认为，中医辨证论治的科学本质，是发现了"病机－病证－病候"病变系统，开辟了对这个病变系统的辨识和调理。需要认清"病机－病证－病候"病变系统的客观存在，发展对这个病变系统的现代研究，全面地揭示其特性和规律，把辨证论治提高到新水平。

一、"病机－病证－病候"是个病变系统

中医对病机、病证、病候的研究已有两千多年，涉及的内容深刻而复杂，理论总结也丰富多彩，但概念和理论的整理还不够严格和统一，许多认识还有"各家学说"的特点。特别是证、候、证候、病机、病源、病证、病候、病症等基本概念，在定义、解释、运用上存在不少差异、争论甚至混乱。这些问题的解决，需要但不能仅靠文字考证和源流梳理，不能从不同认识中取公约数，更不能少数服从多数。关键是要弄清事实，探究清楚这些不同概念所表述的东西，在人身上究竟是什么，要从人身上找出来，从人身上加以阐明。

本书研究认为，证、候、证候、病机、病源、病证、病候、病症等不同概念，出于不同的论者，其含义不同，又有交叉，看似有些混乱，但根据辨证论治的基本理论，以及临床防治的基本事实，可以厘清两条。

第一，人身上存在着一种病变系统，它比辨病论治所认识的"病"更深，是通过辨证论治认识到的，历代医家先后用证、候、证候、病机、病源、病证、病候、病症等不同概念来概括和表述。所用概念虽然不同，但反映的是同一个客观存在，即辨证论治所辨识和调治的，是人身上的一种病变系统，即辨证论治的对象。

第二，这个病变系统的内容复杂，历代医家从不同角度，以证、候、证候等不同概念来概括和表述，但其基本内容就三个层次，即病变之机、病变之证、病变之候，本书主张用"病机""病证""病候"三个概念来概括。辨证论治所辨治的这个病变系统，是包含病机、病证、病候三个层次的病变系统。

对于这一客观存在的病变系统，历代医家从不同的角度来研究和认识它，先后使用了证、候、证候、病机、病源、病证、病候、病症等不同概念来概括和表述。在现代条件下，有必要也有可能从事实、历史、逻辑的统一，进行新的理论总结。以认定这是一个病变系统为基础，认清它包括三个层次，即病变之机、病变之证、病变之候，可用病机、病证、病候这三个关键词来概括，称为"病机－病证－病候"病变系统。所谓病机，是病变发生的枢机。所谓病证，是由病机引起的病变之态。所谓病候，是病证表现于临床的征象。三者的关系是，病机引致病证，病证表现出病候。

用简化的比喻来讲，这个病变系统像"一团火"，燃烧是病机，燃烧而成的火焰是病证，火焰的火候（温度、颜色、形态等）是病候。不同的燃料和不同的燃烧过程产生不同的火焰，不同的火焰呈现出不同的火候。可以调控燃烧机制将其结束，火焰熄灭，火候消失。

二、"病机 – 病证 – 病候"是生命运动之病

"病机 – 病证 – 病候"病变系统是发生在哪里的病变？为什么辨病论治不能认识和辨治它，只有辨证论治才能认识和辨治它？

摆在我们面前有三项基本事实，从中可以找到答案。

第一，中医是从辨病论治发展到辨证论治，辨证比辨病多了什么？深到了哪里？事实显示，辨证的四诊所察的病候，有许多与辨病的内容相同或相交，但辨识的病证、病机却是比辨病多出来的，是辨证论治所独有的，辨病证和病机是比辨病更深的内容。

第二，西医只有辨病没有辨证，中医辨证比西医辨病多了什么？西医是以解剖研究为基础，认识了人体形态结构及其机能的异常为病，即"器质性病变 – 机能异常"病变系统。中医

辨证所认识的，不是那个病变系统，中西医结合研究试图将中医辨证与西医辨病结合起来，办不到。事实证明，中医之证与西医之病虽有内在联系，但属于两个层次、两种性质的病变。一方面，中医所辨之证没有一个与西医所辨之病能够统一，反过来也一样。另一方面，西医的病可进行分型辨证诊治，但中医的证无法进行西医的辨病诊治，不可解剖定位，没有特异性病灶，提纯不出病理性物质成分，无法规定和检测病理指标。

第三，中医的辨证论治从理论到实践，早已公之于世，全世界都在研究。但西医至今不可理解，不可研究，甚至不可企及。说明辨证论治原理与西医原理相悖，"病机－病证－病候"病变系统远在西医视野之外。

现有事实说明，"病机－病证－病候"病变系统不是中医辨病的对象，更不是西医认识的"器质性病变－机能异常"，它不属于人的形态结构，比人体及其病变要深得多、复杂得多，是人的生命运动的病变。

研究人的生命运动及其病变，是中医以人为本原理的本义。辨证论治是中医以人为本原理在疾病研究和防治上的贯彻和体现，所认识和调治的"病机－病证－病候"病变系统，正是人的生命运动的病变。

三、"病机－病证－病候"为中医独到发现

发现和调理人的生命运动之病——"病机－病证－病候"

病变系统，为中医所独创，这是疾病研究及其防治的重大突破。

"病机－病证－病候"病变系统并非只存在于中国人身上，欧洲人和全世界的人都存在，辨证论治在世界各国都适用。为什么只有中医发现了，西医没有发现，而且迄今仍无法理解？其根源，在于中医和西医所遵循的医学原理不同。

首先，研究疾病以何为本？中医以人为本，强调人的本质是生命运动，认为人的病变的本质首先是生命运动失调，因而才研究和认识了作为生命运动之病的"病机－病证－病候"病变系统。西医则是以人体为本，聚焦于人体的形态结构及其病变，无视或背离人的生命运动，从未研究人的生命运动的病变，当然不能认识也无法理解"病机－病证－病候"病变系统。

其次，研究疾病的学术视野。西医遵循解剖原理，着重研究了人的解剖形态及其病变，主要是可解剖定位的器质性病变，强调特异性病因、特异性病理、特异性病灶、特异性症状。中医不同，遵循的是超解剖原理，虽然也研究了可剖而视之的形态结构及其病变，但更从解剖视野之外，研究了人的生命运动，才发现了"病机－病证－病候"病变系统。这个病变系统不具有解剖特性，被西医的解剖原理排除于视野之外。

再次，研究疾病的思维方式。"病机－病证－病候"病变系统是人的生命运动的，具有复杂特性和规律，如不可分解性、非加和性、功能性、相互作用、自组织等，不可还原和反还原。中医遵循的是系统思维，能够如实地发现它、理解它、调理它。而西医遵循的是还原思维，所研究的疾病要分解还原到细胞、分子、细菌、病毒及理化成分和指标，但"病机－病证－病候"病变系统不能做这样的分解还原，故西医至今也理解不了、研究不了。

总之，"病机－病证－病候"病变系统不是人体之病，而是人的生命运动之病，是人的复杂性病变系统，只有像中医那样，遵循系统思维原理、以人为本原理、超解剖原理，才能发现、理解、调理它。要深化和发展对这个病变系统的研究和调理，必须坚持和发展中医所遵循的医学原理。

中医的这一独到发现，不仅是发现了人的生命运动之病，而且认识到生命运动之病是个病变系统；不仅认识了这个系统的病变之不同于人体病变的特征，而且掌握了其发生与发展的规律；不仅从其发病规律找到了进行防治的途径，而且据以创造了如何辨证和论治的原则和方法，形成一整套辨证论治体系，迄今乃医学之独创。

中医发现的"病机－病证－病候"病变系统的基本规律，形成辨证论治的基本原理，最重要的是以下三条。

第一，发病规律。病变的发生是病机引致病证，没有病机就不发生病证，不同病机引致不同病证；病证外现病候，没有病证就不现病候，不同病证外现不同病候。

第二，辨证规律。逆着病变的发生方向，从外向内地认清病变。通过四诊察知病候，根据病候辨识病证，辨审病证以明病机。从病候到病证再到病机，一层一层地认清病变本质。

第三，治疗规律。纠正引致病证的病机，是治疗的目标和作用点。病机除而病证祛，病证祛而病候消。

在这里，"病机－病证－病候"病变系统是辨证论治的对象。其中，病候是四诊的对象，病证是辨证的对象，病机是治疗的对象。辨证论治是对这个病变系统的层次辨识和系统调理。

第三节　病证，生命运动的疾病态

在"病机－病证－病候"病变系统中，病证是核心，是辨证的对象。发现病证，辨识和调理病证，是辨证论治原理的精髓。病证的本质是什么？在认识上和理论总结上，迄今还有不少需要深究和研讨的地方。

一、"病证"概念界定

本书主张用病机、病证、病候三个概念来表述"病机－病证－病候"病变系统。认为，这个病变系统包括机、证、候这三个层次，为理论统一和逻辑严格，都冠以"病"字，谓病机、病证、病候。在这三个概念中，病机概念已较成熟，定义和理解比较统一。病候概念也较明确，"候，伺望也"，指外现的疾病征象。需要再予讨论和界定的，是病证与证候概念。目前对于证候概念的解释和使用不够统一，有时指证，有时指候，有时指证与候的统一体。本书主张，鉴于证与候是病变系统的两个层次，不是一回事，应该用两个不同的概念来概括，可以将证候概念进行分化，把"证"的含义归为"病证"，把"候"的含义归为"病候"。这样，本书所论病证，既非病机，也非病候，而是由病机引致又表现出病候的病变主体。

对于病证概念，再做以下界定。

第一，病证概念所指，就是各项辨证所辨之"证"，特别是20世纪80年代以来的"证本质研究"和"证的规范化研究"所论之证。已知的如八纲辨证所论之寒热、虚实、阴阳、表里等证，以及各项辨证所论之脏腑证、气血津液证、六经证、卫气营血证等。

第二，基于上述原因，沿用了"证"字，但不是"证即证据、征象"等古典含义，而是指由病机引致并表现出病候的病变。"证"字的"证据、征象"之义沿用已久，《内经》讲："病有远近，证有中外，治有轻重。"《伤寒论》讲："阳明病外证如何？答曰：身热，汗出，不恶寒，自恶热也。"《中华大字典》讲："證，候也。"又有研究将证与候统称为证候，如王叔和《脉经》讲"声色证候"，陶弘景《补阙肘后百一方》讲"具论诸病证候"，朱震亨《局方发挥》讲"各方所述证候"等。本书主张，为与证的古典含义相区别，特冠以病字，谓

"病证"，专指称之为"证"的那种病变。

第三，将病证与证候区分开来，病证专指证，不指候。病证是内在的病变，病候是其外现征象。病候与病证是表里关系，病候为表，病证为里。在辨证论治的现代研究中，已经日益明确地将病证与病候区分开来，对"证"进行专门的研究和界定，指出："它包括了病变部位、原因、性质，以及邪正关系，反映出疾病发展过程中某一阶段病理变化的本质。"[①] "证是对证候所进行的本质的病理的抽象与概括的产物；证候是体现在患者机体上的异常征象。"[②] 特别是 20 世纪 80 年代以来，以"证本质研究"和"证的规范化研究"为代表，对证进行了专门研究，系统地梳理和规范了证的界定和分类，总结出版了相关的论著和规范。赵金铎主编《中医证候鉴别诊断学》（1987）录证 311 条；冷方南主编《中医证候辨治轨范》（1989）录证 308 条；国家标准《中医病证分类与代码》（1996）录证 1624 条；国家标准《中医临床诊疗术语》（1997）定义证 800 条。本书所论之病证，就是这些研究所指的证。

总之，病证是"病机－病证－病候"病变系统的核心，是人的生命运动之病所在，它源于病机但不是病机，它表现出病候但不是病候，是辨证论治所辨的对象。

---

① 印会河 . 中医基础理论 [M]. 上海：上海科学技术出版社，1992：8
② 梁茂新，等 . 中医证研究的困惑与对策 [M]. 北京：人民卫生出版社，1998：126

二、病证本质再深究

病证的本质是什么？以"证本质研究"为代表，半个多世纪来，学界进行了多种探究，由于病证本质的深刻性和复杂性，努力相当艰苦，但还难说揭示了本质，认识需要再予深究。

1. 病证本质是病理学问题，不是诊断学问题

对于病证的本质，有些研究不是从病理学来探讨，而是将其仅仅理解为诊断学问题，因而很难打开揭示病证本质的道路。不少研究认为：

"证候，是一个独立的诊断学概念。"①

"证候不仅是中医的疾病模型，也是中医学特有的诊断概念。"②

"证候概念属于中医诊断学的范畴。"③

证候的确是中医临床诊断用的基本概念。问题在于，这个概念的性质，是病理学的，该概念之内涵的揭示和界定，只能由病理研究来解决，只是临床诊断应用了证候这个病理学概念。把临床诊断应用了病理学的证候概念，说成"证候是独立的诊断学概念"显然不合实际。

要揭示病证本质，必须进行病理研究，靠诊断学解决不了。

① 冷方南. 中医证候辨治轨范 [M]. 北京：人民卫生出版社，1989：3

② 邓铁涛. 中医证候规范 [M]. 广州：广东科技出版社，1990：1

③ 姚乃礼. 中医证候鉴别诊断学 [M]. 北京：人民卫生出版社，2002：3

2. 病证不是"症状组合"

有些研究把病证本质归结为"症状组合",不合实际。这些研究认为:

"证候指患病时出现的互有联系的一组症状。"[①]

"证候……是由若干个具有内在联系的、可以揭示疾病本质的症状所组成。"[②]

病证表现出病候,临床辨证就是根据一组病候来辨识病证,但那是从火候来辨识火焰的性质和燃烧程度,火候并不就是火焰。病证与病候是病变的两个层次,把病证界定和解释为症状组合,当成病候的相加和、集合体,或类似西医讲的"综合征"那样的东西,背离了病证的本质。

有些研究试图用西医病理学来界定,希望用一组病理指标来界定一个(种)证,甚至根据微观指标进行微观辨证。对于中西医结合研究来讲,可能是一种探索的思路,但对于病证本质研究而言,方向和道路都违背实际,按此思路只能远离病证本质而去。

3. 病证本质不是对病候抽象和概括的产物

一些有相当深度的研究,是按辨证的认识过程,将病证界定为对病候进行抽象和概括的产物。

---

① 辞海(上)[M]. 上海:上海辞书出版社,1989:1020
② 冷方南. 中医证候辨治轨范 [M]. 北京:人民卫生出版社,1989:4

"证，是机体在疾病发展过程中的某一阶段的病理概括。"[1]

"'证'是'证候'，它是机体在疾病发展过程的某一阶段出现的各种症状的概括。"[2]

"证候……它是疾病所处一定阶段的病因、病位、病性、病势等的病理概括。"[3]

"医者根据患者就诊时所表现于外的一组症状、体征组成的症候群，在'治病求本'的思想指导下，探求致病因素、病变部位、病情属性、邪正消长，并以之指导立法选方等全部思维过程的概括（结论），是医者借以说明患者当时疾病情况的一种术语。"[4]

"证是对证候所进行的本质的病理抽象与概括的产物。"[5]

这些论断的共同点是认为，病证是对病候（症候群）进行的病理抽象或概括。这些认识开始接近病证的本质，但还没有真正揭示出来。

说这些认识接近了病证本质，主要有三点：第一，认清了病证不就是病候，是产生病候的内在病变。第二，认清了病证与病候有表里关系，可以通过病候来认识病证。第三，认清

① 印会河. 中医基础理论 [M]. 上海：上海科学技术出版社，1992：8

② 北京中医学院. 中医学基础 [M]. 上海：上海科学技术出版社，1978：5

③ 冷方南. 中医证候辨治轨范 [M]. 北京：人民卫生出版社，1989：3

④ 邓铁涛. 中医证候规范 [M]. 广州：广东科技出版社，1990：11

⑤ 梁茂新，等. 中医证研究的困惑与对策 [M]. 北京：人民卫生出版社，1998：126

了病证是内在病变，不可直接诊察，只能通过对外现的病候来"抽象和概括"。

说这些认识还没有揭示病证的本质，主要有两点。

第一，病证发生于患者身上，不是"抽象和概括的产物"。上述各论所讲的"抽象和概括"，是临床辨证的认识过程，是对四诊所察的病候进行分析、综合、抽象、概括，得出辨证的诊断结果，是医者认为病人患的是"××证"。这的确是"抽象和概括"的产物，但它只存在于医者的认识中，并不就是病人身上所患的病证。病人身上的寒热、虚实、阴阳、表里等证，在求医之前，在四诊和辨证之前，早已存在，决非由医者"抽象和概括"而生。医者将其"抽象和概括"为"××证"，只是医者的认识，并非就是患者所患之病证，医者认识与患者实际是否吻合，有确诊与误诊的问题。因此，临床辨证的"抽象和概括"，只是医者的辨证结论，并不就是患者所患病证，更不是病证本质。

第二，病证本质的揭示，不能仅靠临床诊断，还必须进行病理研究。临床诊断所能研究的，只是已经发生并呈现于临床的病证，至于该病证是如何发生的，是哪里发生了什么样的病变，只能靠病理研究才能认识和揭示。这需要从人身上找出来，并从人身上加以阐明，弄清楚寒热、虚实、阴阳、表里等病证，在人身上的内容究竟是什么。由于病证的内容和性质深刻而复杂，不但靠临床诊察病候无法揭示其本质，就是靠现有的检测方法和手段（包括西医的）也还难以揭示其本质，需要发展新的研究，深入到比病候更深的层次，扩展到现有各种检测手段的能力范围之外，以全面理解人的"病机－病证－病候"病变系统为基础，来研究和揭示作为这一病变系统的核心的病证本质。

三、病证是生命运动态失常

病证究竟是哪里发生的什么性质的病变？

探究和回答这个问题，需要回到中医的以人为本原理。该原理把研究疾病的焦点，透过人体直指人的生命运动，去研究生命运动之态及其病变，"病机－病证－病候"就是人的生命运动的病变，其中的病证，就是生命运动的疾病态。

1. 生命运动态及其病变

需要提出和讨论"生命运动态"，以及其失常为病。

态，是系统的属性、功能、行为的整体性情状，即系统的系统质之态。它由条件支持和制约，随着条件的变化而变化。例如水，随着温度的变化有液态、气态、固态之变。人有多种态，不仅有解剖形态，更有生命运动态，即人的生命运动在一定条件下所现的情状。

人的生命运动是一种物质运动，运动是其本性，随着条件的变化而变化，呈现为不同的态。从医学的观点看，其态的变化主要有两种（两向、两极），即健康与疾病（不健康）。健康态是生命运动的正常态，这种态也不是刚性的，有弹性，是亚稳态，有极健康、健康、亚健康等态。随着条件的变化，健康态可朝不健康方向转化，变为未病、欲病、已病、重病等态。生命运动从健康态转向不健康态，就成为疾病态，病证就是这样的疾病态。

现有的科学研究还没有涉及"人的生命运动态"，只是研究到分子态、基因态、细胞态等。1926 年美国生理学家坎农提出"内稳态"概念，1932 年出版《躯体的智慧》做了系统阐述，是个重要进步，但所研究的还只是代谢和调节的一种生理机制，不是人的生命运动的稳态。"内稳态的根本特征就在于一些因素的相互作用，使得能在给定的时间保持给定的状态。"① 可惜这种研究没有深化和发展，至今没有进步到研究人的生命运动态。

真正地直接研究了人的生命运动态的，是中医。中医以人为本，超越解剖视野，超越受技术条件制约的实验，以临床防治为基础，直接地也专注地研究了现实的人的生命运动及其态的变化。中医提出"生气"概念和理论，研究了生气的运动变化，认识了生气之态，以及这种态的正常与失常，自然而必然地认识了生气态的失常为病，认识了"病机－病证－病候"，发展为辨证论治。所辨之证，就是生气态失常为病，就是生命

---

① 阮芳赋."内稳态"概念的发展 [J]. 自然科学哲学问题，1980（2）：73

运动的疾病态。

中医把人的生命运动作为天地运动的子系统，立于人天之际，研究人的生命运动之态及其变化。发现生命运动之态的正常与失常，就是人的健康与疾病，认识了其变化规律，成为中医认识的生理和病理的基本内容。其中，最具代表性的有以下几个方面。

人天相应态。认识到人的生命运动是宇宙物质运动演化到高级阶段的复杂运动方式，人天相应是规律。人的生命运动与天相应是正常态，即健康态，否则为病态。"从其气则和，违其气则病"，"人能应四时者，天地为之父母"，相当多的病证就是偏离人天相应的态。

正气存内态。人的生命运动与支持生命运动的条件之间是一种矛盾关系，中医研究了这种矛盾，将与生命运动不相匹配的条件称为邪气，它会干扰和冲击生命运动。从这一角度认识到"正气存内，邪不可干"是健康态，"邪之所凑，其气必虚"是疾病态。相当多的病证是偏离了正气存内态。

阴平阳秘态。阴阳是生命的主要矛盾运动之一，其正常态是阴平阳秘，是健康态。偏离或打破阴平阳秘，就转为病态。阴与阳的盛衰和失调为疾病态，阴阳离决为死亡态。相当多的病证是偏离或失去阴平阳秘的态。

气的出入升降守常态。气的出入升降是生命的物质能量信息运动，在自然条件下自我地形成出入升降之间的有序关系。这种关系守常为健康态，失常为病态。"四者之有，而贵常守，反常则灾害至矣。"相当多的病证是偏离或失去出入升降守常的态。

总之，中医研究的健康与疾病，是人的生命运动态的正常与失常。病证，是生命运动态的失常为病，即生命运动的疾病态。这种病变的病位在生命运动，不在解剖形态；病性是生命运动态的失常，不是解剖形态的失常，不是形态结构的器质性改变。这是中医之"证"与西医之"病"不可通约的本质。

中医没有提出"生命运动态"或"生气态"概念，却提出和讨论了"病态"。《内经》在"病能论""风论""方盛衰论"等篇，都论述了"病能"。能即态，病能即病态，王冰注："能，谓内作病形。"《内经》所论病能，主要指疾病征象之态，同时也包含和涉及"内作"之病。这说明《内经》时代已经开始研究"病之态"和"态之病"。

由于生命运动是复杂的，其态也是复杂的，包含多种子态，以及态的不同方面和层次，因此，态的病变也是复杂的。中医所认识的各种病证，如八纲证、脏腑证、六经证、气血津液证、卫气营血证等，各具不同的内容和特征，是人的生命运动态的不同病变，或不同子态及其不同方面和层次的病变。

必须强调，人的病变复杂，应当放宽眼界来理解和研究。有人体之病，它发生于人的形态结构，可局部解剖定位，可从病理解剖和病理生理来定性，西医着重研究了这类病变。更有人的生命运动之病，其本质是生命运动态的失常，可称为生命运动的疾病态。它不是解剖形态发生的异常，不可从解剖形态定位和定性，但可从生命运动定位和定性。这种定位和定性有空间的、时间的，更有功能的。中医辨证论治所辨的病证，是典型的生命运动疾病态，从一定意义上讲就是生命运动之病的"病灶"。寒热、虚实、阴阳、表里之证，以及脏腑证、气血津液证、六经证、卫气营血证、三焦证等，都各具特征，可从人的生命运动定位和定性，因而可以辨识，临床辨证就是这样辨的。有些人不懂病变的复杂性，特别是不懂病证是人的生命运动的疾病态，以医学殖民主义的态度，强行按西医的原理来验证和解释中医辨识的病证，必然风马牛不相及，造出许多学术混乱和纷争。

2. "证"的现代研究走向"功能态"

近几十年来关于"证"本质的研究，在事实的引导和逼迫下，认识正在向"人的生命运动之病"靠近。多种研究都明确地认识到，病证不是中医辨病论治之病，不是西医诊治之病，不是人体的形态结构之病，不是形态结构病变引起的机能异常，而是在这些病变之外的另一类病变，其本质是功能性的，有的称为人的功能态之病。

具有代表性的论述如下：

"证是人体异常功能态的反映。"

"证是多系统的功能变化。"

"证正好能较病更好地反映机体的功能改变，而这种功能改变不仅见于病人，且更多地存在于介于健康与非健康之间的广大的第三状态人群中。"

"证导源于脏象论，证是'立象以尽意'的理论模型……不是病理解剖的描述。"①

"中医辨证是将证定在这类特定的功能结构单位之上的。"②

"认识到证是功能态，不企望肾阳虚证找到一个和西医直觉的、解剖的、形态的相对应的脏器或组织，而在于找到调节失衡的发病部位与治疗的调节点。"③

这些认识虽然还没有揭示病证是人的生命运动态的病变，但已经在朝着这一方向前进，在逼近病证本质的真相。

3. 病证是人体功能的疾病态

20 世纪 80 年代，钱学森倡导开展人体科学研究，跳出解剖研究的窠臼，以中医、气功、人体特异功能提供的事实为基础，直接研究人的生命运动，提出"人体功能态"概念，建立人体功能态学说。④ 该学说指出，人体功能态是人的生命运动之态，是解剖形态之外的另一种态。

该研究发现，人体功能态是整体性的，是亚稳态，在不同条件下可转化为不同的态，有基态、激发态、超常态、异常

---

① 张枢明. 证的研究专家谈 [J]. 中医杂志，1996（7）：430
② 匡调元. 中医病理研究 [M]. 上海：上海科学技术出版社，1980：15
③ 沈自尹. 对中医基础理论研究的思路 [J]. 中国中西医结合杂志，1997（11）：643
④ 钱学森. 开展人体科学的基础研究 [J]. 自然杂志，1981（7）：1

态、疾病态等。从医学角度讲，功能态可有健康态与疾病态的转变。健康态也是亚稳态，可有多种变化，如醒觉态、睡眠态、警觉态、应激态、催眠态、气功态、灵感态、特异功能态等。疾病态同样有多种变化，如未病、欲病、已病、重病等。

该研究发现，人体功能态不但可变，而且可调、可练、可优化。中医以养生为代表的调养，可将其调养到优良水平。气功的内养功、轻功、硬功等可将其练到不同的特定水平。特异功的修炼可将人的一些特殊功能提高和发挥到超常水平。

该研究发现，人体功能态的异常化为病，是人的生命运动的失常，它完全不同于形态结构的异常为病。中医辨证论治的病证，就是人体功能态的病变，即疾病功能态。各种辨证所辨的证不同，各有特征，是各具特征的疾病功能态。钱学森指出：

"说'证'就是人体的一种功能状态，就把这个问题讲清楚了。"

"中医的辨证论治概念，可以理解成为用各种方法使偏离了正常状态的人体拉回到正常状态。"

"中医辨证论治的'证'，要用系统科学的语言来说，就是功能状态。"

"中医的'证'从系统论的观点来看，是完全科学的，是人体功能态嘛。"①

---

① 钱学森. 论人体科学 [M]. 北京：人民军医出版社，1988：76，150，302

总之，人体科学研究的是人的功能态，认为病证是人的疾病功能态，各种不同的病证是各具特征的疾病功能态。这一认识是从系统科学和人体科学的角度，对病证是人的生命运动的疾病态的现代研究和证明。

第四节 病机，生命的矛盾运动失调

病机，是中医认识的"病机－病证－病候"病变系统的最深层次，是引致病证的内在枢机，是辨证和治疗的关键。在迄今的医学中，只有中医认识和掌握了，是与西医不可通约的深层内容。

一、中医独到发现的病机

机，许慎《说文解字》曰："主发谓之机。"主发之机的本义，是指古兵器弩的弩机，弩机由弩牙、扳机构成，将箭栝扣于弦上，钩于弩牙，扣动扳机而箭发，故机为主发。现行的手枪、步枪、机关枪等，都有扳机，扣动扳机而发射。机的"主发"之义后被广义化，以指事物发生和造化的枢机，《庄子·至乐》论"万物皆出于机，皆入于机"，即为此义。

病机，是疾病主发之机。张景岳说："机者，要也，变也，病变之所由出也。"[①]病机概念的提出，可溯至秦汉时期。《灵

---

① 张介宾. 类经 [M]. 北京：人民卫生出版社，1982：376

枢·九针十二原》曰："粗守关，上守机""知机之道者，不可挂以发；不知机道，叩之不发。"《神农本草经·序录》曰："凡欲治病，先察其源，先候病机。"《素问·至真要大论》曰："审察病机，无失气宜""谨守病机，各司其属。"《素问》首论病机十九条，系统地总结了对病机的基本认识，奠定了病机学说的理论基础。

此后两千多年，病机研究有了系统的发展，形成中医特有的病机学说。病机学说系统地研究和总结了各种病机，将其分为两大层次。一是基本病机，即疾病主发的基本枢机，包括阴阳失调、气机失常、正邪交争等，常称"三大病机"。二是具体病机，即各具特征的不同疾病所主发的特定病机，多样复杂，已总结了二三百种，可从不同角度来分类，如宋鹭冰主编的《中医病因病机学》把病机分为12类，计269种①。目前多以辨证论治体系为纲来总结和分类，包括脏腑病机、经络病机、气血病机、津液病机、六经病机、情志病机、痰饮病机、卫气营血病机、三焦病机等。

病机为中医所独到的研究和发现，其独到所见主要有二。

第一，病机将病因转化为病变。

疾病是怎样发生的？目前有多种研究，如病源学、病因学、病机学、发病学等，研究的角度和深浅不同。广义的病源

---

① 宋鹭冰. 中医病因病机学 [M]. 北京：人民卫生出版社，1987：162-366

学包括病因和病机，而其本义，是将已生的疾病作为流而追溯其源，即疾病本身的发生之源，就是病机。

病因学所研究的，如中医讲的内因、外因、不内外因，西医讲的物理的、化学的、生物的、特异的与非特异的等病因，都是引起或导致疾病的条件，没有这样的条件就不会发生疾病。但是，它不存在于疾病之内，更不是病变之变的内容。而且，有这样的条件未必一定引起疾病，这要看人的个体对它的适应性，同样致病条件下，有人生病，有人不生病。

发病学的兴起较晚，研究的不是病因，也不是疾病怎样发生，而是"病因作用于机体使疾病发生以后"，疾病作为一个运动发展的过程，不断向前演变、推移，经过一定的时间或阶段后，最终趋于结束的问题。因此，该学说与病因学和病机学无关，应正名为"疾病演变学"。

病机是唯中医所研究的。病机不是病因，而是把病因转化为病变的枢机。病因是致病条件，它本身不是病变，是它通过一个转化环节才引起疾病。中医发现了这个环节，称为病机，即疾病的"主发之机"，是病因"扣动"了这一主发之机，才引起疾病。也就是说，病机是致病条件引发病变的转化枢机，病因是推动和通过它的转化才引起疾病，不推动和不通过它，就不能引起疾病。在病因引起疾病的转化过程中，病机的枢机作用首先有"开关"的性质，即"1 或 0"的病与不病的决定作用；同时，其枢机作用又是生命的调理机制，转化是变量、变速、变性的。它决定着转化的快慢和轻重，相同的病因，病机转化的不同速度和程度，决定着病变的不同速度和程度，以及不同的预后。它决定着转化的方向和性质，不同的病因通过同一病机可转化为同一病变；相同的病因通过不同的病机可转化为不同的病变；单一的病因通过复杂的病机可转化为复杂性病变；复杂的病因通过单一的病机可转化为单一性病变。

第二，病机是人的自组织机制失常。

病机在哪里？致病条件引起了什么改变，才转化成为疾病？

中医的认识很清楚，病机不是外来损伤，而是内源的，在人身内部，在人的生命运动中，即所认识的阴阳失调、气机失常、正邪交争等等。这是什么，是人的什么？它怎样将致病条件转化为病变？

这需要回到人的生命运动的本性，即自组织。自组织是生命运动的根本特性，它对于作用于生命系统的各种条件（营养的、致病的、治疗的等）都自主地进行组织并做出反应，可以抵御、排斥、适应、吸收、转化、积累、滞留等，"未经我手，一律无效"。在正常自然条件下，其转化效应是正常的，生命运动呈健康态；在转化机制和过程失常的情况下，转化效应就不正常，呈现为疾病态。是致病条件对自组织机制和过程的干扰和破坏，或乘其虚，使自组织机制和过程失常，将致病条件转化为生命运动的疾病态。

病机与健康之机是一个东西，或者说是一个东西的正反两面，就是人的自组织机制。这一机制正常，就健康，对各种作用因素的组织结果都是健康，即"正气存内，邪不可干"。这一机制失常，就把各种作用因素组织为失常效应——病变，即"邪之所凑，其气必虚"。人的自组织机制的内容丰富而复杂，其失常可以是整体性的，也可以是某层次、某方面、某一项的，因而病机有整体性的，也有某层次、某方面、某一项的。中医认识的几百种病机及其不同类型，正是对病机的这种复杂性的如实反映。

中医认识的病机，不是人体病的，而是人的生命运动之病的，是"病机－病证－病候"病变系统的，是这个病变系统的最深层次，是这个病变系统的发端。是致病条件推动了病机，由病机引致病证，病证外现病候。

二、病机本质是矛盾关系失调

人的生命运动是自我更新、自我复制、自我调节的统一，在不同层次和不同方面包含着众多的矛盾运动，生命运动是在这些矛盾运动中"走钢丝绳"。自组织是在钢丝绳上保持平衡的机制，它强力地使生命在矛盾运动中保持有条件的有序稳定，中医称之为"调"或"和"。由于内外条件的变化，会干扰和冲击自组织的机制和过程，一旦干扰和冲击超出自组织的调节能力，矛盾关系就由"调"转向"失调"，"失调"即为病机。

调，是矛盾关系的一种性态，是一种有序稳定态，即健康；失调，是这种性态的偏离、失佳，即病机。中医研究和认识了人的生命运动的若干基本矛盾运动，特别是自组织机制的一些基本矛盾运动，以及其失调致病的机制，成为病机学说的基本内容。

阴阳是人的生命运动的一大基本矛盾。阴阳自和是其本性，阴平阳秘是自我建立和保持的本态，致病条件不改变这一本性和本态，就不能为病。只有影响和干扰阴阳自和的机制和过程，使阴阳和而不佳或不能，形成阴阳失调，才发为病变。失调的具体情况多样（阴虚、阳虚、阴阳两虚、阴盛、阳亢等），引发的病变也多样。

气机是人的生命运动的又一基本矛盾。其自然本性和本态是出入升降之畅达和调的常守，致病条件不改变这一性态，就不能为病。只有影响和干扰这一性态，使之失常（气郁、气滞、气逆、气陷、气虚等），才发为病变，气机失常的性质和程度决定着引发之病变的性质和程度。

正邪也是人的生命运动的一大矛盾。正气指人的生命运动的本性和本态，特别是其自组织机制和能力；邪气指与人的正气不相匹配甚至相恶相杀的内外条件。正气与邪气的矛盾伴随人的一生，基本规律是"正气存内，邪不可干；邪之所凑，其气必虚"。正与邪的盛与衰，虽然各有其绝对值的变化，但正与邪的矛盾关系之调与失调是相对的。没有不以正气而论的邪气，邪不得正虚不能独伤人，只有达到"正不胜邪"的性态，才会发为疾病。

需要强调，这些病机的本质，是生命运动的矛盾关系失调。一方面，病机之"机"是阴阳、气机、正邪等矛盾关系，不是什么物质成分。另一方面，病机之"病"是矛盾关系"失调"，失的是"调"，更不是什么物质成分。对于调与失调，中医有明确的认识和评价标准，《内经》曰："亢则害，承乃制，制则生化，外列盛衰，害则败乱，生化大病。""亢者，盛之极也。制者，因其极而抑之也。""盛极有制而无亢害，无亢害则生化出乎自然。"①

有些人不懂这样的规律，简单（愚蠢）地按西医原理，试图将病机归结为特异性物质成分或理化指标，例如将阴阳提纯为"阴素""阳素"，将风邪和寒邪提纯为"风素""寒素"，或将"暑、湿、燥、火"从温度和湿度方面规定出具体指标，也就无法不碰壁了。

以正邪病机为例来看，外气之是否为邪，是将人放到其母系统（宇宙、太阳系、地球）中，从人天关系来判断的。

第一，外气的变化在时空坐标失常为邪。外气的变化何以为"六淫"？以其在时空坐标的当位与不当位为标准，其要者

---

① 张介宾 . 类经 [M]. 北京：人民卫生出版社，1982：827

有三：①"非其位则邪，当其位则正"。②"非其位则邪"又有二，即"至而不至"为气淫；"不至而至"为气迫。③"当位"但当位程度不佳为邪，即"至而太过"或"至而不及"均为邪。总之，六淫为邪的本质是其变化与时空坐标错位。人天相应，应于天的时空变化，外气变化悖于天的时空变化，必成人的生气之邪。

第二，外气的变化与人身之气的关系失常为邪。外气为淫是否一定致病或致所有人皆病？不，是否致病取决于外气与人身之气的关系。基本有两条规律：①外气变化"莫不为利，莫不为害"，关键在人身之气的应不应。即如《吕氏春秋》所论："四时之化，万物之变，莫不为利，莫不为害。"②外气变化是否为邪致病，没有特异标准，取决于对人身之气的匹配关系。外气的正常变化对有些人可能为邪，异常变化对有些人未必成为邪，关键在于人身之气的正与虚，"邪之所凑，其气必虚"。"其气必虚"又分两种：一是绝对的虚，即"精气夺"，外气的正常变化也难适应；二是相对的虚，即"邪气盛"，人身之气正常，但外气变化剧烈，超出其适应能力。总之，判断正与邪是一种矛盾标准。

第三，正不胜邪为病。人身之气与外气的矛盾关系在什么情况下致病，什么情况下不致病？这并不取决于单方面的性态和变化，而是由矛盾双方的关系决定，基本规律是"从其气则和，违其气则病"，即"应则顺，否则逆，逆则变生，变则病"。而"违其气则病"又有三种情况，即"邪气盛则实""正气夺则虚""两虚相感"。总之，都是矛盾关系失调。

三、病机是疾病防治的枢机

发现和揭示病机，认清了病机引致病证的规律，也就找到了从病源防治病证的途径，辨证审机、调理病机，成为辨证论治的深层原理。

1. 辨病证，审病机

《列子》曰："圣人不察存亡，而察其所以然。"中医辨证，不停留于辨识"存亡"之病证，而是深审引致病证的病机，认清病源和病本，以为治疗途径。

《内经》讲："观权衡规矩，而知病所主。""必伏其所主，而先其所因。""谨候气宜，无失病机。""审察病机，无失气宜。"《神农本草经》讲："凡欲治病，先察其源，先候病机。"

张仲景作为辨证论治的始创者，在《伤寒杂病论》的"自序"中讲："虽未能尽愈诸病，庶可以见病知源，若能寻余所集，思过半矣。""见病知源"是其思想精髓，提出了辨证审机的基本原理。在现行《伤寒论》的 398 条经文中，有 153 条论及病机。例如，第 27 条"此无阳也"；第 108 条"肝乘脾也"；第 174 条"表有热，里有寒"；第 192 条"胃中虚冷"；第 217 条"表虚里实"；第 324 条"胸中实；膈上有寒饮"等。

临床辨证，善审机者灵，不识机者庸。历代医家就此有多种经验总结。孙思邈《千金翼方》讲："夫欲理病，先察其源，候其病机。"王焘《外台秘要方》讲："若不能精究病源，深探方论，虽百医守疾，众药聚门，适足多疑，而不能一愈之也。"宋《太平圣惠方》讲："夫处方疗疾，当先诊知病源。"张景岳《类经》讲："夫病机为入道之门，为跬步之法，法有未善，而局人心目。"

2. 据病机，立治法

治疗，治什么？怎么治？

不同医学有不同思路，有多种治疗目标（靶点），多种治疗方法。中医防治也有多种方法，有对症治疗、对病治疗、对证治疗、对因治疗等。辨证论治的治，精髓在对机治疗，即针对病机，调理病机。这是辨证论治在治疗学上的重大贡献。

调理病机是辨证论治的治疗原理，治疗原则和各项具体治法都由此而出。最典型的，是根据正不胜邪、阴阳失调、气机失常这"三大病机"，确立的扶正祛邪、燮理阴阳、调理气机这"三大治则"。各项具体治法，也是以调理病机为主干和核心。基本治法如解表法、泻下法、和解法、清热法、温里法、理气法、理血法、祛湿法、祛痰法、消散法、补益法、安神法、开窍法、治风法、固涩法等，都是调理病机之法。

以虚证为例，其病机是"虚"，治则是"虚则补之"，立有补法。然虚证有多种，如气虚、血虚、阴虚、阳虚等，不同的虚证以不同的补法进行调理。气虚要补气，有补气法；而气虚又有多种，有脾气虚弱证，要用益气健脾法；有中气下陷证，要用益气升阳法。再如血虚证，要补血，有补血法；而遇气血两虚证，则需气血双补法。更如阴虚证，要补阴，有补阴法；而阴虚证又有肝肾阴虚证，要用滋补肝肾法；有阴虚火旺证，要用滋阴降火法；有肺肾阴虚证，要用滋补肺肾法等。

3. 调病机，理关系

病机的本质是生命运动中矛盾关系失调，因而针对病机的治疗，就是调理失调的矛盾关系，而这种调理是基于对生命运动的矛盾关系的深刻理解，以及对其运动规律的正确认识。

以三大病机为例，对于正邪、阴阳、气机都有专门的研究和学说，认识了其运动变化的基本特性，掌握了其关系失调致病的规律，也就找到了进行调理的途径。治疗的本质是调理病机，而调理病机的本质则是调理正邪、阴阳、气机的矛盾关系，使其从失调回到和调。

从阴阳矛盾来说，认识了阴阳的互根、互生、互化、互用基本规律，以及由其而来的阴病及阳、阳病及阴、阴病治阳、阳病治阴等关系。研究发现，阴阳失调的主要病机有阴盛阳衰、阳盛阴衰、阴阳俱衰、阴阳相错、阴阳两感、阴阳之变、阴阳反作、阴阳交亏、阴阳胜复、阴阳离决等。针对这些复杂失调，燮理阴阳的治则不是针对单一方面的填平补齐，而是"谨察阴阳所在而调之，以平为期"。对于阴阳的偏盛偏衰，有泻阳、补阳、抑阴、滋阴等治法，更有回阳摄阴、滋阴潜阳、升水降火、引火归原等法。这些治法的作用点，有的是单一方面，或阴或阳，但效应点是阴与阳的关系；有的是作用于两方面，其效应点更是阴与阳的关系；有的是调阴治阳或调阳治阴，其效应点同样是阴与阳的关系。总之，针对病机的复杂情况，治法的作用点也复杂，但其目标和效应点都是阴与阳的关系，促其回到阴平阳秘。故中医称治疗为"调理"，"夫所谓调者，调其不调之谓也"，"平气之道，平其不平之谓也"。①

根据阴阳的互根、互生、互化、互用规律，调理阴与阳的关系还有更深的机制，如王冰注《内经》所讲："壮水之主，以制阳光；益火之源，以消阴翳。"这种治法不是直接对偏盛偏衰的阴和阳进行调理，而是调水之主、火之源，以制阳光和消阴翳，这是调理阴阳关系的纵深机制的法则。王应震总结称："见痰休治痰，见血休治血，无汗不发汗，有热莫攻热，喘生休耗气，精遗不涩泄，明得个中趣，方是医中杰。行医不识气，治法从何据，堪笑道中人，未到知音处。"②此论精辟地道出了病机调理的真谛。

---

① 张介宾．类经 [M]．北京：人民卫生出版社，1982：327
② 张介宾．类经 [M]．北京：人民卫生出版社，1982：323

第八章

生态调理原理

生态调理是中医防治学的基本原理。该原理是以人为本原理和辨证论治原理在疾病防治中的贯彻和体现。由于认识到疾病的本质是人的生命运动之态的失常，病机是生命中矛盾关系的失调，因而防治之道就必须针对病机，通过调理来防止和纠正其失调，以使生命运动之态保持或恢复正常。这种调理的对象和机制都是生命的、生态的，是生态调理。其核心，是认识到人的生命的自组织特性，据以形成依靠、调动、发挥生命的自组织机制进行自主调理的艺术，它是疾病防治学的第一大法。中医的生态调理原理完全不同于西医的对抗式治疗，代表着防治学发展的根本方向。

第一节　疾病防治，生态为道

中医防治学是一个庞大的体系，包括道、学、法、技等层次，道是基本原理。道者，首走也，置人于路，行而以达，成功为德。医学的防治之道，是防治的"首走也"，导防治之路，成医治药效之德。中医的防治之道，可概言为生态调理。

一、生命之病，治于生命

君子务本，本立而道生。中医的防治之道，立于以人为本，以人的健康与疾病为本。中医研究的焦点不是已成之病，而是人，是人的生命运动，是生命运动的健康与疾病之变。因而所谓防治，首先是对人的生命运动的调理（养生），然后才是健康与疾病之变（治未病和欲病），最后才是已成之病（治已病）。张介宾解"内经"曰："内者，性命之道；经者，载道之书。"（《类经》）此论至矣。中医之道在性命，防治之道在调理性命。

医学的历史虽久，但大多重技艺而不重道。公元 10 世纪的阿拉伯医学就把医学理解为"技艺"，认为"医学就是如何维护健康的技艺和健康丧失时使之恢复健康的技艺。"（阿维森纳《医典》），而由工业文明孕育的现代西医，则把工业原理转化为防治之道，用机器和技术武装了，却把医疗变成机械、物理、化学流程，把医师变成操作和服从机器的工匠。

中医卓然鹤立，以人为本，遵性命之道，把关注的焦点集中于人的生命运动的健康与疾病。其研究和防治的重点从"辨病"深入到"辨证"，从人体深入到人的生命运动，认识到疾病是人的生命运动之态的失常，发现了"病机－病证－病候"病变系统。所谓疾病防治，就是调理生命运动的健康与疾病之变，就是要找到引致生命运动失常的机制和条件（病机和病因），对其进行调理，形成生态调理模式。这种防治之道的特点有三。

第一，立于人的生命运动。是以人为本原理在防治领域的贯彻和体现，立足于人的生命运动（而非人体），是从医学的角度对人的生命运动之态的正常与失常进行调理。这种调理的对象和内容都是生命的、生态的，因而在本质上是生态性的。

第二，调于健康与疾病之变。着眼点不限于疾病，更不限于人体之病，而是人的生命运动的健康与疾病之变。认清并驾驭了生命运动的健病之变规律，健为正，病为变，因而防治以扶正防变为基，以调变归正为治。与那种视病变为敌寇，必欲剿而灭之的观念相悖。

第三，理于健病变化之机。生命运动的健病之变有内外条件，关键是生命运动自身的"失常"，即病机。中医专门研究了病机，它是生命运动的健病之变的枢机，各种病变无不出于病机，入于病机，故也是防治的枢机。中医称防治为调理，调理者，调病机也。病机是生命的矛盾运动失调，调理病机，就是调理失调的矛盾运动，以理正失常的生命运动之态。

以生态调理为道，中医研究和发明了生态调理的学术、方法、技艺，形成以生态调理为纲的防治体系。这一体系包含着养生、未病、欲病、已病等不同层次的生态调理。其中，对于已病的治疗，生态调理原理也深刻而具体地贯彻到治则、治法、技艺等层次。

治疗原则深刻地贯彻着以人为本，是如何调理人的生命运动之态失常的基本原则。如扶正祛邪、燮理阴阳、调和气血、调理脏腑、正治反治、标本缓急、因人因时因地制宜等。这些原则是对生命运动的健病之变规律的认识和驾驭，针对的是病机，调理的是生命运动中的矛盾关系，目标是理正生命运动之态。

治疗方法是治疗的途径、方式、程序，是防治之道和治疗原则的具体操作，包括药治法与非药治法。常用的药治法有：解表法、泻下法、涌吐法、和解法、清热法、温里法、理气法、理血法、祛湿法、祛痰法、消散法、补益法、安神法、开窍法、治风法、固涩法等。常用的非药治法有：导引、针灸、推拿、按摩、拔罐、刮痧，以及饮食、音乐、心理疗法等。这些治法的作用性质和功效性质，都是典型的生态调理，不具有西医药那种对抗性和特异性作用。

治疗技艺是治疗疾病的手段、工艺、手艺，包括"硬件"（设备、器具等）和"软件"（工艺、手艺等），是防治之道、疗治原则、治疗方法的物化和操作化。中医的治疗技艺丰富多彩，代表性的有：中药技术（生产、炮制、鉴定、药性开发、临床用药等）、方剂技术（组方配伍、方因证立、方从法出、圆机活法等）、针灸技术（针具、针法、灸具、灸法、取穴、配伍等）、推拿技术、按摩技术、拔罐技术、刮痧技术，以及薄贴法、外敷法、割治法、塞纳法、熏法、洗法、漱法、熨法等。这些技术的作用机制各有特点，却遵循共同的基本原理——通过调理人的生命运动而奏效。

总之，中医的防治之道以人为本，对人的生命运动及其病变进行调理，以其为纲，形成生态调理的道、学、法、技体系。

二、上医医人，下医医病

生态调理的首务，不是治病，而是调养人的生命运动。对此，有的称"不治已病治未病，不治已乱治未乱"，有的称"上医医国，中医医人，下医医病"，有的称"上医医未病之病，中医医欲病之病，下医医已病之病"。这些论断都指明了，中医防治的焦点，不是病，而是人。

以病为本的医学，注意的焦点在病，把病与人分割开来，把病从人身上分离出来，孤立地研究和处理病，把病视为与人无关的病理现象，把人视为生病的"土壤"或"载体"，所治的是存在于土壤或载体上的病。然而事实并非如此，只要"从0开始"研究病，研究其发生和发展，就一定会认清，病变的本质是人的生命运动失常，首先是所谓的"土壤"或"载体"发生异常，然后才由异常化的土壤或载体产生疾病，因此，防治必须从调理土壤和载体开始，就是中医强调的"医人"，医生病之人。

所谓"医人"，就是调理人，调养人的生命运动。其义大者有二：首先是养生，调养人的生命运动。其次是调理生病之人，病由人生，病是人的生命运动失常，故治疗之本是要调理生病之人，将其失常的生命运动调正，以消其病。

中医的养生理论和实践所达水平世界唯一。早有《庄子》之论："吾闻庖丁之言，得养生焉""善养生者，若牧羊然""帝王之功，圣人之余事也，非所以完身养生也。"后有《荀子》曰："以养生为己至道，是民德也。"而至《内经》，系统地总结了养生之道，其理至高至深，可谓医人之大道。其论曰："其知道者，法于阴阳，和于术数……故能形与神俱，而尽终其天年，度百岁乃去。""故合于道，所以能年皆度百岁而动作不衰者，以其德全不危也。"

养生不就是治未病，它比治未病有更高的境界、更高的目标、更高的要求。其注意的焦点不在疾病，而在健康；不是防病，而是提高健康水平；不是避免疾病的痛苦，而是尽享健康之福；特别是，力求把健康之福增进到自然可能的最高水平。养生的基本原则是"道法自然"，主要方法不是用药，而是要知道循道，据以调理生活方式，排除不利或有害于生命运动的行为，自觉地按生命的自然之道生活。这是中医特有的内容，它超出了医疗范畴，专于管理和增进健康，是一门健康医学。

《内经》对养生有系统的专门论述，指明人的生命之本在天地，养生要立于天地之根，秉于天地之气，应于天地之运。循此道养生者，可分别达到真人、至人、圣人、贤人四种水平。真人者，"提挈天地，把握阴阳，呼吸精气，独立守神，肌肉若一，故能寿敝天地，无有终时。"至人者，"淳德全道，和于阴阳，调于四时……此盖益其寿命而强者也。"圣人者，"处天地之和，从八风之理……形体不敝，精神不散，亦可以百数。"贤人者，"法则天地，象似日月……合同于道，亦可使益寿，而有极时。"

总之，中医防治的生态调理，核心在医人。人是疾病发生和发展之本，也是疾病防治之本，调养人是中医防治之首务。

三、求本治本，气内为宝

中医的生态调理，把"未病、欲病、已病"统一起来，从疾病发生和发展的整个过程来调理。这一过程在时间上有先后，在变化上有标本，中医认识了其标本规律，总结为标本理论，强调"治病必求于本"。孔子曰："其本乱而未治者否矣。"列子曰："圣人不察存亡，而察其所以然。"张介宾论曰："本者，原也，始也，万事万物之所以然也。世未有无源之流，无根之木，澄其源而流自清，灌其根而枝乃茂，无非求本之道。""唯是本之一字，合之则唯一，分之则无穷。"[①] 中医的标本理论强调，病有标本，要区分标本，重在求本治本。所求所治的标本层次众多，要者有四。

---

① 张介宾. 类经 [M]. 北京：人民卫生出版社，1965：322

第一, 六气标本。五运有纪, 六气有序, 四时有令, 阴阳有节, 皆岁气也, 人气应之, 是为天和。六气之司天、在泉、胜气、复气、主气、客气的变化, 分标与本。《内经》曰: "气有从本者, 有从标本者, 有不从标本者也。""是故百病之起, 有生于本者, 有生于标者, 有生于中气者, 有取本而得者, 有取标而得者, 有取中而得者, 有取标本而得者, 有逆取而得者, 有从取而得者。""知标与本, 用之不殆, 明知逆顺, 正行无问, 此之谓也。不知是者, 不足以言诊, 足以乱经。""言标与本, 易而勿损, 察本与标, 气可令调, 明知胜复, 为万民式, 天之道毕矣。"(《素问·至真要大论》)"必先岁气, 无伐天和。无盛盛, 无虚虚, 而遗人夭殃。无致邪, 无失正, 绝人长命。""化不可代, 时不可违……养之和之, 静以待时, 谨守其气, 无使倾移。"(《素问·五常政大论》)

第二, 人病标本。病为人所生, 人为病之本, 故曰病为标, 人为本, 治病求本必求于人。《内经》曰: "圣人之治病也, 必知天地阴阳, 四时经纪, 五藏六府, 雌雄表里……治病之道, 气内为宝。"(《疏五过论》)气内者, 人之元气也, 元气正则健, 不正则虚则病, 诊疾治病须先察元气, 所谓"气内为宝", 即诊察、顾护、依靠元气是防治疾病之根本和首务。这一思想首先贯彻于养生中, 主张"故凡养生, 莫若知本, 知本则疾无由至矣"(《吕氏春秋·尽数》)。同时又贯彻在临床防治中, 强调毒药治病, 服之有约, 进止有节, 以元气之应为度。

《内经》曰:"大毒治病,十去其六,常毒治病,十去其七,小毒治病,十去其八,无毒治病,十去其九。"张介宾论曰:"死以生为本,欲救其死,勿伤其生。邪以正为本,欲攻其邪,必顾其正……总之求本之道无他也,求勿伤其生而已。""故治虚邪者,当先顾正气,正气存则不至于害……世未有正气复而邪不退者,亦未有正气竭而命不倾者。""凡治病之道,攻邪在乎针药,行药在乎神气,故治施于外,则神应于中,使之升则升,使之降则降,是其神之可使也。若以药剂治其内而藏气不应,针艾治其外而经气不应,此其神气已去,而无可使矣。""病不许治者,病必不治,治之无功矣。"①

第三,病机标本。疾病之发生,是病机为本,病证为标,病机引致病证,故治病证,须以调病机为务。《内经》曰:"审察病机,无失气宜""谨守病机,各司其属。"(《素问·至真要大论》)张介宾论曰:"机者,要也,变也,病变所由出也。凡或有或无,皆谓之机,有者言其实,无者言其虚。求之者,求有无之本也。譬犹寻物一般,必得其所,取之则易。"②"病变虽多,其本则一。知病所从生,知乱所由起,而直取之,是为得一之道。譬之伐木而引其柢,则千枝万叶,莫得弗从矣。"③

① 张介宾.类经 [M].北京:人民卫生出版社,1965:323,330,349,350
② 张介宾.类经 [M].北京:人民卫生出版社,1965:376
③ 张介宾.类经 [M].北京:人民卫生出版社,1965:15

第四，病变标本。病有先后新旧等变，有标与本之分，故须察此标与本，以求本治本。《内经》曰，病有标本，取有逆顺，治有先后。张介宾论曰："先者后之本，从此来者，须从此去。急者缓之本，孰急可忧，孰缓无虑。内者外之本，外实者何伤，中败者堪畏。下者上之本，滋苗者先固其根，伐下者必枯其上。虚者实之本，有余者拔之无难，不足者攻之何忍。真者假之本，浅陋者只知见在，精妙者疑似独明。"①

总之，中医如实地认识到病变是生命运动失常的过程，这种失常过程又发生于其生态系统中，内外、上下、前后都存在标与本的关系，认清具体病变的具体标本关系，求本治本，是生态调理的重要法则。这种生态调理并不限于已病时，而是首尾一致地贯彻于养生、未病、欲病、已病的全过程，形成"养生知本，诊病求本，祛病治本，愈病固本"防治系统。

第二节　要调理，不要对抗

中医的生态调理原理从根本上区别于西医的对抗式医疗，其差异主要有二：一是生态，生态调理的性质和内容是生态的，不是化学治疗。二是调理，生态调理的目标是失调的矛盾关系（病机），作用方式是调理，不是对抗。

---

① 张介宾. 类经 [M]. 北京：人民卫生出版社，1965：323

对抗式医疗的目标是病原菌和病灶，作用方式是以化学药物来抗菌、杀菌和修复病灶。生态调理是中医所认识的病变本质和规律在防治学上的遵循和贯彻，是迄今最高和最深的防治原理，代表着防治学发展的根本方向。

一、西医的对抗式医疗

西医的治疗模式发生过多次转变。古希腊的希波克拉底曾主张以人为本的生态式治疗，但到了中世纪那"黑暗的一千年"，医学成为神学的婢女，所有医生都是牧师，疾病被认为是上帝的惩罚，治疗是要祷告、行按手礼、自相鞭笞、疯狂跳舞、到耶路撒冷朝圣等。[①] 文艺复兴之后，把近代欧洲科学革命和技术革命的成果引入医学，发展了全新的医学研究和医疗模式。18 世纪，按力学和机器原理，形成医学的机器模式和医疗的修理模式。普鲁士御医拉美特利于 1747 年出版《人是机器》，提出："让我们勇敢地做出结论：人是一架机器。"[②] 由此形成的医疗模式是："身体是机器，疾病是机器故障的结果，医生的任务是修理机器。"[③] 到了 19 世纪，医学将新兴的物理学、化学特别是生物学的知识和方法移植来研究和解决医学问

---

① 文士麦.世界医学五千年史 [M].北京：人民卫生出版社，1985：51，57，66
② 拉美特利.人是机器 [M].北京：商务印书馆，1959：73
③ 恩格尔，黎风.需要新的医学模型：对生物医学的挑战 [J].医学与哲学，1980（3）：88

题，从机器医学转变为生物医学。这种模式把人理解为生物学客体，把人的生理、病理现象解释成为物理学、化学、生物学现象。美国医学家恩格尔总结称："这种模式认为疾病完全可以用偏离正常的可测量的生物学（躯体）变量来说明。""疾病的一切行为现象必须用物理化学原理来理解""任何不能作如此解释的必须从疾病范畴中排除出去。"[①] 这样，人的疾病就被阉割成为物理学、化学、生物学的异常，其防治就简化成为解决疾病中的物理学、化学、生物学问题。

　　与生物医学模式相伴而生的，是疾病治疗的对抗原理。对抗式医疗的基本点是：①注意的焦点不是人的生命运动，而是人体之病，主要是人的解剖形态的器质性病变。②所谓疾病，是由特异性病因引起的特异性病理改变，造成可局部定位的病灶，其基本矛盾是损伤与抗损伤。因此，治疗就是要抵抗损伤、消除病因、纠正病理、祛除病灶。③找到了特异性病因——病原微生物，也找到了可消灭病原微生物的"魔弹"——化学药物，发展了抗菌、抗病毒、消炎等医术，发展了以特异性药物消灭特异性病原微生物的医疗。医疗成为抗菌治疗与病原微生物之间的一场战争，人体成为这种战争的战场。④研究和发展了直接消除病灶的医术，包括手术切除、化疗、放疗、器官移植、人工器官等。

---

① 恩格尔，黎风.需要新的医学模型：对生物医学的挑战 [J]. 医学与哲学，1980（3）：88

对抗式医疗的形成有其基础，除了西医学的基本原理，还有病原微生物、化学制药、医疗器械等研究的进展和成果。其中，特别重要的是病原微生物的发现和抗菌药的发明。巴斯德首先创立微生物学说，此后科赫发现了病原微生物，创立医学的细菌学，揭开了传染病之谜。[①]贝林"被吸引到寻找摧灭这些病菌的新方法中去"，他认为"有可能将由病原菌激发产生的防御性物质分离出来，并利用它对抗疾病"，他成功地发明了血清疗法。[②]然而，血清疗法的适用范围有限，所以他又寄希望于更广泛的化学疗法，但能有效地杀灭病原菌的化学物质总是对人的机体产生剧烈的毒性作用。化学家艾利希进行了新的努力——"寻找既能杀灭病原微生物又不致伤害宿主的物质"，他于 1910 年宣布找到了这种"魔弹"（magic spheres）——肿凡纳明。[③]此后，多马克发明磺胺，弗莱明发明青霉素，接着是系列化学药物的发现和应用。于是，西医的治疗进入化学时代，对抗式医疗发展成为对抗式化学医疗。

西医的对抗式化学医疗有几个突出特点。

第一，是 16 世纪以后欧洲的科学技术革命和工业革命在医学的投影。表现为对疾病本质之理解的对抗性、治疗原理的

---

① 文士麦. 世界医学五千年史 [M]. 北京：人民卫生出版社，1985：155
② 文士麦. 世界医学五千年史 [M]. 北京：人民卫生出版社，1985：155，156
③ 文士麦. 世界医学五千年史 [M]. 北京：人民卫生出版社，1985：165

对抗性、药物的化学性。可以说，没有欧洲近代科学技术革命，没有机械化和工业化，就不会有西医的对抗式化学医疗。

第二，是还原论思维的必然产物。医学还原论把人与环境分割开来，把疾病与患病的人分割开来，孤立地强调所患之病，强调疾病的本质在微观，强调特异性的病因、病理、病灶，主张以特异性的治疗手段，来特异性地消除病因、纠正病理、修复病灶。

第三，抗损伤、抗菌、抗病毒等对抗观念，是"战胜敌人""征服自然"思想的医学化。这种思想避开了人的生命运动，避开了人的生命运动的生态本质，不懂也无视病变的生态环境和生态特性，把一些因素从生态环境中割裂出来，孤立地研究和强调其致病效应；特别是错误地把病原微生物从生态系统中分割出来，孤立地看待其致病作用；错误地将这些致病作用归结为外来损伤，视其为敌，必以杀敌武器抵抗和消灭之。

第四，不可避免地带来医害和药害。对抗式医疗在其兴起时期为控制恶性传染病发挥了重要作用，但在更广的领域和后来的发展上，却暴露出严重的局限和危害。一方面是这种防治模式的适用范围非常有限，在非感染性疾病，特别是内科病、慢性病的防治上，效用不大。另一方面是药物本身的毒副作用，药物的化学作用与人的生命运动常不吻合，不可避免地顾此失彼，或医此害彼，常常治了病灶害了人，产生大量的医源性和药源性疾病。2003 年防治非典型性肺炎，因为大量使用激素而造成病人股骨头坏死，陷入"要命还是要股骨头"的困境。对抗式医疗的局限已迫使西方人重新追求自然医学和顺势疗法。

二、中医的生态式调理

中医对健康与疾病的调理，虽然有时也有某种特异式或对抗式的处理，但就整体而言，就基本原理而言，不是对抗的，而是生态式调理。其关键词有二：一是生态，二是调理。以辨证论治为代表，所辨之病，是生态性失调；所论之治，是生态性调理。

1. 治疗的性质不是化学的，而是生态的

生态调理的原理首先是生态。中医虽然没有现代式"生态"概念，却如实地认识了人的生命运动之态，发现病变是人的生命运动之态的失常。同时，又认识到这种失常是人与天地关系、生命运动所处的正邪、阴阳、气机等生态条件的失调。因此，调理人的健康与疾病，就是调理人的生命运动及其生态条件，这种防治是一种生态性的调理。

第一，调理的是生命运动之态的失常。中医认识到，病变的本质是人的生命运动之态的失常，人体的形态结构病变和微生物感染，不过是人的生命运动失常的一种结果，"大凡形质之失宜，莫不由气行之失序"。因此，对疾病的研究从辨病深入到辨证，发现了"病机－病证－病候"病变系统，防治是对

这一病变系统的调理。病变的过程是生命运动的，病变的内容是生命运动的，例如寒热、虚实、阴阳、表里等，医学防治是对生命运动之态的正常与失常之变进行调理。

第二，调理的是失调的生态矛盾。中医研究了人的生命运动之态发生失常的机制，即病机。病机是什么？是人的生命运动所包含的矛盾关系失调，是人的生命运动与所依赖的生态条件的失调，其本质，是人的生命运动的内外生态矛盾关系的失调。例如人天关系失调、正邪关系失调、阴阳关系失调、五藏和气血关系失调等。病机是发病的枢机，也是治病的枢机，中医的治疗是针对病机进行调理，而各种病机的失调都是生态的，其调理只能通过生态的途径和手段。

第三，调理的方法和手段是生态的。中医的防治方法和手段具有更加鲜明的生态性。首先是砭石、导引等，通过调理经络、气血等收效。中药则药食同源，来自人的生态系统，开发和使用的四气、五味、升降浮沉、归经等，是生态药性。而中药的调理机制和效应，更是生态的，是调动并通过人的生生之气而生效。气虚者宜参，人参非即气也；阴虚者宜地，熟地非即阴也；只是用药得宜，能助人生生之气。"助人生生之气"是中药作用功效的生态本质。

总之，中医防治的对象、内容、方法手段，都是生命的、生态的。这种模式所关注和强调的，是生命运动的失常和矛盾关系的失调，不是病灶，没有敌人，无须消灭敌人的魔弹。

2. 治疗的方式不是对抗，而是调理

生态调理的本质不但在生态，更是在调理。

所谓调理，是对于矛盾关系的斡旋。中医认识到，病变的本质是人的生命运动之态失常，而其机制是生命运动的生态矛盾关系失调，它不是物质能量的偏多偏少，不能用物质能量来填平补齐，只能对失调的矛盾关系进行调理，从失调态理顺为正态。

第一，治疗的"靶点"是病机，是对失调的矛盾关系进行调理。病机学说为中医所独有，其本质是生命运动的矛盾关系失调，如正不胜邪、阴阳失调、气机失常等。辨证要审明病机，治疗要针对病机，方药等治疗手段要作用于病机，治疗的本质是调理被称为病机的那些失调的矛盾关系，故称治疗为调理。

第二，治疗的法则和手段是调其不调。怎样治疗失调的矛盾关系？《内经》曰："为治之道顺而已矣""谨察阴阳之所在而调之，以平为期""平者，平其不平者也""调者，调其不调者也。"顺自然之势，调其不调，以平为期，是中医治疗学的根本宗旨。治疗原则之扶正祛邪、燮理阴阳、调和气血、调整脏腑、正治反治，以及各种具体治法，其旨都在调理。例如"药治八法"中，"汗法"是"其在表者，汗而发之"，用有发汗作用的方药，以疏散、解除在表之邪；"下法"是"其实者，散而泻之""中满者，泻之于内"，用有通便、逐水作用的方

药，以泻下、排除在里之邪；"和法"是"和以所宜""和其逆顺""和其中外"，用有疏通与调和作用的方药，以调和表里、寒热、虚实，特别是少阳病；"温法"是"寒淫所胜，平以辛热""寒淫于内，治以甘热"，用有温中、祛寒、回阳、通脉等作用的方药，以祛除里寒病证。在这里，没有对抗和杀伐，只是对于健病之变的斡旋，对失调的矛盾关系的调理。

第三，调理是中国传统文化特别是"执中贵和"思想的医学化。中国传统思想文化强调"中""调""和"，主张"君子执中以为本""执其两端用其中""执中致和""礼之用，和为贵""发而中节谓之和"。这些思想是对世界根本规律的如实认识，也是对人的生命运动的根本规律的如实反映。人的生命运动之健康，在于中、调、和，病变是失中、失调、失和。故其治疗，就是要调理失中、失调、失和之态，使其回到中、调、和的正态，这是中医调理原理的根本思想。《礼记·中庸》曰："中也者，天下之大本也；和也者，天下之达道也。致中和，天地位焉，万物育焉。"执中、贵和、致中和，是人的生命运动之大道，是人的健康与疾病之大道，因而也是疾病防治之大道，是中医调理原理之大道。

3. 对于微生物致病也是生态调理

西医的对抗式治疗在发现病原微生物和发明抗菌药后达到了高峰。然而，病原微生物致病并非从巴斯德和科赫发现它们才开始，早从人类来到这个世界就开始了，中医也早就遇到并进行研究和防治了。东汉张仲景《伤寒论》序言就记述了当时伤寒病流行的严重情况："余宗族素多，向余二百。建安纪年以来，犹未十稔，其死亡者，三分有二，伤寒十居其七。"其后历代，这类疫病每每流行，如明代的 276 年大疫流行 64 次，清代的 266 年大疫流行 74 次。

《伤寒论》的六经辨证，温病学的卫气营血辨证等，都是在防治流行性疫病的研究中建立和发展的。"张仲景，是全世界'抗击流感第一人'，他在 1800 年前所著述的《伤寒论》，就是第一部成功治疗流感的伟大著作！"①汉以降，对于流感类流行病的研究和防治日益深入。葛洪的《肘后备急方》收录了许多防治温病、温疫、温毒的药方。巢元方的《诸病源候论》有热病候 28 论、温病候 34 论、时气病候 43 论、疫疠病候 3 论，认为温病、时气、疫疠皆"因岁时不和，温凉失节，人感乖戾之气而生病"，"病气转相染易，乃至灭门，延及外人"。及至明清的温病学研究达到一个高峰，吴有性的《温疫论》、叶天士的《温热论》、吴鞠通的《温病条辨》等，系统地论述了温热病的病机和防治法则。以张仲景和温病学派为代表所研究的病机和运用的防治法则与方剂，至今仍是防治外感类病变的经典。

问题在于，中医对病原微生物致病的研究和防治，没有形

① 彭坚.我是铁杆中医 [M].台北：时英出版社，2016：126

成西医那样的对抗医疗。虽然认识了"戾气",但没有将其视为敌人而研发杀敌的武器,而是从人的生命运动和生态系统来认识和对待,将其作为"病机－病证－病候"病变系统的一种病变,遵循辨证论治,进行生态调理。这种生态调理有以下几个重要特点。

第一,调理人与天地的生态关系。中医研究了病原微生物致病的病机,首先认识的是"岁时不和",是五运六气运行失常,特别是六气不正,致微生物生存发展失常,也使人的生命运动失常,形成"两虚相感","人感乖戾之气"而病。因此,此病的防治之道,关键是调养人的生命运动,扶助人的正气,以应岁时之不和。

第二,调理人与微生物的生态关系。人与万物之生态关系的本态是"与万物沉浮于生长之门"(《素问·四气调神大论》),"万物并育而不相害,道并行而不相悖"(《礼记·中庸》)。万物就包括微生物,共同沉浮于生长之门,并生并育,各行其道,互不相害,是自然生态。病原微生物致病为害,是这种并生并育生态关系的失常。其治,就是要调理这种生态关系的失常,以调理人身正气为枢机,既适应"岁时不和",又理正机体的气血津液,以改变"人感乖戾之气"的异常状态。

第三,关键在于调理人身的微生物寄生环境。微生物寄生于人身,前提是人身有其寄生的条件和环境,微生物与寄生条件相适应,才会各行其道而并生并育不相害。微生物之所以致病，在于人身的寄生环境与微生物的关系失常，关键是人身的寄生环境失调，造成微生物寄生失常，出现病原微生物超常寄生为病。因此，治疗的关键是理正人身的寄生环境，消除病原微生物超常寄生的条件。中医的治疗正是从这一规律入手，不是针对病原微生物进行杀灭，而是针对人身的寄生条件进行调理，使病原微生物在人身无超常寄生条件而病愈。

中医对于微生物致病的生态调理，有几千年的实践经验，认识的病机深刻，治疗的法则恰当，方药众多，适应性强，能有效地防治多种类型的病原微生物致病。20 世纪 50 年代，河北和北京地区防治流行性乙型脑炎，由蒲辅周挂帅的纯中医药防治取得巨大成功。2003 年防治"非典"，广州中医院创造了"三无"成果（无一例患者死亡，无一例医护人员感染，无一例院内交叉感染），用的都是中医的经典治法和方剂。2017 年底至 2018 年初，发生世界性流感，感染源为甲型流感病毒中的 H1N1、H3N2 亚型及乙型流感病毒中的 Victoria 和 Yamagata 系。中国卫生与计划生育委员会发布《流行性感冒诊疗方案（2018 年版）》，提出西医治疗用抗流感病毒药，主要是奥司他韦、扎那米韦、帕拉米韦三种；其中提出中医治疗选用针对性强的经典治法和方剂：轻症病证，属风热犯卫者，治以疏风解表、清热解毒，基本方为银翘散合桑菊饮加减；属热毒袭肺者，治以清热解毒、宣肺止咳，基本方为麻杏石甘汤加减。重症病证，属毒热壅肺者，治以解毒清热、泻肺活络，基本方为宣白承气汤加减；属毒热内陷、内闭外脱者，治以益气固脱、清热解毒，基本方为参附汤加减。显示了中医对病原微生物致病进行生态调理的优势。

三、生态调理是防治学的根本方向

防治学的发展方向何在？是对抗式医疗，还是生态调理？

回答这个问题，需要立足于医学的根本属性，遵循健康与疾病的根本规律，连根拔起地从头思考。

从医学起源开始，防治思想和实践是从原始的自然生态起步的，只是后来的发展才出现了各种差异。中医自古至今走的都是生态调理的防治之路。欧洲医学则从中世纪开始，走上了非生态的医疗道路，先后经历了宗教医疗、机器医疗，到19世纪走向对抗式化学医疗，成为非生态医疗的一种典型，偏离了医疗发展的主航道。

对抗式化学医疗的非生态性，在于它背离了人及其健康与疾病的生态本性，特别是非生态地对待病原微生物致病。这种医疗模式接受和体现了诸多非生态和非医学因素的影响，包括欧洲近代科学技术革命成果（主要是机械、物理、化学、生物方面的）、工业文明、帝国主义和殖民主义，以及敌对、征服、占领、抵抗、武力等观念。

对抗式医疗基于病原微生物的发现而走向高峰。巴斯德和科赫的发现是突破性进步，但那只是微生物学的，不是生态学的。19 世纪卫生学和病理学的研究则另有发现——并非只要有病原微生物就一定致病。1892 年德国流行霍乱病，慕尼黑大学卫生学教授培顿科斐强调，仅有病原菌不会引起疾病。他安排制备了霍乱菌培养液，每毫升至少含霍乱菌 10 亿个，10 月 7 日这天，他面对自己的学生一口吞下了这杯"霍乱菌汤"，结果没有染上霍乱病。[①] 此后俄国病理学家梅契尼可夫在法国的巴斯德研究所重复了培顿科斐的实验，也没有染病。然而他的一名学生再重复这项实验，却染上了霍乱，经紧急抢救才幸免于难。

培顿科斐和梅契尼可夫的实验显示了，病原微生物致病是有条件的，后来发现其条件就是微生物寄生的生态环境发生异常。然而当时尚未兴起生态研究，人们在黑暗中摸索，找到了对病原微生物有免疫作用的"警察"——吞噬细胞，由此开始了人体免疫研究，发现了免疫系统。于是，把病原微生物视为入侵的"敌人"，认为细菌感染是免疫不力或失败的结果，把疾病理解为损伤与抗损伤的矛盾。以艾利希为代表，开始了寻找"杀敌武器"的努力，陆续发明了对抗病原微生物的系列化学魔弹，形成了对抗式化学治疗。然而，一个多世纪来，抗菌杀菌的武器越来越强大，却"道高一尺、魔高一丈"，细菌感染变得更加顽固、更难对付。究竟哪里出了差错？有什么更重

---

① 文士麦. 世界医学五千年史 [M]. 北京：人民卫生出版社，1985：159

要的东西遗漏了？

20世纪现代科学的发展，对世界的认识达到了新的广度和深度。特别是关于宇宙的起源与演化、天体的起源与演化、太阳系的起源与演化、地球的起源与演化、生命的起源与演化、人类的起源与演化的研究，揭示了人及其健康与疾病的更深本质和规律，揭示了病原微生物致病的更深本质和规律，有些事实和规律是对抗医疗模式所完全不懂或完全违背了的，其中最为重要的有以下几点。

第一，微生物是地球生命的祖先。地球生命产生于35亿年前，最早的就是微生物，由其逐步繁衍产生出植物、动物，形成地球生物圈。微生物是地球生物圈的奠基者、建设者、最早统治者，可以说，没有微生物就没有整个生物圈。

第二，人类与微生物是生态关系。微生物是地球生命的祖先，也是人类的祖先，是在微生物占领地球35亿年的最后300万年，才产生出人类。如果把35亿年比作地球一年，人类是在这一年的12月31日16时30分才出生。微生物是人类产生和发展的前提和基础，是人类生存和健康的基本条件之一，可以说，没有微生物就没有人类，也没有人类的健康。20世纪新兴的生态学证明，生命是条件的产物，生命与其条件相互作用形成生态系统，生命在生态条件的作用下适应、进化，适者生存和发展。微生物是人类的生态条件之一，适应微生物环境是人的生态特性之一，也是人的健康的基本特性之一。不懂这种生态规律，视微生物为敌，试图对抗和消灭它，甚至幻想一种"无菌环境"，这完全违背客观规律的。

第三，微生物致病的本质是生态失调。人与微生物之间的关系是生态的，一旦进入太平间，人体就开始被微生物分化瓦解。太平间内外有何差别？在于有无生命运动。人的生命运动正是在微生物环境中建立、维持、发展的，与微生物之间形成生态关系。这种生态关系不是刚性的和一成不变的，而是随着生存条件的变化而波动。其变化不是只有"1 或 0"两个值，而是在"1 到 0"之间有无限多个变化梯度，例如 0.1～0.9 等不同的失常。轻度的失常态，微生物不致为害，失常到一定程度才会形成微生物致病，失常到不同程度形成不同程度的微生物致病状态。微生物致病的本质是生态失调，需要从生态关系及其失调来认识和解决。

1977 年出现了专门研究人与微生物关系的"微生态学"，经过几十年发展，形成系列新的生态观点。该研究认识到，人生存于"无孔不入"的微生物环境中，虽然孕育胎儿的子宫无菌，但从婴儿降生就开始接触微生物，不同的部位被不同种类的微生物逐步寄生占领，形成一个人体微生态系统。其基本规律有：①人体寄生的微生物数量是人体细胞的 10 倍。人体凡与环境相通的部位（肠道、皮肤、口腔、肺脏、阴道、鼻腔、眼睛等），都有微生物寄生，成年人的寄生微生物约 100 万亿个，是人体细胞数（10 万亿个）的 10 倍，有 400 种以上，总重达 1200 余克。②定植条件和群落分布。人体各部位有不同的生理、生化特性，成为微生物寄生的定植条件，不同的定植条件适合不同种类的微生物寄生，不同部位的不同定植条件形成不同的微生物寄生群落，由此形成全身微生物寄生的系统性分布，基本层次有微生态位、微生态区、微生态子系统。③微生态平衡。人体微生态系统包含三个方面的相互作用关系。一是微生物与人体的关系；二是各种微生物之间的关系；三是微生物与外环境的关系。这三种相互作用关系形成一种秩序，正常情况下保持平衡。④感染是微生态失调的表现。微生态系统的上述三种相互关系中的一种或多种失调，微生态平衡被扰动或打破，形成微生态失调，结果就表现为感染。微生态的失调主要有几点：一是菌群失调，各种微生物的比例失调，特别是原籍菌的数量和密度下降，外籍菌和环境菌入侵或其数量和密度升高。二是菌群易位，即菌群从固有的生态位移向别的生态位，改变了微生物的寄生生态。三是外籍菌入侵，即非本籍菌或外环境菌侵入。总之，在自然的生态条件下，微生物（包括病原微生物）与人的生命运动是生态关系，无害或有益，只有在微生态失调的情况下，病原微生物失常地发展和占位，才有条件地表现为感染现象。

随着对微生态系统及微生物致病规律的认识深化，对于微生物致病的防治原理也开始转变——从对抗治疗转向生态调理。防治的方向从抗菌灭菌逐步转向调理微生态平衡，防治的方法开始研究如何改善定植条件、防止菌群易位、利用和推动微生物之间的相互作用以自净，恢复生态平衡。开始研究微生态调理的药物，开发了微生物制剂（如双歧杆菌和乳酸杆菌等优势种群制剂、促优势种群生长制剂等），以调理微生物的代谢、免疫、生物拮抗等作用，以恢复和保持微生态平衡。

中医的辨证论治，针对病机的调理，就包含着对微生物寄生环境的调理，特别是扶正、调理气血、调理脏腑功能等，都包含着对微生物定植条件的调理，所以能够治疗许多微生态失调而呈现的病变。其中，消化系统特别是肠道系统的微生态失调，是最常见的微生物致病现象，中医对此有系统的治疗方法，有多种可靠有效的方剂，而且发明了以人粪为药进行调理的方法。葛洪的《肘后备急方》就有论述，李时珍的《本草纲目》列有33条以人粪为药的治法，其功效原理就包含了以人粪的微生物来调理肠道微生态的机制。近年来国外也兴起了"粪菌移植"（FMT），或称"粪菌治疗"，即将健康人粪中的功能菌群移植到患者肠道内，重建新的肠道菌群，以治疗肠道菌群失调性疾病，具有奇特疗效，成为肠道疾病治疗的一派新风景。

病毒性疾病是对抗性治疗困难和失效的领域，中医药防治这类疾病有突出优势，近20年来成为世界性的研究热点。病毒颗粒比细菌小得多，无细胞结构，无典型的生命特征，只能寄生于宿主活细胞内复制繁殖，在离体条件下能以无生命的生物大分子状态存在，并长期保持侵染活力，迄今已认识到 5000 余种。对于病毒性疾病的对抗治疗在方法上和药物上都非常困难，中医的防治法则和方药确实有效，且有长期有实践经验，因而寄希望于中医药。问题在于，中医防治病毒性疾病的优势关键在于生态调理，一是对病毒生存和流行的宏观规律的认识和驾驭，二是对人身的寄生条件和环境的认识和调理。其防治机制在生态调理，不是以中药和方剂特异性地杀灭病毒。值得注意的是，目前关于中医药防治病毒性疾病的研究，有相当多的人没有认清，西医在此的困难不在药而在医，是对抗式治疗陷入了困境，仍然顽固地坚持对抗治疗原理，试图从中医药找到对抗式治疗的新法新药，将研究阉割为"中药防治病毒性疾病"，割掉"中医"，舍弃中医的生态调理，希望像研发青蒿素那样，从中药里提纯出可特异性地对抗病毒的新药。这种研究不能说没有任何希望，但根本方向是错误的。中医药防治病毒性疾病的关键不在药，而在医，在中医的生态调理。

中医药防治病毒性疾病的研究历史性地提上日程，是一个重要的转折节点或标志。它表明，西医的对抗式医疗遇到了难以克服的困难，其局限日益清楚地暴露出来，到了需要依靠中医来帮助解决的时候。中医之所以能够帮助解决，关键在其生态调理。生态调理的优势不仅仅在于更有效地处理微生物致病，更在于能有效地防治各种病变，特别是调理人的健康，调理健康与疾病之变。总之，生态调理是防治学发展的根本方向。

第三节　推动生生之气自主调理

人类的疾病史与人类的年龄一样长，甚至可以说，人类是带着健康与疾病的矛盾从动物界分化出来的。在人类的300万年历史上，兴医用药不超过一万年，99.7% 的时间"缺医少药"，但人类并未被病魔征服，而是繁衍发展为地球上最高级的生命。是谁战胜了病魔？不是什么上帝或神灵，而是人自己，是人的生生之气，现代科学揭示了其本质，是人的自组织。人是世界上最高级的自组织系统，中医早就认识了其自组织性，发展了依靠、调动、发挥人的自组织机制和能力进行自主调理的艺术，成为生态调理的最深法则。

一、一只看不见的手

系统科学研究了系统的发生、发展、走向和保持有序稳定的机制，发现其共同规律是自组织，形成系统自组织理论。这里所说的"组织"是动词，指系统形成和保持有序化的机制和过程。所谓自组织，是指动力、指令、调节都来自系统自身的组织。例如，生物大分子的自我复制、细胞的分裂繁殖、胚胎的发育、个体的成长、刀口的愈合等。是自我发动、自我发展、自我调节、自我有序、自我稳定的，不是由外来的制造者组装和控制。与此相反，那种动力、指令、调节都来自外部的组织，称为他组织，例如把棉花纺成纱、织成布，把砖瓦砌筑成房屋，把零件组装成机器等。

　　系统自组织理论研究发现了自组织的一些基本机制和规律，如耗散结构理论发现了"耗散导致有序"，协同学发现了"协同导致有序"，超循环理论发现了"超循环导致有序"等。这些研究发现的自组织的基本特点有：①自组织是一种机制，与物质成分无关，是一只"看不见的手"。协同学创始人哈肯说："能否找到某种能够支配存在于各类系统中的自组织现象的一般原理，这种一般原理与系统组成部分的性质无关？"[①]不能提纯出"自组织物质或能量"。②自组织是系统有序化的内在机制，由此而形成系统有序化的自我性和方向性。③它是系统的稳定器，在内外条件变动的冲击下，经过自组织的处理，使系统自我保持有序稳定。④它是系统对于外来作用的自主处理器。对于外来的各种作用，它都自主地进行组织，如排斥、吸收、转化、耗散、滞留、积累等，以组织的结果做出反应。不经过自组织过程，外来的作用因素就不能影响系统状态，更不能进入系统，变成系统的组成物。由于这种作用，使系统的"输入"与"输出"之间的关系是不等价的、非线性的。如吃的是草，长的是骨骼、肌肉，排出的是奶和大小便等。

---

① 邹珊刚，黄麟雏，李继宗，等. 系统科学 [M]. 上海：上海人民出版社，1987：418

二、人是最高级的自组织系统

人是宇宙自组织的产物，是世界上最高级的自组织系统，不但具有生命的自组织特性，即自我更新、自我复制、自我调节，而且具有人所特有的高级自组织特性，包括自组织层次和机制的高度复杂性，人所特有的社会性和意识在自组织中的作用等。从医学角度来看，其自稳性和自主性特别突出和重要。

第一，人的生命有典型的自稳性。自组织机制把人的生命运动建立和维持在高度的有序稳定，即健康态，医学测定出了其"正常值"。生命的内外条件在无休止地变动，由此引起生命运动无休止地波动和变化，不断地不同程度地偏离"正常值"。但是，自组织机制会自主地把发生的偏离再调节回"正常值"，不断地偏离，又不断地调节，使生命运动在不断地偏离和不断地调节中自主地趋向正常值，就像"不倒翁"一样。人的生命运动的这种不倒翁特性，就是自组织的特性和效应，健康与疾病就是"不倒翁"的立正与偏离。自组织是生命的本质，也是健康的本质，疾病不过是自组织失常的表现或产物，自组织是健康与疾病的最深枢机。可以说，健亦健在自组织，病亦病在自组织，治亦治在自组织，愈亦愈在自组织。因此，依靠、调动、发挥自组织机制和能力，是防治学的最深原理。

第二，人的生命有顽强的自主性。所谓自主性，是指系统对于内外变化带来的作用自主地响应、处理、效应。①对于作用于系统的所有因素，无论是营养的、致病的、治病的，都自主地进行处理，然后做出反应。其机制有排斥、适应、吸收、转化、积累、滞留等，其效应有适应、同化、缓冲、抵抗、变性、触发、衰减等。因此，作为"因"的作用与作为"果"的效应之间，不是直接的线性的关系，而是间接的经过了处理的非线性关系。②外来的物质和能量只有经过自组织，才按组织的需要和组织的程序组织进人的生命中。可以排斥外来因素，如机体对供体的血液或器官的排斥反应；可以吸收外来因素将其组织为自身，如把营养物质合成为机体的组织成分；可以将外来因素进行转化或耗散，如把非生命的物质成分转化为细胞成分，把外来能量转化为 ATP 为生命所用；可以将外来因素予以滞留、积累、记忆，若干时间后再作出某种反应，如疾病潜伏、慢性中毒等。

第三，自组织是"自愈力"的本质。医学早就认识到人有自愈力，但一直没有认清其本质是什么；后又制造出一个"自限性"概念，说有些疾病有自限性，但错误地认为自限性之"自"是疾病的，不是人的，不懂得是人的自组织效应。问题在于，西医的对抗式原理关注的焦点在病，"不把人放在眼里"，不问人的生命，更不懂人的自组织特性，为消灭病原体和病灶而损害甚至牺牲人的自组织机能和能力。各种化学药物来自生态系统之外，其非生态的治疗手段必然地干扰、伤害甚至破坏人的自组织机制，表现为毒副作用和药源性疾病、医源性疾病。更有甚者，以器官移植为代表，把外来的非本体、非生命、非生态的物质或能量强行植入人体，必然引起人的自组织机制的排异反应，但为了移植成功，又进行抗排异的对抗治疗，很多人需要终身服药。对抗式治疗原理违背了人的自组织本性，需要重新研究。

第四，需要依靠、调动、发挥机体的自组织机制来防治疾病。要认清人的自组织特性，健康的本质是自组织机制和能力的正常，疾病的本质是自组织机制和能力的失常。要认清自组织机制对于人的健康与疾病之变能够自主地进行调理，"自愈力"和疾病"自限性"的本质都在于此。要认清一切外源的治疗手段和作用都必须经过机体的自组织，才能转化为某种效应，因而各种治疗都须以自组织作用为中枢或基础，追求的应是经过自组织而呈现的效应。要认清自组织是人的健康与疾病之变的枢机，防治学的根本原理应是依靠、调动、发挥机体的自组织机制进行自主调理。医学特别是防治学须认清并自觉地积极地握住那只"看不见的手"，充分地发挥其疾病防治的中枢作用。要通过养生等方式方法努力增强和养护人的自组织机制和能力，此为防病治病的筑基之举。要考察病变中自组织机制和能力的受扰、虚弱、损伤等失常，着力予以调理和恢复，此为祛病治本之首务。要掌握治疗作用通过自组织机制转化而生效的规律，发展借助自组织机制的转化而产生治疗效应的方法和手段，消除对抗，把生态调理提高到依靠、调动、发挥机体的自组织作用的最高水平。

三、推动生生之气自主调理的艺术

中医生态调理的最深之理，就是依靠、调动、发挥人的自组织机制和能力进行自主调理。中医没有"自组织"概念，但早就认识到人的自组织机制和能力，称之为元气、生生之气。认识到它是人的生命之本、健康与疾病之本、疾病防治之本，是"治病必求于本"的最深之本。由此形成的生态调理原理，最深之理是推动生生之气自主调理，可概括为："遵生生之道，识生生之气，驭生生之具，养生生之力，调生生之机，助生生之化，求生生之效，谋生生之德。"其具体操作可分为五个层次的原则和方法：养生培本；不治自愈；小治助愈；推本除证；扶正祛邪。形成一套推动机体自主调理的艺术。

1. 有病不治，常得中医

靠人的自组织机制和能力来愈病，是人类诞生以来就有的客观规律，中医在 2000 年前就认识到并遵循着，总结出"八字金丹"——"有病不治，常得中医"（或称"病不服药，常得中医""病不服药，如得中医"）。此"中医"者，"内医"或"体内医"也，"不服药为中医"也，指有病可不药而得内中之医来治，这是对生生之气的自主调理之功的明确认识和驾驭。历代医家对此多有研究，清代徐大椿在《医学源流论》中就有"病有不必服药论"等篇专论此道，其中记载：

"外感内伤，皆有现症。约略治之，自能向愈。况病情轻者，虽不服药，亦能渐瘥；即病势危迫，医者苟无大误，邪气渐退，亦自能向安。"

"天下之病，竟有不宜服药者……如无至稳必效之方，不过以身试药，则宁可以不服药为中医矣。"

"病之在人，有不治自愈者，有不治难愈者，有不治竟不愈而死者。其自愈之疾，诚不必服药；若难愈及不愈之疾，固当服药。"

这些观点正确地认识到机体自组织机制的地位和作用，清醒地自觉地主张依靠、调动、发挥其作用来防治疾病。

2. 阴阳自和者，必自愈

"阴阳自和"是中医从阴阳角度对生生之气的总结，是对人的自组织的一种认识，可以说是中医的自组织理论。它揭示了阴阳之"和"不是"他和"（他组织），而是"自和"，是自组织。哲学的阴阳学说总结了阴阳自和的普遍规律，中医则从医学层次揭示和掌握了阴阳自和规律，发现病变的内在机制是阴阳失和，但病变中阴阳的自和的机制和能力并未消失，它会自愈所病。张仲景在《伤寒论》中总结了"凡病，阴阳自和者必自愈"规律，论曰：

"凡病，若发汗、若吐、若下，若亡血、亡津液，阴阳自和者，必自愈。"

"问曰：病有不战、不汗出而解者，何也？答曰：其脉自微，此以曾发汗，若吐、若下、若亡血，以内无津液，此阴阳自和，必自愈，故不战不汗出而解也。"

后世医家对"阴阳自和"作了多种探讨和总结，有代表性的是吴谦等，在其所著《医宗金鉴》中论称：

"凡病，谓不论中风、伤寒一切病也，若汗、若吐、若下、若亡血、若亡津液，施治得宜，自然愈矣。即或治未得宜，虽不见愈，亦不至变诸坏逆，则其邪正皆衰，可不必施治，惟当静以俟之，诊其阴阳自和，必能自愈。"

清代柯琴在《伤寒来苏集》中，从更深更广的领域作了规律性总结，系统地论述了"阴阳自和故愈""阴阳自和而愈""阴阳自和则愈""阴阳和而病自愈"等，创造性地提出"欲其阴阳自和，必先调其阴阳之所自""调其阴阳之所自，阴阳自和必自愈"，主张对阴阳自和的机制和过程进行良性调理，倡导了"调阴阳自和"的治法。

这些理论和实践表明，中医明确地认识到，阴阳自和的机制和能力存在于人的生命的始终，也存在于病变的始终，阴阳自和，无病无灾。发病并非失去阴阳自和的能力，只是"自和而不佳"或"自和而不能"，需要对阴阳自和的能力和过程进行调理。可以"顺阴阳自和之势而用"，调理阴和阳，调理阴阳之关系，将阴阳自和的机制和能力由"不佳"调理至"佳"，由"失常"调理至"正常"，可内在性地从根本上扭转病机。这种治法可称为"顺自和、理自和、强自和、正自和"，是一种深刻而高级的调理艺术。

3. 五藏生克乘侮自主调理

中医研究了"五藏"之间的生态关系，发现了其"生、克、乘、侮"机制，特点是"比相生而间相胜"，形成统一的五藏系统。在此系统中，每一藏都处于"我生、生我、我克、克我"的4重关系中，由此形成系统的整体稳定，它是人的自组织在五藏水平的一种机制。

五藏的生、克、乘、侮机制，是控制论讲的反馈。一藏发生变化，通过"生"的通道引起被生之藏的变化，被生之藏的变化又通过"克"的通道反馈回来影响初始变化之藏，克其恢复正常。由于生、克、乘、侮四种关系同时存在，任一藏的变化都会引起其他各藏的变化，各藏的变化又以生克乘侮影响各藏，各藏通过变化都回复原态。这种变化和调理的效应是"藏藏都动，结果为平"，五藏系统整体保持稳定。控制论将这种自主调理保持稳定的机制称为"内稳定器"。

驾驭五藏之间的生、克、乘、侮关系来防治疾病，是中医的一大发明。其明确提出"虚则补其母，实则泻其子""见肝之病，知肝传脾，当先实脾"等治则。根据五藏间的生、克、乘、侮规律，发明了"培土生金""滋水涵木""壮水制火"等治法，推动五藏自主调理。

当然，这种反馈式自主调理不仅存在于五藏，在器官、细胞、分子等水平都存在，只是迄今没有进行必要的研究，大都被忽略或掩盖，但迟早会被揭示出来，认识清楚。

　　总之，"医良则相，庸则匠"，相与匠之别，在于对"病道"和"医道"的昭昭与昏昏。对抗医疗浮流百年，阉医为匠，急急于抗菌消炎，匆匆于切消病灶，不识病变之本，昧于医道韬略。中医迥然，立天人之际，察健病之变，识生生之气，破病变之机，驭生态规律为防治原理，斯为医之大道，乃引领防治学发展的必由之路。

第九章

中药方剂原理

中医于中药的发现和发明包括两大层次：一是药物体系，发现了 1 万多种中药，并在此基础上创制了 10 万首以上的方剂；二是功效原理，即将药物性味转化成为防治功效的法则和规律。其中，功效原理的贡献更加深刻和重大，它是中医原理的药学化，是中国智慧的药学结晶，是中药区别于西药的本质所在。

中药方剂原理是中医运用中药方剂防治疾病的规律。它既是按中医原理认识和开发药物性味的规律，更是按中医原理将药物性味转化为防治功效的规律。功效原理是中药方剂的精髓和灵魂，中药方剂要复兴，关键要复兴其功效原理。

第一节　中药，中医化的自然药物

药为医之用，医为药之本，药与医相表里，有什么样的医，就有什么样的药。中药与西药的区别，不在药，而在医，在于融入药中的不同医学原理。

中药，是中医使用的药物，古称"治病草"。其药源或药材是自然的，但按中医原理开发和使用的那些药物性味，以及转化而生的防治功效，却只为中医所用所有，其他医学望尘莫及，这是自然药物的中医化。

一、中药的自然属性

中药，包括植物药、动物药、矿物药，都是自然产物。从药源学和药材学来讲，属于自然药物。中医使用中药，是遵循其自然属性，从中选择和开发符合中医需要的性味和功效，发挥其自然功用。

第一，自然药材。中药的药材全部产于自然，从药源讲是自然药物。从神农尝百草至今，一直从自然药物中开发。《神农本草经》载药 365 种，李时珍《本草纲目》载药 1892 种，南京中医药大学主编的《中药大辞典》（修订版，2006）载药 5767 种，国家中医药管理局组织编纂的《中华本草》（1999）载药 8980 种，1987 年完成的第三次全国中药资源普查，查清中药资源 12 807 种。这些药材都由自然界天然产生，就是现在的人工栽培，也是在人工调控的必需的自然条件下生产。

第二，自然性味。中医选用的中药性味，即四气（寒热温凉）、五味（辛甘酸苦咸）、升降浮沉、归经等，源于自然环境，生于自然条件，是其生成环境的自然条件的产物。各药的不同性味，根于各药的自身秉性，成于各药的发生和发展条件，各自以不同方式凝聚了自然界的不同物质、能量、信息，成其性味的个性。所谓道地药材，是在最适合其生长的自然环境所生产的最佳药材。

中药炮制不改变性味的自然属性。炮制是按中医原理对药材的加工，包括修制、水制、火制，以及发酵、发芽、制霜、制曲等，是对其自然性味的技术调节，使其更加纯化、优化、强化，没有加入非自然的性味，也不改变其性味的自然性。

第三，自然药效。中医对中药之"用"，是以中药的自然药性，来调理人的生命运动的自然变化，收的是自然药性调理自然变化的自然效应。

首先是药食同源。中药与人类的食物属于同一生态链，中药与食物都有性味，只是性味的性质和程度不同，许多物品药食两用。就对人的生命运动的作用性质而言，药物与食物一样，都是生态的，是在同一生态系统内、同一食物链上的自然生态作用。

其次是以偏纠偏。"聚毒药以供医事"，"毒"是药物的偏性，即四气、五味，及升降浮沉、归经之性，都是药物的自然性情。而用以调理的病变，是人的生命运动之异常，即寒热、虚实、阴阳、表里等病证，都是生命运动之变化的偏性。以药治病，就是以中药之偏性来调理生命运动变化之偏性，如"寒者热之，热者寒之，虚者补之，实者泻之"等。药性之偏与病变之偏都是自然的，以药性之偏来调理病变之偏是自然过程，所得到的调理结果是自然效应。

总之，自然性是中药的本性，中医对中药的开发和使用，没有改变其自然本性，而是严格地遵循其自然属性，只是按中医原理，更加明确、有效、充分地发挥其自然属性。

二、西医从自然药物开发西药

自然药物作为一种药物资源，不同医学可以对其进行不同的开发和使用。在中医按中医原理将自然药物开发为中药的同时，西医也对自然药物进行了西医式开发。由于两种医学原理不同，所以从两个方向走上了两条不同的药物开发道路。

西医对自然药物的开发，是按西医原理，从自然药材中分离提纯西药，呈现出西医药的本质特征。

第一，遵循还原原理。它按西医的还原原理，对自然药物进行分解还原，丢掉其整体药性和药效，从其有效成分（细胞或分子水平）寻找和开发药物性效。它按西医的人体为本原理和解剖原理，针对发生于人体器官、细胞等的可局部定位的病灶及其病理改变，寻找药物功效。它按西医的特异治疗原理，寻找药物的特异性效，以特异性药理作用来特异性地消除病因、纠正病理、修复病灶。它按西医的对抗治疗原理，寻找可以抗菌、消炎等的对抗治疗效果，不懂也不用疾病防治的生态机制。

第二，贯彻西医病理。西医病理强调病变的特异性，治疗的目标是特异性病因引起的特异性病理改变形成的特异性病灶，开发药物是针对这种治疗目标，以特异性的药理作用来特异性地消除病因、纠正病理、修复病灶。所开发的是有抗菌、抗病毒、消炎、纠正病理指标（心律、心率、血压等）等作用的药性和药效。

第三，提纯有效成分。开发的基本方式，是从自然药物中提取有效成分。其"有效"，是根据西医病理和西药药理来判定，是严格的西医化。其"成分"，是把自然药物的整体分解开，分解到细胞水平，特别是分子水平，能够弄清其化学结构和性质，可以制成西药。例如，从鸦片中提取吗啡，从金鸡纳树皮中提取奎宁，从颠茄和洋金花中提取阿托品等。这样的提纯，把注意的焦点集中于"有效成分"，丢掉了"成分"之上的整体的和更复杂的东西。

第四，遵循化学原理。19世纪以来的西药走向化学化，药物开发从化学提纯发展到化学合成。药物被定义为具有治疗作用的化学物质，要求药物有明确的化学结构和性质，有清楚的化学药理作用，有确切的化学治疗效应，可以用化学实验来验证。其化学原理的基本点有：①化学纯品。药物是用化学方法提纯或合成的化学纯品，通过化学作用引起机体的生理、生化的改变，以收防治疾病的效果。②受体理论。受体是存在于细胞膜上、胞质内或细胞核内的生物大分子（糖蛋白或脂蛋白及核酸等），药物通过药物小分子与受体相结合而发生作用，药物与受体的结合是化学性的，结合后可发挥特定的药理作用，如激动、阻断等。③构效关系。药物必须与受体或酶等结合才能引起药理效应，这种结合取决于药物的化学结构，药物的特定化学结构是其特定的药效的基础，也是其特异性作用的基础。

第五，强调特异作用。特异作用是化学药物的化学作用的特点，它由药物作用的化学反应的专一性决定。药物的化学性质特别是其构效关系，决定着它与效应对象之间的特异性关系。药物的特异性作用包括，对受体的激动或拮抗、影响递质的释放或激素的分泌、影响自身活性物质、影响酶的活性、影响离子通道等。药物在体内虽然也有转化过程，但其转化的目的是排出体外，而不是转化出药物的新作用、新功效。药物的作用专门或单一，抗病菌药不抗病毒，抗生素也有广谱和窄谱之分，一种抗生素一般只对一种或几种病菌有效，不同的病菌需要不同的抗生素。两种以上药物并用时，其关系是线性的，药物之间没有相互作用，其总功效是各药功效的相加和，没有"整体大于部分之和"的整体功效。

总之，西医式的自然药物开发，抛弃了自然药物的自然属性，只从中开发化学成分和化学作用，只能按西医原理使用。这种开发与中医对自然药物的开发，在原理上根本不同。有人将这种开发强加给中医，硬说这是自然药物开发的正确（唯一）方向，执意将中医开发使用了几千年的中药方剂改弦更张，重新按这种方式来开发，这是一种严重的方向性的错误。

三、中药是自然药物的中医化

中医对自然药物的开发和使用，是遵循中医原理，从自然药材的属性中选择、开发、使用了适合中医需要的性味，按中医治疗法则使用，呈现中医所需的药效，达到中医的防治目的。这是一个把自然药物中医化的过程，中药就是中医化的自然药物，即"中医之药"。

所谓"中医化"，是在自然药物中融入中医原理，形成中医的药物属性，变为中医专属专用的"中医之药"。其本质是把中医原理贯彻进药学，转化成为中药原理。融入中药的中医原理包括系统思维原理、以人为本原理、超解剖原理、辨证论治原理、生态调理原理等，由此转化成为中药的药性、药治、药效的基本原理，使中药与中医融为一体。

中药之"中医化"，关键不在药材，而在药物的性味和功效。在药材学上，中药当然是自然药物。但在药物性味学和功效学上，中药的性味和功效却是按中医原理选择、开发、使用的，已经不是自然药物的原态，变为中医专属专有。首先是按中医原理认识和选择，只选择了符合中医原理的性味，其他的没有选。其次是按中医原理（特别是辨证施治、治疗法则）使用，收到中医需要的治疗功效，不是其原态的纯自然发生的。这样，中药虽然在药材学上属于自然药物，但在药性学和药效学上却专属于中医，中药的性味和功效是中医原理介入和驾驭的产物，为中医所独有和独用。

由于中医化，中药被从自然药物中提升出来，在性味和功效上自成一个体系，它与自然药物的关系，已经是"白马非马"。

1. 性味中医化——药证对应

中医治疗的目标是人的生命运动病变，主要是辨证论治的病证，是为治疗这样的病变而选择药物性味，由此形成中药性味的中医化。

自然药物有多种性味，可作多种选择。中医没有随便地有多少就选用多少，而是"神农尝百草"式地，从中选择所需要者。

在中医认识和防治的"病机—病证—病候"病变系统中，病变的核心是病证，病证有寒热、虚实、阴阳、表里，有气的出入升降失常，有经络之病，因此才选择了药物性味的四气（寒热温凉）、五味（辛甘酸苦咸）、升降浮沉、归经。中医认识到的规律是，只有药物的四气、五味、升降浮沉和归经等性味，才能针对性地有效治疗，除此以外，性味再多也无所用。

这是药物性味的中医化——"药证对应"。所谓药证对应，就是药的性味与所治的病证相对应，有什么病证，就选择和使用什么药性。

药证对应是中药性味的中医化原理。因为所治之病证有寒热、虚实、阴阳、表里等，所以选择四气、五味、升降浮沉和归经等性味以应。因为治疗法则是"寒者热之，热者寒之，温者清之，清者温之，散者收之，抑者散之，燥者润之，急者缓之，坚者软之，脆者坚之，衰者补之，强者泻之"（《素问·至真要大论》），所以选用这些性味以治。

药证对应的本质是中药为辨证论治服务。没有中药的性味，中医就没有辨证施治可用的药物；没有中医的辨证施治，中药的性味就无处可用。只有中医的辨证施治与中药的性味相统一，才成表里相融的完美体系。可以说，辨证施治是中药与中医相交融的一条纽带，是中药之中医化的第一桥梁。

2. 功效中医化——以法奏效

把中医选用的药物性味，转化成为中医需要的治疗功效，是中药之中医化的第二道"坎"，这里的转化桥梁是中医的治疗法则，即以法奏效。

西医使用西药的取效机制，是以药物的化学结构为基础，通过构效关系作用于靶点发挥化学治疗的特异作用。中医使用中药的生效机制与此完全不同，是以治疗法则为生效的方式和途径，把药物的性味作用于人的生命运动过程，引起生命运动的变化而产生调理效应，这种疗效是非特异的。

以法奏效是中药功效的中医化，其原理是以治疗法则把中药的性味转化成为治疗功效。治疗法则包括扶正祛邪、燮理阴阳、调和气血等原则，还有以"药治八法"（汗、和、下、消、吐、清、温、补）为代表的具体治法。治疗法则是中药性味发挥作用产生疗效的方法、途径、机制，中药的各种性味由此转化成为治疗的功效。例如汗法，指明了治疗表证的方法是发汗，因此应选用具有发汗作用的性味（辛温或辛凉）用以发汗，通过发汗而解除表证。其治疗原理是"辛温或辛凉性味——发汗——解表"。在这里，发汗是把药物的辛温或辛凉性味转化成为治疗表证功效的关键环节。辛味发汗是中药的性味，汗法是中医治疗表证的法则，选用有发汗之功的中药，收发汗解表之效，是一个完整的选药、用药、生效的过程。在这里，没有中药的辛味就无以发汗，但不以汗法用药就只有辛味而无发汗作用，更不能作用于表证，使发汗而解。

总之，治疗法则把中药性味转化成为治疗功效的桥梁。离开治疗法则，就只有中药性味，没有治疗功效，或者没有治疗法则所规范的那种治疗功效。药物性味以治疗法则而生效，是中药之中医化的更深层次，由此使中药更深地融于中医。

3. 用法中医化——配伍组方

中医使用中药的主导方式是方剂。方剂不是药堆，而是把中药的性味组织起来，形成和发挥方剂特有的整体功效。这是中药之中医化的更深机制和更高方式，更是中医之独创。

"药有个性之特长，方有合群之妙用。"中医有时也用单方，但主要使用复方，因于所治病证的复杂性。单味中药的性味和功效偏于单薄，难以适应病证的复杂性，把两味以上的药物组织起来，形成和使用其整体功效，可与病证的复杂性相应，这是中药的更加高级的中医化。

第一，从药证对应提高到方证对应。方剂不是中药的随便堆砌，而是针对所治病证的复杂性而发明，其功效目标是病证，即方证对应。方证对应是从药证对应发展而来，达到了高一级的程度，即以方剂的整体功效对应病证的复杂性。方证对应的原则有二：一是"方因证立"，有是证、用是方；二是"方随证更"，证变方亦变。这使方剂的整体功效与病证的复杂性能够全面匹配。

第二，组方配伍形成方剂整体功效。方剂的整体功效不是随意的，不但要针对病证做到方证对应，更要有计划地设计和组织。一要选择能够达此整体功效的药味；二要按君臣佐使结构和七情合和关系进行配伍，把入方各药的性味组织成为一个有秩序的整体。在方剂里，各药已经不再是独立的，其性味不能自由发挥，已经被纳入由君臣佐使结构和七情合和关系形成的秩序，只能各就其位，在位用其功，按方剂的秩序达成方剂的整体功效。

第三，整体功效是方剂产生的新药效。方剂的整体功效在各单味药那里没有，在自然药物那里也没有，它是在方剂的整体水平"凸现"出来的，是方剂"新生"和特有的，是"整体大于部分之和"的产物。其机制是组方配伍，是方内各药之间的相互作用产生的新东西，是方剂特有的功效原理。以方剂的形式把入方各药的性味转化成为方剂的整体功效，是中药之中医化的高级和复杂方式，堪称自然药物开发和使用的高级层次和领域。

总之，中医对自然药物的开发，就是把自然药物中医化，成为中医之药，中药就是中医化的自然药物。药性、药效、药用的中医化，是中药的根本属性。去掉中医化，就剩下"光屁股"的自然药材，没有了中医属性，就不再是中药。

第二节 方剂，组织化的性味和功效

方剂是中医独创的用药方式，从使用中药到使用方剂，是中医使用中药的重大突破，是用药方式的重大创新。其本质是把中药的性味和功效组织起来，形成方剂的整体功效，发挥其复杂化治疗作用，以应对病证及其变化的复杂性。

一、中医独创的用药方式——方剂

方剂之"剂"，古作齐，指调剂。《汉书·艺文志》称："调百药齐，和之所宜。"方剂作为一种用药方式，就是调剂百药，和其所宜，用其所宜。宜者，方内各药相宜也，方剂功效与所治病证相宜也。

迄今为止，整个地球上，唯中医在使用方剂。方剂的渊源久远，首创者是商代伊尹（约前1630～前1550年），史称"伊尹创汤液而始有方剂"。伊尹为夏末商初人，善烹调，曾为商汤王的厨师，后为汤王重用，封为阿衡（宰相）。《史记·殷本纪》记载"伊尹以滋味说汤"。班固《汉书·艺文志》著录的医经、经方、房中、神仙4类文献中，有《汤液经法》言各类剂型的制备。北宋司马光《资治通鉴》称伊尹"悯生民疾苦，作《汤液本草》，明寒热温凉之性，酸苦辛甘咸淡之味，轻清重浊，阴阳升降，走十二经络表里之宜。今医言药性，皆祖伊尹。"从"伊尹创汤液"至今的3600年，方剂有了长足的发展，数量呈几何级数增加，种类日益繁多，不仅形成一个庞大的方剂体系，而且形成了方剂学的基本原理。

从春秋战国到秦汉时期，是方剂从起步到规范化和定型化的过程，开始形成"理法方药"统一体系。1973年长沙马王堆3号汉墓出土的《五十二病方》载方283首。《黄帝内经》总结了各种治疗法则，提出了组方配伍的"君臣佐使"等原则。东汉张仲景倡导辨证论治，主张方证对应，首创以方名证，独创300多首方剂，后世尊为"经方"，成就方剂发展的一个高峰。

从魏晋到隋唐，方剂全面发展，以张仲景的经方为主，临床应用不断创新，方剂数量成倍地增加，方剂风格多样化，有文献记载的方剂发展到近7000首。晋代葛洪的《肘后备急方》载单方510首、复方494首；隋代由隋炀帝敕编的《四海类聚方》是历史上规模最大的方书（已佚）；唐代孙思邈的《千金要方》和《千金翼方》各论方5300多首和2900多首；王焘的《外台秘要》汇集唐以前方剂6800多首。宋金元时期的方剂研究和应用走向繁荣，经方、时方、验方、局方并驾齐驱，总量达到20 000余首。宋太宗命王怀隐等编纂的《太平圣惠方》载方 16 834 首，宋徽宗赵佶敕编的《圣济总录》载方近 2 万首。明清时期的方剂走向成熟，新流派活跃，方书编纂趋向集大成，方剂总量达到 6 万多首。明代周定王朱棣主持编纂的《普济方》载方 61 739 首。

20 世纪，方剂的研究和总结达到新的高峰。1991 年出版的《全国中医图书联合目录》，著录了现存新中国成立前出版的方书 1950 种。由彭怀仁主编的《中医方剂大辞典》（1993 年版），汇集了古今方剂研究的成果，收录方剂 96 592 首。而临床的实际应用，特别是基本方剂的加减化裁，数量难以统计。

二、方剂把中药性味组织化

方剂不是药堆，而是对药物性味和功用进行组织，组织成一种秩序，由这种秩序把入方各药的性味和功用转化成为方剂的整体功效。"组方配伍"是把中药组织成方剂的基本法则，它是有目的、有计划地选择适当的中药，安排和调整好入方各药的君臣佐使、七情合和两种基本关系，建立起方剂的秩序，形成方剂整体。

1. 建立君臣佐使结构

安排"君臣佐使"结构，是对入方各药进行组织的首要法则。

君臣佐使是方剂的结构框架，是方剂的基本秩序。所谓组方，就是要组建方剂的君臣佐使结构，把入方各药分为君药、臣药、佐药、使药，分别安排在不同的地位，发挥不同的作用。

所谓君药，是针对主病或主证起主要治疗作用的药物，是方剂组成的核心。所谓臣药，是协助和加强君药作用的药物，辅助君药治疗主病或主证，或对兼病或兼证起治疗作用。所谓佐药，是对君药起协助作用的另一种药物，分为佐助药、佐制药、反佐药等。所谓使药，是起引导和协调作用的药物，分为引经药、调和药等。

君臣佐使结构模式在《内经》时代就总结出来。《素问·至真要大论》讲："主病之谓君，佐君之谓臣，应臣之谓使。""君一臣二，制之小也；君一臣三佐五，制之中也；君一臣三佐九，制之大也。"《神农本草经》讲："药有君臣佐使，以相宣摄合和，宜用一君二臣三佐五使，又可一君三臣九佐使也。"此后这一模式成为临床处方必须遵循的圭臬。

按君臣佐使结构组方配伍，就把入方的各药纳入结构之内，由结构决定每一味药的特定地位，支配每一味药所应该发挥的作用，君臣佐使之间也发挥结构性相互作用，形成方剂的整体功效。在这种结构中，入方各药的性味都不再是"原态"和"自由"的，而是受到结构的控制和调节，有的被增强、优化、突出，有的被削弱、抑制、埋没，以达成方剂的整体功效为目标，各自发挥满足整体目标所需的特定作用。

　　君臣佐使结构是方剂特有的组织方式，是把各药的性味组织成为方剂整体功效的机制和模式，是方剂整体功效的载体。没有君臣佐使结构，就没有方内各药的秩序，就不可能形成方剂的整体功效。

2. 调控七情合和关系

　　组方配伍不但要建立方剂的结构秩序，而且要建立方剂的功能秩序。功能秩序是入方各药在性味上的有序化，关键是调控好各药的"七情合和"关系。

　　所谓七情，是各药的性味所偏，不同性味之间有多种相互作用。组方用药，需要掌握和调控七种基本情况："有单行者，有相须者，有相使者，有相畏者，有相恶者，有相反者，有相杀者。"（《神农本草经》）

　　所谓七情合和，是要明了入方各药的七情关系，用其相须相使，避其相恶相反，以和为序。其原则是："凡此七情，合和视之，当用相须相使者良，勿用相恶相反者。若有毒宜制，可用相畏相杀者，不尔，勿合用也。"（《神农本草经》）

　　七情合和的本质，是基于药物固有的性味，对不同性味之间的相互作用关系进行组织和调控，使其有序化，形成方剂的最佳整体功效。这种组织和调控，可使入方的药物强其性、全其性，也可减其性、失其性，以被调控的性味为基础，转化形成方剂整体的新功效。正如清代徐大椿的《方药离合论》所论："圣人为之制方以调剂之，或用以专攻，或用以兼治，或相辅者，或相反者，或相用者，或相制者，故方之既成，能使药各全其性，亦能使药各失其性。操纵之法，有大权焉。此方之妙也。"

七情合和所强调和追求的，关键不在"合"，而在"和"。合是堆，和是有序化，才成有序的整体，才是组方配伍的本质。因此，非常明确地强调"配伍禁忌"，防止药物的性味之间相反相畏而产生毒副作用，临床处方要求谨记"十九畏"和"十八反"。

总之，方剂不是联合用药，而是对入方各药的性味进行的组织，建立君臣佐使结构，理顺七情合和关系，建立特定的秩序，形成方剂整体，将入方各药的性味转化成为方剂的整体功效。

三、方剂把中药功效复杂化

方剂把入方各药的性味转化成为方剂整体功效，这种功效是复杂化的。其复杂在于，它不是方内任何一味药所具有的，也不是入方各药之功效简单的相加之和，而是在方剂整体水平上"凸现"出来的，具有"整体大于部分之和"的性质。而且，方剂所奏的治疗功效，虽然有方内各药之功用的影子，但不能单从任何一味药来解释，也不能从各药的功用来分别解释，因为它加进了君臣佐使结构和七情合和关系的作用效应。

1. 以药间相互作用转化出方剂整体功效

复杂是相互作用的效应。相互作用产生新事物，由于相互作用的加入，才从简单中产生新东西——复杂，方剂正是这样。

"调百药齐，和之所宜"，就是调理好入方各药的关系，以"和"的秩序形成适宜的功效。如果说各单味药的性味和功效是"简单"的（相对于方剂而言。其实各单味药的性味和功效已够复杂），那么，通过组方配伍，就加入了君臣佐使结构，把各药纳入这一结构的秩序中，又调控了其七情合和关系，使入方各药的性味和功用受到了这些秩序的规定和约束。这样，方剂的整体功效不但包含了各药被控制的性味和功用，而且包含了各药之间相互作用的产物和效应，当然不是方内各药之功效的相加和。

从自然药物的开发和使用来看，中医创用方剂，其突破和贡献最少有三。

第一，开发出单味中药所没有的整体功效。使用方剂就是用其整体功效，它在单味药那里没有，是在方剂的整体水平凸现的。中医认识和驾驭了实现这种凸现的机制和规律，成为中医的方剂学原理，并且早已成熟为临床用药的常规。

第二，开发了比中药更宏观的功效。中药的性味和功效本就是宏观的，中医没有像西医那样，向中药的微观方向开发，而是相反，向比中药的宏观更宏观的方向开发，其成就是发明方剂。方剂功效的宏观比中药功效的宏观高了一个层次，是立于中药宏观功效之上的更宏观功效。这是自然药物开发的更宽更远的方向和道路。

第三，把药物间的相互作用纳入了药物开发。方剂开发的不止是中药本身，其重大突破是开发和驾驭了药物间的相互作用，即方剂的君臣佐使结构和七情合和关系，由此才形成和发挥方剂的整体功效。它是把药物功效提升到高一层次，实现整体化和复杂化的方向和道路，是中医独到的开发和贡献。

2. 以复杂功效应对复杂病证

方剂功效的复杂性不是任意的，而是人工设计和调配的，以应对病证的复杂性为目标。

使用复方，为的就是克服单味药功效的单薄，以复方功效的复杂来应对病证的复杂。

复方功效的复杂化，是以方证对应原则设计和组成的，是根据辨证施治的需要，针对所治病证来设计和使用，是方因证立，有是证、用是方。八纲辨证有阴阳、寒热、虚实、表里等证，方剂有滋阴、壮阳、祛寒、清热、补虚、泻实、解表、攻里等剂与之相应；脏腑辨证有五脏六腑之证，方剂有疏肝、泻心、补脾、清肺、补肾、和胃、利胆等剂与之相应；六经辨证有太阳、阳明、少阳、太阴、少阴、厥阴等证，方剂有桂枝汤、白虎汤、柴胡汤、四逆汤、真武汤、乌梅丸等剂与之相应；气血津液辨证有气分、血分等证，方剂有补气、理气、补血、理血、气血双补、治燥、祛湿、祛痰等剂与之相应。方证对应的典型是以方名证的"方证"，它充分体现了方与证之间的对应关系，张仲景开创性地认识了方证，开辟了辨方证论治的道路。

人的病证复杂，既与天地的复杂变化密切相关，又与人的年龄、性别相关，同一种病变在不同人有不同表现。同一种病证，有的是初发，有的是后发，有的是复发。所发病证有单证，有兼证，有夹杂证。从病机来说，有的病机单一，有的涉多种病机；而病也常常轻重不同、深浅不同、脏腑不同、经络不同，常有交叉和反复等。而且，不同的病证，须用不同的治法，用不同的方剂。同一种病证，有不同的病机，不同的病位和程度，须用不同的治法和方剂。由此发展出方剂的不同类型，同一类型中又有多种不同的亚类和变化。病证的复杂带来治法的复杂，促进了方剂功效的复杂化，使方剂功效的复杂度与病证的复杂度逐步地趋向全面匹配。

例如气分病证，大体分为虚实两类，但具体病证复杂，治亦复杂，其法有："调气之法，结者散之，散者收之，损者益之，逸者行之，上之下之，摩之浴之，薄之劫之，开之发之，气虚者掣引之，滞者导之，郁者扬之，热者清之，寒者温之，偏热偏寒者反佐而行之，夹湿者淡以渗之，夹虚者补而养之，虚甚者补敛之，浮越者镇坠之。"（李用粹《证治汇补·气症》）针对病证的不同类型，须采用不同的治法，不同的方剂。脾气虚者，须用四君子汤之类益气健脾，或用补中益气汤之类益气升阳。气机郁滞者，须用柴胡疏肝散之类疏肝解郁，或用越鞠丸之类行气化郁，或用半夏厚朴汤之类行气散结，或用天台乌药散之类行气散寒，或用瓜蒌薤白半夏汤之类通阳散结。气机上逆者，须用橘皮竹茹汤之类降逆和胃，或用苏子降气汤之类降逆平喘。

3. 以功效多变应对病证多变

方剂的重大特点是可变性。其结构、药味、药量、功效都可根据需要来变换，以其复杂功效的多变，来应对复杂病证的多变。这是方剂的又一重大创新和贡献。

人的病证并非一成不变，中医认识到其变化大体有三种基本类型：传变、转化、转归。

传变是病证在不同经络或脏腑之间的传递和转变。以伤寒病的传变最为典型，有循经传、越经传、表里传，以及顺传、逆传等，呈现出直中、合病、并病、错杂、真假等复杂化病证。转化是病证发生病位、病性、病质的改变，由一种病证转化为对立的另一种病证。主要有表里出入（表证入里、里邪出表）、寒热转化（寒证化热、热证转寒）、虚实转化（实证转虚、虚证转实）等，转化而成的新病证的特征与原病证相反。转归是病证发展到最后阶段的变化，主要有痊愈与死亡，以及缠绵、复发、后遗等，其中缠绵、复发、后遗的病变深刻，情况特别复杂。

所谓方证对应，不但有是证用是方，有多少病证就有多少方剂；而且方随证变，病证有什么变化方剂就有什么变化，这是方剂功效的复杂性的更深层次。

病证变化的复杂性不止是传变、转化、转归等基本类型，更有病证的个体变化，特别是其随机性、瞬时性、模糊性，不但需要掌握其变化的内在机制和本质，还要认识其变化的方向、趋势、瞬间特征，据以设计方剂功效，新立或调整方剂。在这种复杂性面前，没有一成不变的治法，也无一方用到底的功效，不但有基本方、经方、局方、时方，更有灵活的随证加减。所谓"知常达变，圆机活法"，就是驾驭方剂功效的这种复杂性变化的法则。

病证的复杂性和病证变化的复杂性客观存在，医者的智慧不在改变这种复杂性，而在以方剂功效的复杂性及其变化来应对病证的这种复杂，以方剂的方式来开发中药的功效，正是为以复杂应对复杂找到了方向，开辟了道路。

总之，方剂是中医独创的用药方式。其"独"，在于它由中医发明，迄今只为中医专用。其"创"，在于它开创了把两味以上的中药组成整体，形成和发挥其整体功效，而这种整体功效在单味药那里是没有的；在于它开创了对药物进行组织的方式和方法，以君臣佐使结构、七情合和关系，把入方各药的性味转化成为方剂的整体功效；在于它开创了把治疗法则融入方剂的组方原理，把方剂生效的机制和途径预先地包含在方剂设计中；在于它开创了人工地、有目的有计划地设计方剂功效的方式，可以清醒地、精准地、灵活地应对病证，知常达变地应对病证的复杂变化。

第三节　中药方剂的功效原理

中药方剂的功效原理是中药和方剂在临床防治中发挥治疗功效的机制和规律。它是中医的基本原理（特别是系统思维原理、以人为本原理、辨证论治原理、生态调理原理）贯彻于中药和方剂，形成的功效原理。其具体内容在中药学和方剂学方面已有多种论述，作为中药和方剂共有的功效原理，从理论上可以概括为 5 条。

一、整体性味，整体功效

整体性味和整体功效，是中药方剂的首要原理。

药有个性之特长，方有合群之妙用。中医所用的中药个性之特长，是中药的整体性味；所用的方剂合群之妙，是方剂的整体功效。无论是中药的性味，还是方剂的整体功效，都是整体水平的，不能分解还原为其组成部分的性味和功效。

1. 中药的性味是整体性的

中药的个性之长，即药的偏性，主要是四气（寒热温凉）、五味（辛甘酸苦咸）、升降浮沉、归经。这些中药性味都有明确的特点——整体认性、取性、用性。不是什么"有效成分"的性味。

中医之所以使用中药的整体性味，原因有三。

第一，为了防治人的生命运动之偏。中医辨治的病证，是人的生命运动发生的失常，是一种自然生态性失常。调理其失常，最好的方法是以自然药物的生态偏性，来纠正生命运动的生态之偏，最好的选择是中药那种自然的生态偏性。

第二，那个时代的药物研究还没有进步到化学药理和化学提纯。化学药理和化学药物是18世纪以后的事，那时中医的中药研究和使用早已成熟了。

第三，有效成分远非辨证论治所需。中医的辨证论治所治的病证，其复杂性远远超过化学药物特别是从中药提纯的有效成分所能医治的性质和范围。

对于中药的整体性味与有效成分之间的关系，已有的研究证明了两点：

第一，相关，并非决定。中药的性味不是凭空产生的，与其内在成分相关，可以找到相关性，但并非完全由成分决定。

第二，非单一决定。与整体性味相关的成分不止一种，各成分的地位和作用也不均等，决非单一成分决定。特别是，形成和决定中药性味的，不止是物质成分，还有成分之间的相互作用，以及各味中药生长发育形成性味的生成机制和环境条件等。

总之，中药的性味只属于药的整体，试图将其还原为特定成分及其化学特性的想法，不合实际，违背中医的中药性味原理。

2. 方剂功效是方剂整体的

方有合群之妙用，合群之妙就"妙"在形成和使用方剂的整体功效。

方剂的整体，不是药物的堆砌，组进方剂的，不止是入方的各药，还有药物之外的两种东西。

第一，组进了各药之间的相互作用。一是君臣佐使结构，二是七情合和关系，由于这些相互作用，产生了方剂的整体大于部分之和效应，在方剂的整体水平"凸现"出方内各药所没有的方剂功效。

第二，组进了中医的治疗法则。辨证施治首先要立治法，特定的病证需要特定的治法，然后据治法立方剂，是方从法出，方为法用，以法生效，由治疗法则把药物的性味转化成治疗功效，方剂的整体功效是在治疗法则的引导和控制下产生的。

因此，方剂整体已经不只是方内各药的相加和，还融入了药间的相互作用和药物的生效机制，其整体功效是在整体水平"凸现"出来的，只存在于方剂的整体水平，由方剂整体来负载和发挥。它既不能分解为方内各药的性味和功效或其相加和，也不是方内各药分别单独作用的功效之和。

例如交泰丸，由黄连、肉桂两味药组成。黄连苦寒，有清热泻火、清热燥湿、解毒疗疮等功效；肉桂辛甘大热，有温中补阳、散寒止痛等功效。两者对大脑皮质和中枢神经均无兴奋或抑制作用。但是，把这两味药相伍为方，则具有交通心肾、清火安神的功用，能"交通心肾于顷刻"，主治心肾不交之怔忡、失眠。

再如茵陈蒿汤，由茵陈、栀子、大黄三味药组成。茵陈能清热、利湿、退黄，无收缩胆囊之功；栀子苦寒清降，能清心肺三焦之火而利小便，略有收缩胆囊的作用；大黄苦寒沉降，能直达下焦，荡涤胃肠积滞，清泻血分实热，亦无收缩胆囊作用。但上三药相伍为方，却产生出较强烈的收缩胆囊作用，可用于治疗胆囊诸症。

二、药证对应，方证对应

药证对应和方证对应，是中药方剂的药性学和药效学原理。

"愈疾之功，非疾不能以知之"，是中医选择和使用方药的性味和功效的基本原则。这一原则要求，以所治之病证为标准，来认识、选择、使用、评价方药的性味和功效。

1. 从药证对应到方证对应

药证对应是药物的性味与所治的病证相对应。以证认性、以证选性、以证用性、以证验性，是中药的药性原理。所以选用中药的四气、五味、升降浮沉、归经等性味，是为适应寒热、虚实、阴阳、表里等病证的治疗需要。

方证对应是方剂的功效与所治之病证相对应。方因证立，有是证、用是方，这是药证对应的升华和发展，它把药证对应组织化和复杂化，以方剂功效的复杂应对病证及其变化的复杂。方证对应比药证对应更加宏大、深刻、灵活、复杂。

第一，方证对应比药证对应有更强的集中性和兼顾性。药证对应往往单一和片面，难以应对病证的复杂和多变。方剂的整体功效则是针对病证的多种特性，有目的有计划地设计组成的，在性味和功效上既有更强的针对性和集中性，又有涵盖病证各种特征的兼顾性、层次性、全面性，能够周密地应对病证的各个方面。

第二，方证对应具有药证对应所没有的灵活性和变应性。单味药的药性不会变易，难以应对病证的变化。方剂则不同，可以通过改变药味和药量，来调整方剂的整体功效，使其随病证的变化而变化，既"方因证立"，又"方随证更"，使方证对应比药证对应具有更强的可变性、适应性。

第三，方证对应具有多层次、多角度的全方位特点。具体的病证多样多变，一般涉及阴阳、表里、寒热、虚实等多个方面，常有多种病机、多种病变交叉重叠，或迁延积变。方剂能够适应这种复杂多样，可以设计出多层次、多角度的调理功效，既可针对主证，又可兼顾次证、兼证、错杂证等复杂情况。这种方证对应更加深刻、立体、周密，治疗效果更加贴切。

方证对应特性由方剂为辨证论治服务的实践所铸就，是方剂功效学的一条基本规律，它如实地反映了方剂与病证的内在关系。由此也形成方剂类型与病证类型的对应关系，一个方对应一种证，一类方对应一类证，进而形成以病证为坐标的方剂分类体系。

2. 方因证立，方随证更

方证对应的核心是"方因证立"。方因证立是临床组方的首要原则，组什么方，用什么效，要根据所治之证而定。在这里，病证是设计方剂功效的根据，是方剂功效的治疗对象，只有方剂功效与所治病证严密匹配，才能收到所需的治疗效果。医家们强调，方因于证，如百钧之弩，一举贯革；方不因证，虽弓劲矢疾，去的弥远。

方因证立原则在《素问·至真要大论》早有明确论述："寒者热之，热者寒之，微者逆之，甚者从之……上之下之，摩之浴之，薄之劫之，开之发之，适事为故。"后世张仲景《伤寒论》讲："观其脉证，知犯何逆，随证治之。""病皆与方相应者，乃服之。"孙思邈《千金翼方》提出"方证同条，比类相附"法则。张景岳《景岳全书·新方八略引》讲："补方之制，补其虚也""和方之制，和其不和者也""攻方之制，攻其实也""寒方之制，为清火也""热方之制，为除寒也""固方之制，固其泄也。"更具体地阐述了方因证立原则。徐大椿《伤寒论类方》讲："方之治病有定，而病之变迁无定，知其一定之治，随其病之千变万化而应用不爽。"阐明了方因证立和方随证更的基本法则。

方因证立原则要求，立方须针对主证，同时兼顾兼证、变证、夹杂证等复杂情况。这一原则决定着，证同方亦同，证异方亦异；证定方亦定，证变方亦变，随着病证的变化，方随证更，随证加减。

3. 以方名证，辨治方证

方证对应的典型形式是由张仲景开创的"方证"（"汤证"）体系。所谓"方证"，是以"方"命名"证"，其本质是特定方与特定证之间"一对一"的特异对应关系。张仲景《伤寒论》的桂枝汤证、麻黄汤证、小建中汤证、五苓散证、白虎汤证、承气汤证、小柴胡汤证、大柴胡汤证等，都是典型的方证。

张仲景不但提出了"方证"概念，把"以证系方、以方名证"的对应关系模式化，而且建立起"辨方证论治"的法则，开辟了辨方证论治的道路。传统的辨证论治包括"辨证、立法、选方、遣药"这4个基本环节，而辨方证论治把这一过程大大简化，把若干基本的方证作为模式，只要辨识确认所诊的病证是某方证，即可"有是证、用是方"，操作简捷准确。《伤寒论》的113方不但是方证对应的典范，更是辨方证论治的典范，所论治的各代表证，几乎都是"以××汤主之"，医家们称之为辨证论治的捷径或尖端。

由于病证复杂多变，方剂又可随证变易，因而辨方证论治也有许多复杂情况。一方面，在证型上有单一方证（一个方剂对应一个证）、合方证（几个方剂相合对应一个证）、类方证（一类方剂对应一个或一组证）等。另一方面，应证的方剂也有变有不变，出现"万病一方"和"一病万方"等情况，"万病一方"是"万病见一证则只需用一方"，"一病万方"是"一病现万证则须用万方"。"万病一方"和"一病万方"的共同本质是"一证一方"，关键是要找准证与方的对应关系。

在辨方证论治的实践中，洗练出一大批专方、成方。专方是专治特定病证之方，成方是专方的模式化，组方配伍固定，主治对象固定，大多以成药方式流行。

三、方从法出，以法奏效

"方从法出，以法奏效"是中药方剂的奏效原理。

方剂的设计，不仅要设计治疗的目标，即方因证立，而且要设计达到这一目标的途径，即方从法出。中医的治疗法则，是将药物的性味转化成为作用于病证而奏效的方法和途径，方剂的设计必须包括该方的奏效法则，即法寓方中。没有恰当的治疗法则为途径，药物性味就难以或无法转化成为治疗功效，特别是不能转化成为所需要的功效。这是中药方剂的奏效规律，谓之方从法出、法寓方中、方为法用、以法奏效。

1. 辨识病机，据病机立治法

辨识病机以确立治法，是方从法出的基础。

辨证论治包括"辨证—立法—处方"三个基本环节。辨证不止于辨识病证，更要审证求因，辨识病机，然后根据病机确定治法，再根据治法立方用药。

对于人的"病机—病证—病候"病变系统，治疗的关键是调理病机，因此临床辨证必须深入到辨识病机，治疗"靶点"也必须针对病机，治疗法则也必是针对病机的。按照这种治疗法则，就是要通过调理病机以祛病证和消病候。

治疗法则是中医学术体系的重要组成部分，它既是临床治疗的原则和方法，也是组方用药的原则和方法。治疗法则有庞大的体系，大体分为三个层次。①治疗原则。从基本规律上提出治疗的方向和道路，是具体治疗方法和遣方用药的准绳。主要有：早治防变、治病求本、扶正祛邪、燮理阴阳、调和气血、调理脏腑、正治反治、因人因地因时制宜等。②治疗大法。在治疗原则的指导下，针对病机的不同类型的基本治疗方法，一种治法适用于一类病证。主要有：解表法、泻下法、和解法、温里法、清热法、补益法、滋阴法、升降法、理气法、活血法、止血法、祛湿法、祛痰法、消癥法、固涩法、解痉法等。③具体治法。根据治疗原则和治疗大法，针对特定证候的特定治疗方法，突出病变的特殊性，更具操作性，直接指导遣方用药。例如，对于外感表证，治疗大法指出用解表法，而解表的具体机制是发汗，要运用具有发汗作用的方药，促使发汗，透发肌表，祛除表邪。

从理论上总结治疗法则首推《内经》，其论曰："形不足者，温之以气；精不足者，补之以味。其高者，因而越之；其下者，引而竭之；中满者，泻之于内。其有邪者，渍形以为汗；其在皮者，汗而发之。"(《阴阳应象大论》)"寒者热之，热者寒之，微者逆之，甚者从之，坚者削之，客者除之，劳者温之，结者散之，留者攻之，燥者濡之，急者缓之，散者收之，损者益之，逸者行之，惊者平之，上之下之，摩之浴之，薄之劫之，开之发之，适事为故。"(《至真要大论》)

治疗法则贯彻到方剂，成为立方用方的法则，历代研究常把治疗法则与所用方剂相统一称之为"剂"。唐代有"十剂"(宣、通、补、泄、轻、重、涩、滑、燥、湿)，金代有"汗、吐、下"三法，明代有"十八剂"("轻、清、暑、火"等)、"二十四剂""八阵"(补、和、攻、散、寒、热、固、因)等。清代程国彭的《医学心悟》总结为"医门八法"："论病之情，则以寒、热、虚、实、表、里、阴、阳八字统之；而论治病之方，则又以汗、和、下、消、吐、清、温、补八法尽之。"

总之，治疗法则是中医发现的方药发挥治疗作用的枢机和途径，主要是以方药调理病机而祛除病证的机制和规律，从理论上总结为临床处方用药以治疗收效的原则和方法。

2. 方从法出，依法遣药组方

方因证立决定的是以方治病的方向和目标，方从法出解决的是将药物性味转化成为治疗功效的方法和途径。

方从法出是临床组方用方的指针、规范、守则，在具体操作上主要体现为：①治疗原则指明处方的方向。如治病求本、扶正祛邪、燮理阴阳、调和气血、调整脏腑、因人制宜等。②根据特定病机选择特定治法据以组方。例如里寒之证，需用温里法，据此而选有温中、祛寒、回阳、通脉等作用的药物组成温里剂，以温里而祛除里寒。而里实证是邪积于里、腑气不通，需用泻下法，泻下的具体途径是通便、逐水，据此需选具有通便、逐水作用的药物组成泻下剂，来逐除在里之邪。

方从法出把治法融入了方剂，使方剂的作用过程和治疗效果包含了治疗法则在其中的作用，表现出高度非特异性。例如汗法，是通过发汗以疏散表邪、治疗表证的方法，代表方有麻黄汤、银翘散等，发汗在方药性味与解表功效之间，起了中介转化作用。再如补法，包括补气、补血、滋阴、壮阳等，但并非用物质和能量的"填平补齐"，而是以不同的补法用不同的药物对不同的虚弱病机进行调理的结果。正如李冠仙所说："气虚者宜参，则人之气易生，而人参非即气也；阴虚者宜地，服地则人之阴易生，而熟地非即阴也。善调理者，不过用药得宜，能助人生生之气。"[①]

3. 方随法变，以法统方类方

方从法出，必然方随法变。无一成不变之证，也无一成不变之治法，故无一成不变之方剂，证异治亦异，法变方亦变，

---

① 李冠仙. 知医必辨 [M]. 南京：江苏科学技术出版社，1984：43

既难一法治到底，也难一方用到底。

治法的改变，有时因于病证复杂，有时因于病证的演变和转化，有时因于治标与治本、先治与后治的计划安排。对于同一患者的病证，往往分不同的步骤，先后用不同的治法，每一种治法都要用相应的方剂。概而言之，证有主证、次证、变证、兼证，治有主法、变法，方也有主方、变方。无论怎样复杂和变化，总是法依证立，法随证变，定法中有活法；方从法出，方随法变，定方中有活方。

方从法出，方随法变，必然形成以法统方、以法类方的逻辑关系。所谓以法统方，就是以治疗法则为纲领，统领各类方剂。所谓以法类方，就是按治疗法则对方剂进行分类。方剂的分类在历史上曾有过多种方法，但发展成为主流的是"以法类方"，现行的基本类型为：解表剂、泻下剂、和解剂、清热剂、祛暑剂、温里剂、表里双解剂、补益剂、安神剂、固涩剂、开窍剂、理气剂、理血剂、治风剂、治燥剂、祛湿剂、祛痰剂、消导化积剂等。

四、生气内应，转化生效

生气内应和转化生效，是中药方剂奏效的复杂性机制，是方药功效的复杂化原理。

中药和方剂的治疗功效虽然有时也有某种特异性，但从根本上来讲是非特异的。形成非特异功效的机制，除了由治疗法则制导造成非特异功效以外，更深的机制是人的生命运动的内应转化。由生气内应而转化成为治疗功效，是更加深刻和复杂的功效规律。

1. 中药方剂功效的非特异性

特异性是西药作用的特征，特异性的本质是因与果之间的线性关系。线性关系是数学概念，指可以用线性方程来表达的关系，在数学上有确定的解。线性关系的特点有三：①均匀性。作用因素在作用过程中不发生变化，作用因素的初始状态与终末状态之间有保持不变的比例因子。②叠加性。几个因素分别作用的结果相叠加，就是这几个因素作用的总结果。③对称性。作用的方向可逆，可以反演，正向作用与反向作用的质和量都相同。西药作用的特异性，就是在生效过程中药性不改变，药物之间不发生相互作用，使用多种药物的总结果是各药单独作用的结果之和。

非特异性是中药方剂的功效特征，非特异性的本质是因与果之间的非线性关系。非线性关系是用非线性方程来表达的关系，在数学上没有确定的解。其特点也有三：①不均匀性。作用因素在作用过程中发生变化，在作用的初始状态与终末状态之间，没有恒定不变的比例因子，发生了分叉、交叉、催化、振荡、激发、突变、飞跃、新因素产生等变化。②非叠加性。作用因素之间发生相互作用，各因素作用的总结果不等于各因素单独作用的累加和。③不对称性。作用有时间的方向性，不可逆，不可反演，正向作用与反向作用的质和量都不同。

中药方剂功效的非特异性，突出地表现在生效过程发生重大转化，而转化的机制和性质非常复杂，造成治疗功效具有高度非线性。突出特点有：①转化环节多样。远不限于代谢酶和肝脏的转化，而是细胞、组织、器官、解剖系统等各层次几乎都参与转化，往往同时或先后通过几种不同环节的转化，最后从整体上呈现出治疗效应。②转化的性质复杂。不止是一般的化学转化，不止是为便于肾脏排出而进行的转化，而是通过转化产生出二次甚至多次产物或效应，为原药所没有，由其发挥超出原药的作用，也加入和呈现为治疗功效。③转化的作用深刻。方药的调理对象是病机，是从系统、器官、组织、细胞、亚细胞等层次上，对生命活动的基本机制进行的调节，使这些机制从不正常状态恢复到正常状态。特别是，这些调理包括了对机体的自主调理机制的调动，推动机体的自主调理而产生更复杂的调理功效。

2. 中药方剂生效的转化机制

通过中介环节的接应或转化而奏效，是中药方剂产生非特异功效的基本机制。其中比较突出的，是产生出二次或多次产物，由其发挥治疗效应。现有研究已经认识的有以下几种。

第一，通过体内微生物转化而生效。

通过体内寄生的微生物系统，特别是消化道的微生物系统进行转化，是方剂生效的重大转化机制。具体机制包括：由微生物对方药进行代谢，产生出二次产物发挥功效；借助肠道特定微生物的生物作用，转化为功效；通过调理肠道的微生物定植条件，来调理肠道微生态系统，转化为治疗功效；通过调理体内微生物之间的关系，转化为抗细菌感染功效等。

第二，药物代谢产生新成分，发挥疗效。

药物在体内的代谢过程，会改变原有的药物成分，或产生新成分，由其发挥原药所没有的新功效。例如，六味地黄丸（由熟地黄、山茱萸、牡丹皮、山药、茯苓、泽泻 6 味药组成）有多种治疗功效，有些功效无法从原药的药理作用来解释。"六味地黄丸的体内直接作用物质及药代动力学研究"发现，在口服六味地黄丸出现的 11 个血液成分中，有 4 个是药物代谢产生的新成分，这些代谢产物可维持长时间的血药浓度平台期，与口服单体化合物的体内行为明显不同。发现 1 号成分 5-HMFA 是由地黄、泽泻、山茱萸 3 味中药在代谢中共同作用而产生的新成分，可明显改善实验动物的血液流变学、血小板聚集率、细胞黏附因子等，有很好的补肾功能，显示 5-HMFA 为六味地黄丸治疗衰老和血瘀的主要药效物质基础。[①]

第三，作用于器官或系统，由其转化出功效。

许多方药作用的"靶点"并不直接针对病灶，而是对某些

---

① 衣晓峰，靳万庆. 千年古方六味地黄丸——配伍规律被揭示 [N]. 中国中医药报,2007–07–19

组织、器官、系统或功能网络进行调理，由其"应"而发生特定变化，呈现为治疗效应。例如，补肾方（由生地黄、熟地黄、附子、肉桂、山茱萸、山药、巴戟天、淫羊藿、补骨脂9味药组成）在临床治疗中呈现出肾上腺皮质激素样作用，对于肾上腺皮质激素不足的病症有治疗功效，但研究证明，方内各药均不含类皮质激素样物质（或其前体）。在实验中发现，如果把实验动物的肾上腺切除，则该方不再呈现肾上腺皮质激素样作用。[①] 这显示，补肾方是作用于肾上腺，由肾上腺转化出肾上腺皮质激素样作用。而有些助阳药，临床上有明显增强性功能的作用，但在切除性腺的动物身上，则无这种激素样作用，显示性腺在药与效之间起了中介转化作用。

3. 助人生生之气，推动自主调理

人是世界上最典型的自组织系统，中医认识了其自组织特性和机制，称为生生之气。发现生生之气的正常与否是健康与疾病的内在本质，因此认为，调理生生之气是调理健康与疾病的根本机制，依靠、调动、发挥生生之气的自主调理作用，是防治疾病的根本法则。从汉代开始，就总结了"有病不治，常得中医""阴阳自和者病自愈"等规律，提出了"调其阴阳之所自，阴阳自和必自愈"的法则。将其贯彻于方药的使用，发展了以方药之力作用于生生之气，依靠和推动生生之气进行自

---

① 姜春华，沈自尹. 肾的研究 [M]. 上海：上海科学技术出版社，1981：166

主调理的治法。

第一，驾驭了"治施于外，神应于中"的规律，方药作用通过"神应于中"而生效。

张景岳论称："凡治病之道，攻邪在乎针药，行药在乎神气。故治施于外，则神应于中，使之升则升，使之降则降，是其神之可使也。若以药剂治其内而脏气不应，针艾治其外而经气不应，此其神气已去，而无可使矣。"① 在人身上，应于中的"神"就是自组织机制，即人的生生之气，不经过自组织机制的组织就不能生效，是自组织系统的重大特性。外来的药物作用只有经过生生之气的接应和转化，才能呈现为治疗效应。这是中药方剂功效的深层规律，是方药功效之非特异性的深层机制。

第二，驾驭了防治的"得一之道"，紧扣人的生生气而调。

张景岳总结道："病变虽多，其本则一。知病所从生，知乱所由起而直取之，是为得一之道。譬之伐木而引其柢，则千枝万叶，莫得弗从矣。"② 人的生生之气是病变万端之根本，即"其本则一"，治病的"得一之道"就是要紧紧抓住人的生生之气进行调理。以方药调理生生之气，大体有三个层次。

一是养生强本。用于养生的方药众多，单味药如人参、灵

---

① 张景岳.类经 [M].北京：人民卫生出版社，1965：349
② 张景岳.类经 [M].北京：人民卫生出版社，1965：15

芝、鹿茸等，方剂如八仙长寿丸、首乌延寿丹、还少丹、萃仙丸等，其功效都在调理和增强生生之气。

二是祛病治本。在已病的情况下，用方药调理生生之气，调动和发挥其自主调理愈病作用。大量研究证实，通过调理生生之气，许多方药呈现出双向或多向的调理效应。例如桂枝汤，对体温、汗腺分泌、心率、胃肠蠕动、免疫功能等有复杂的调节功效。发热者有退热作用，低温虚寒者有温经作用；下利者可止利，便秘者可通便；高血压者可降压，低血压者可升至正常；心率快者可减慢，心率慢者可提高至正常；取微汗解肌可发汗而不伤正，对自汗出者可止汗而不留邪等。①

三是愈病固本。病证向愈或治愈，可以方药调理和增强生生之气，以保痊愈，防止复发。可据病情和个体特点，有针对性地处方。当代在癌症手术、放化疗后，用此法调理者甚多。

第三，以方药之功，推动生生之气自主调理。

《内经》载有一条重要的治疗法则："壮水之主，以制阳光；益火之源，以消阴翳。"这是认清了阴阳的生生之机，驾驭了阴阳的互根互生规律，化为治疗法则，以推动阴阳互生互化而奏效。方药的作用不在"制阳光"和"消阴翳"，也不在"壮水""益火"，更重要的是"水之主""火之源"，通过"壮

---

① 严育斌，赵敏霞．桂枝汤的临证应用 [M]．西安：陕西科学技术出版社，1990：39-44

水之主"以"生水"而"制阳光",通过"益火之源"以"升火"而"消阴翳"。医家们从金匮肾气丸和六味地黄丸化裁出的左归丸和右归丸等,就是遵循这种治法而来的创新。循此法用方药进行的调理,是一种纵深性治疗,具有一种高度非特异性功效。

总之,以方药来调动、调理、发挥生生之气的自主调理作用,是一种深刻的治疗法则,是方药发挥治疗功效的深层复杂机制和规律,是中医以方药防治疾病的一种艺术。

五、知常达变,圆机活法

知常达变和圆机活法,是以方药之变应对病证之变,是方药功效的应变原理。

这一原理是方药使用的原则性与灵活性的统一,目的是以方药之变应对病证之变,是对方药与病证对应关系的随机调整。这是有计划、有目的的"变",并非方药本身所具有,而是由医者设计和操作的,它融入方药的设计、使用、生效过程中,产生出方药在完全自然的状态下所没有的治疗功效。

1. 知常规而达变化

"方因证立",但病有内外、久暂、轻重、缓急之异;"方从法出",但治有标本、先后、逆从、补泻之别。故临床辨证遣药组方,须知常规而达变化,执圆机而用活法。

所谓"知常规",是要熟悉和掌握病证、治法、组方、取效的一般规律，以及组方用药的一般法则。所谓"达变化"，就是要谨察病证的各种变化，具体情况具体对待，将常规的治法和常规的方药灵活地变通应用，以适应病证的各种变化和特殊需要。"知常达变"就是要熟练掌握治疗和立方的常规，灵活地应用于各具特征的病变，既秉持原则，又高度灵活。

"圆机活法"是"达变"的基本法则，把原则性的规矩灵活地运用于具体变化。证变、法变、方亦变，不守一法应万变，不执一方御百病，既守成法规矩，又用圆机活法。方之善者得其宜，方之不善失其宜。可以执方，亦可不执方，能执方能不执方者，非随时之人不能也。《景岳全书·新方八略引》论圆机活法称："夫意贵圆通，用嫌执滞，则其要也。若但圆无主，则杂乱生而无不可矣，不知疑似间自有一定不易之道，此圆通中不可无执持也；若执一不反，则偏拗生而动相左矣，不知倏忽间每多三因难测之变，此执持中不可无圆活也。"

随机性、不确定性是复杂性的重要机制和特征，人的病变如此，治疗法则如此，方药使用更当如此。"知常规而达变化"正是从这种复杂化防治中总结出来的规律和法则。

2. 处方如布阵，用药如用兵

知常达变之"变"有多种，如方随证变、方随法变、证不变而方变、法不变而方变等。不管哪种变化，都是根据实际需要对方剂进行设计和调整，其操作原理极像调兵遣将，对敌布阵。《孙子兵法·虚实篇》说："兵无常势，水无常形，能因敌变化而取胜者，谓之神。"兵势如此，人的病变如此，治疗法则如此，方药使用更如此。医家们总结谓"临证如临阵""处方如布阵""用方如用将""用药如用兵"。徐春甫的《古今医统》论称："治病犹对垒。攻守奇正，量敌而应者，将之良；针灸用药，因病而施治者，医之良也。"

方剂的变化灵活而不乱，常中有变，变中有常。有些变化是"师其法而不泥其方"，即治法不变，所用方剂调整，在一种治法指引下用不同的方剂来治疗。有些变化是"师其方而不泥其药"，即所用方剂的框架不变，但方内药味或药量有所加减，以方剂整体功效的微小变化来适应病证的微小变化。守治法而不泥方，执成方而不泥药，是临证处方的妙诀。

3. 调整方剂功效的方法

中医使用的是方剂的整体功效，而决定和影响方剂整体功效的因素甚多，如何根据临床治疗复杂变化的实际需要来设计和调整方剂整体功效，是一门学问，更是一种艺术。

调整方剂功效的方法有多种，主要的是药味、药量、剂型三种基本变化。

药味的变化是入方药味数量的增减。药味的变化涉及方剂君臣佐使结构的调整，所治主证发生变化时，需调整方剂的君药；如主证不变，只有兼证、夹证等发生或变化，则主药不变，调整臣、佐、使药物。这种变化常常由一个基础方加减化裁，派生出几个甚至十几个新方。例如一个桂枝汤甚至能派生出 17 个变方。

药量加减是在药味不变的情况下，只是加减药味的使用分量。有时主治病证不变，但病情有所变化，在不改变方剂的配伍关系和主治功效的前提下，只调整药量以改善效力。如四逆汤中加大干姜和附子的用量变为通脉四逆汤。有时主证和病机都有差异或改变，需要加大药量的增减幅度，使方剂的配伍关系发生改变，往往君臣易位，方剂的基本功效和主治也发生改变。如小承气汤的厚朴 2 两变 8 两、由佐药变为君药，大黄仍 4 两但易为佐药，枳实 3 枚变 5 枚仍为臣药，化为厚朴三物汤，方剂的功用主治大变。

在有些情况下，需要药味和药量同时加减，以适用于非典型性病证，应用更加灵活广泛。如麻黄汤的麻黄 3 两变 4 两，桂枝变石膏，杏仁 70 个变 50 个，炙甘草 1 两变 2 两，变为麻杏石甘汤，其功用和主治明显变化。

剂型的变化同样很多。不同方剂可有不同剂型，同一方剂也可有不同的剂型。不同剂型的方剂用法不同，功效也不同。常用的剂型有汤剂、散剂、丸剂、膏剂、丹剂、酒剂、茶剂、锭剂、饼剂、条剂、灸剂等。方剂可以在不改变药味或药量的情况下，通过改变剂型来调整其功效，一般称汤剂作用快而力峻以急治，丸剂作用慢而力柔以缓治。

总之，中药方剂的五条功效原理，即整体性味和整体功效、药证对应和方证对应、方从法出和以法奏效、知常达变和圆机活法、生气内应和转化生效，是中医的中药方剂原理的核心，是中医基本原理贯彻于中药和方剂的产物，是中医开发和使用自然药物的学术精髓，是中医在药学领域的独到发明和创造。它代表了与西药完全不同的药物开发道路，代表了与西药完全不同的另一种药学原理，代表了药学未来发展的根本方向，它是中药方剂复兴的内在根据，是中药方剂势必复兴的基本内核。

第四节　中药方剂的复兴之路

中药方剂要复兴，关键不在药材，不在药物本身，而在中医的中药方剂原理，特别是中药方剂的五条功效原理。但是，目前的认识还非常不一致，存在许多模糊、混乱、错误，需要大呼大喊地讲明道理，连根拔起地拨乱反正，认清中药方剂复兴的正确方向和道路。

一、20 世纪遭遇"铁床匪"

由神农尝百草和伊尹创汤液开辟的中药方剂发展之路，几千年一往无前地走来，所创之新，成就之宏，早成举世无双的康庄之势，创造了医药学史上的一大奇迹。但是，在步入 20 世纪的时候，却在路口遭遇到了"铁床匪"，它从西方来。

"铁床匪"典出古希腊神话。在雅典提修斯时代，有一片小庄园的主人叫普罗克拉斯提斯，他在路口设一张铁床，强迫路人躺在床上，不及床长者拉长，比床长者砍掉长出的腿足，被称为"铁床匪"。后来演绎成欧洲的一个成语——"普罗克拉斯提斯式"（Procrustean treatment），意为使用暴力逼人服从，或粗暴地强求一致、迫使就范。

中药方剂所遇到的"铁床匪"，是以西医药原理为标准对中药方剂进行"研究"。其"匪性"不在那张"床"——西医药原理，而在"普罗克拉斯提斯式研究"，特别是那种"研究"的主张。它强调，西医药原理是唯一的"现代科学"的标准，凡不符合这一标准的，都不科学，须批判和抛弃，只有按这一标准研究了，变成符合这一标准的，才成为现代的科学的东西。因此强调，这种研究就是（才是）"中药现代研究"。

对中药方剂进行的这种"研究"近百年了，大体而言产生了两种基本结果。

第一，砍掉了伸在这张床之外的头足——中药方剂基本原理。该原理完全超出西医药原理，与西医药原理相悖，不能被理解和保留，必须砍掉和抛弃。但它是融于中药方剂的中医原理，是中药方剂的精髓和灵魂，砍掉它就砍掉了中药方剂的性命。

第二，对中药方剂进行西医药式开发。中药方剂的性味和功效有多种开发余地，但中医只开发和使用了符合中医需要的那些，那些不符合中医需要的则没有开发。然而，这种"研究"则从另一方向，只把中药作为药材，作为"自然药物"，从中寻找符合西医药原理的东西，以各种"有效成分"为核心，从中开发西药。其结果完全背离中药方剂原理，不能为中医使用。

这种"铁床匪"式的研究和开发，砍掉了中药方剂的主体——中医，抽掉了其精髓和灵魂，走上完全背离中医的方向和道路。其结果与复兴完全相反，是废除中医，废除中医的中药方剂原理，把中药只当作自然药材进行西药开发。

二、把中药去中医化的歧路

对中药进行的"普罗克拉斯提斯式"研究，其指导思想和基本法则，是把中药去中医化，变成与中医毫无关系的纯自然药物，把西医药原理强调为唯一科学和正确的标准，按这一原理通过被去中医化了的"中药"来研究和开发西药。这种研究常常暴露出某种殖民主义、强权主义的强加于人的气势，造成严重的恶劣的影响和后果。必须指出，有些人要做这种研究，无可厚非，但强调这是中药现代研究的唯一道路，是中药复兴的方向，则是完全错误的。说穿了，它是从中药开发西药的道路，是中药西药化的道路，完全不是什么中药复兴之路。

1. 把中药去中医化，还原为自然药物

中药，是中医化的自然药物。它源于自然，其药材属于自然药物。但是，中医并未完全用其纯自然属性，而是按中医

原理进行了选择、开发、调控、使用，使其中医化，成为"中医之药"。中药的"中医化"最为重要的是两个层次，一是按辨证论治为核心的防治原理，选择开发了其特定的性味，即四气、五味、升降浮沉和归经等，其他性味并未开发使用。二是按中医的治疗法则，将药物性味转化为治疗功效，这是在治疗法则的制导下发挥的，并非纯自然性味的纯自然作用。因此，没有四气、五味、升降浮沉和归经等性味，就不是中药；不能按中医的治疗法则将药物性味转化为治疗功效，也就不是中药。

　　中药的本质，不是其药源的自然性，而是其中医化，在于中医所选所用的性味和功效，在于中药方剂的功效原理。它是中医基本原理的药学化，是中药之"中"所在。把中药去中医化，就是剥离中药与中医的血肉联系，取消中药的中医属性，取消贯彻于中药方剂的中医原理，取消中药方剂的基本原理，取消中医开发和使用的四气、五味、升降浮沉和归经等性味，取消治疗法则在药物生效中的枢机地位和作用，取消治疗法则将药物性味转化而成的治疗功效，取消中医在中药开发和使用中的一切成就。各种取消的结果，就是把中药还原成为没有被中医研究和开发过的纯自然的药物资源。

　　把中药还原成为自然药物，是中药去中医化的主要方式。它把中药从中医的"理法方药"体系中割裂出来，变成与中医无关的自然药材。其目的，就是废除或丢掉中医，以及中医对中药的研究和开发成就，从零开始，把中药作为自然药材，从中开发西药。

2. 青蒿素研究是从中药开发西药

青蒿素研究成果获诺贝尔奖，国人高兴，甚至振奋。其喜有二：中国首次在自然科学领域获诺奖；其渊源与中医有关。但是，有些人由此而认为这就是中药现代研究和复兴的方向和道路，笔者认为这是完全错误的。

所谓青蒿素研究，是从药用植物黄花蒿茎叶中分离提取具有抗疟作用的有效成分，最终找到的是有过氧基团的倍半萜内酯药物，其分子式为 $C_{15}H_{22}O_5$，分子量为 282.33。这是标准的西药，这种研究是标准地从自然药物研发西药。

只是，黄花蒿也是中医开发的一味中药，用于抗疟的经验由葛洪总结为"青蒿一握，以水二升渍，绞取汁，尽服之"。这一经验为调控青蒿素提取的温度控制起了重大启示作用。然而，青蒿素研究的目标和思路方法，却完全是西医药的，不是中医药的。

第一，开发性质是西药不是中药。研究的不是黄花蒿的可以抗疟的四气、五味、升降浮沉、归经等性味及其功效，而是按西医药原理和西药标准，从中分离提纯西药——有过氧基团的倍半萜内酯药物。

第二，用于西医特异治疗而非中医辨证论治。有过氧基团的倍半萜内酯是标准的化学药物，只能用于西医的对抗式化学治疗，完全不能被中医的辨证论治所用。或者说，该药可治疟疾，但只能按西医方法治，不能按中医法则治。

总之，青蒿素所代表的，是把中药去中医化，从中开发西药的方向，而不是中医的中药现代化和复兴的方向。

3. 小柴胡汤事件是极好的反面教材

把中药去中医化再进一步，就是把方剂去中医化。其特点是抽掉中医使用方剂的功效原理，取消整体功效，取消方证对应，取消方从法出，取消转化生效，取消方随证更，将方剂当作自然药材的堆积，按西医药原理进行研究和开发。这种把方剂去中医化的"研究"有三种类型。

第一，拆方研究。

这种研究完全不懂中医的组方配伍原理，完全不懂方剂整体功效的"大于部分之和"特性，完全不懂方剂功效是通过治疗法则转化而成的，无知而偏执地按西医的机械论和还原论，错误地把方剂理解为药堆，其功效是方内各药功效的相加和，因而只要把方剂拆开来，分别研究各味药的性味和功效，特别是按西医药原理认定的"有效"，就可以解释方剂的整体功效，只要把各药的功效加起来就是方剂的整体功效。

这种研究的结果永远不可能把方剂的整体功效拆解成为方内各药的功效。因为方剂之制，所制的不止是入方各药，更是方剂的君臣佐使结构、七情合和关系，以及方因证立、方从法出原理，这才是方剂的灵魂。没有这些，就只是药堆，不是方剂。拆方研究恰恰把这些灵魂拆掉了，完全背离了中医的方剂原理。

第二，寻找方剂整体功效的物质基础。

拆方研究失败了，根深蒂固的机械论和还原论思想并未消除，进而提出和推行方剂功效的物质基础研究。认为，中药药效有其物质基础，方剂整体功效也必有其物质基础，只要找到其物质基础，就可揭示方剂整体功效的特定根源和本质。所谓物质基础，就是产生药物功效的物质成分、成分组、有效部位等实体，有人更具体地称之为"广义的化学成分""有直接药理作用的成分""有效化学部位"等。对于方剂来说，就是产生和负载方剂整体功效的特定物质成分、成分组、有效部位等实体。所谓寻找方剂整体功效的物质基础，就是要从方内各药或方剂煎出液中，分离提纯出那些产生和负载方剂整体功效的物质成分、成分组、有效部位等实体。

这一思路是清楚的，却是完全错误的，研究劳民伤财，没有也不可能有任何成果。得到的基本认识是，方剂整体功效的物质基础，就是那"一锅汤"，根本不存在专门产生和负载方剂整体功效的特定物质成分。方剂煎煮而成的汤液的物质成分，就是煎前各药的物质成分；在煎煮过程和体内代谢过程中，确有新成分产生，但是数量有限，对方剂整体功效有影响，但不大，更不是主体。因此，把方剂的整体功效设想为由一组特定的物质成分所产生和负载，纯粹是机械论和还原论的一种幻想。

这种还原论思路在医学之外的失败多得很，可借鉴以明。燃烧是一种物质现象，18世纪提出"燃素说"，认为可燃物质包含燃素，燃烧是燃素的释放过程，火由燃素构成。后来证明燃烧是可燃元素与氧的氧化反应过程，不存在什么燃素，燃素说完全错误。热也是一种物质现象，也在18世纪提出了"热素说"，认为物体的不同比热是所含热素不同，热传导是热素的流动，但始终提纯不出热素。后来证明，热是大量实物粒子（分子、原子等）的无序运动，运动越剧烈就越热。再如王水，能溶化黄金，但组成王水的浓硝酸和浓盐酸都没有这种功效，产生溶化黄金之效的，是浓硝酸和浓盐酸的"一比三混合"，不存在什么"王水素"之类的特异物质基础。

第三，中医方剂西化用。

所谓中医方剂西化用，就是拿去中医的方剂，却不按中医药原理使用，粗糙地按西医药原理乱用。虽然有时能获得一点西医药式的疗效，但因完全违背中医药原理，不但不能获得中医药式的满意疗效，反而会产生许多不良甚至有害作用。较典型的如日本的小柴胡汤事件。

小柴胡汤是中医十大名方之一，汉代张仲景创，主治伤寒少阳证。日本的研究发现，该方对于改善肝病患者的肝功能障碍有显著功效，厚生省于1994年正式认可并收入国家药典。津村顺天堂制成小柴胡汤颗粒制剂大批上市，一时成为肝病患者的首选药物，出现了百万肝病患者同服小柴胡汤的盛况。但不久即大量显现不良效应，至 1999 年正式报道的因小柴胡汤颗粒的副作用而发生的间质性肺炎 188 例，其中 22 人死亡。厚生省不得不紧急叫停，津村顺天堂在大发其财后破产，社长津村昭于 2000 年受审获刑。

"小柴胡汤致人死亡"的本质何在？不在小柴胡汤，甚至也不在津村顺天堂及其社长津村昭，而是在医学原理，在于错误地以西医原理使用中医方剂。关键在于背离中医原理，背离中药方剂的功效原理，背离小柴胡汤的功用是和解少阳，主治少阳证。

日本小柴胡汤事件的医学定义应当是：错误地按西医原理使用中医方剂，错把中医名方小柴胡汤作西药使用，致患者死亡而获法律严惩。

痛哉，那些被方剂西用夺去性命的患者，比窦娥还冤。

快哉，那种蔑视和违背中医原理的胡作"匪"为受到了法律的制裁。

总之，中药方剂要复兴，但复兴之路不在"铁床匪"那里，不在去中医化的自然药物那里，不在有效成分里，不在拆开来的方剂里，而在与此相反的中药方剂的基本原理。

三、关键在中药方剂功效原理

中药方剂势必复兴，但复兴什么、怎样复兴、复兴成为什么？

必须赶走"铁床匪"，踢开那张"铁床"，沿着神农和伊尹开辟的道路，把已经稳定和成熟的中药和方剂，特别是其基本原理，在新的时代条件下推进到新的发展阶段，引领药物学和药治学走上新的发展方向和道路。

1. 划清中药方剂现代研究的两个方向

中药方剂的现代研究和未来发展，有两个方向，两条道路。一条是中医的，是中医药几千年大踏步走来的，其核心是坚持和发展中药方剂功效原理，这是中药方剂复兴的唯一方向和道路。另一条是西药化，完全否定中药方剂原理，把中药去中医化，还原为自然药物，然后作为自然药材，按西医药原理从中开发西药，其本质是取消中药，取消方剂。这种研究和开发，可以搞出些东西来，可为西医使用，但是，它把中药取消了，方剂不能用了，是十足的消灭中药方剂之路。

必须说清，这两个方向、两条道路各有所宗，各有所用。从中药开发西药，它宗于西医，用于西医，是可以或应该的，对人类健康有益无害，应当支持。问题在于，有些人，不止是一些研究者，而且有一些管理者和领导者，竟武断地说这就是中药方剂的现代研究方向，就是中药方剂的复兴之路，那就不能不说是一种方向性和战略性错误了。

必须说清，这两个方向、两条道路的差异，不单是技术的、方法的，更是基本原理的，是中药方剂原理与西药原理的差异，其背后是中医原理与西医原理的不可通约。把中药改造成青蒿素那样的西药，用的是其化学性质和化学作用，完全抛弃了四气、五味、升降浮沉、归经等性味，完全抛弃了药证对应的治疗功效，完全抛弃了以治疗法则将药物性味转化成为治疗功效的生效原理，完全不能再组方用药，完全不能再使用方剂的整体功效，完全不能再用方剂功效的复杂多变来应对病证的复杂多变，完全不能再为中医的辨证论治服务。如果所有中药都如此"研究"或"复兴"了，结果有二：一是取消中药，消灭方剂；二是以药毁医，无药可用，无方可用，医何存焉。

总之，必须认清事理，划清界限，断然拒绝和远离中药西药化之路，西医走自己的西化路，中医则要走自己的中医路，把神农和伊尹开辟的光明大道再向前开拓几千年。

2. 中药方剂原理的重大价值和贡献

所以强调中药方剂的复兴不能走中药西药化之路，在于西医药的那种研发方向和道路，是一条已经看到尽头的"断头路"，越走越窄，越走越难，迟早要回过头来。回到哪里？回到中药方剂的方向和道路上来。

中药方剂的发明和贡献，绝不仅仅是那一万多种中药和十万多首方剂，更重大更有价值的，是其功效原理。西药的局限也主要不在药物本身，而在贯彻于药物的西医原理，以及由其药学化而成的药学原理。中药方剂原理是按中医原理开发和使用药物的规律，它是药材本身所没有的，而是中医开发和使用的产物。其重大的价值和贡献最少有三。

第一，开发使用自然药物的整体功效。

可以开发自然药物的成分功效，但那是有限的，现有开发已经日益困难。然而，自然药物的整体功效的开发却有无限的可能性。一万多种中药，其性味和功效都以万计，基本可以应对绝大多数不同的病证及其变化。

更重要的是，中医发明了方剂，可把多味中药组织起来，形成和发挥其整体功效，这就开辟了无限宽广的用药道路。以现有的 12 807 种中药为基础，已经开发的入典方剂约有 10 万首，能够适应 1000 多种病证及其变化（国家标准 1996 年的《中医病证分类与代码》载录病证 1624 个，1997 年的《中医临床诊疗术语》定义病证 800 个）。从理论上讲，仅以一万种中药为基础，若每方 6 味药，可组方 1.410^{21} 个；若每方 10 味药，可组方 2.710^{33} 个。若每方各以 2 味、3 味、4 味直至几十味等组成，方剂的总量则是个令人瞠目的天文数字，远远地超过和覆盖各种病证及其变化，方剂整体功效的可开发余地几乎是无限的。

从这个意义来讲，就自然药物的开发而言，开发的战略方向不是向微观去分解还原什么有效成分，而是向宏观去开发使用整体功效。这个方向是中医药开辟的，西医药迟早也要走到这条道路上来。

第二，以药物功效的复杂应对病变的复杂。

中药方剂的药证对应和方证对应，应对的是人的生命运动失调为病的病机和病证，它不是人体的器质性改变，是比人体更加深刻和复杂的生命运动的病变。从自然药物分离提纯的那些有效成分，只能特异性地作用于分子或细胞，对整体性的人的生命运动及其失调为病无能为力。因此，在人类的整个疾病谱中，西药那种特异性的治疗作用，是"精准"的，却是挂一漏万的，只有找准了靶点才能使用和发挥作用，而凡复杂性病变，大都是模糊的、随机的、多变的、不特异的，西药的那种化学的特异性的精准作用十分困难。20世纪以来，那些主要发生在人体的相对简单的病变，已经有了较多和较好的应对办法，而功能性、整体性、复杂性病变日益成为医疗的主题，西药面临的困难越来越深刻。只有中药方剂的复杂性味和复杂生效机制，才是应对疾病复杂性的正确方向和道路。

第三，把人的生命运动运用为方药的生效机制。

中药方剂的最大贡献，是用方药调理人的生命运动而转化成为治疗效应的功效原理。这是一种驾驭人的生命运动，将其运用为方药生效机制的高级艺术。它以治疗法则为枢机，把方药作用于人的生命运动，引起生命运动的特定变化而产生治疗功效。包括对体内微生态系统进行调理产生治疗效应，对人体的细胞、组织、器官进行调理，产生治疗效应，对人的生生之气进行调理，产生治疗效应等。这是中药与西药的最深区别，西药只把人体当作与对手厮杀的战场，完全不顾甚至伤害人的生命运动，而中药方剂则是依靠和推动人的生命运动来防治疾病。疾病在本质上是由人的生命运动失调而生的，依靠和推动人的生命运动进行自主调理，是药物研究和开发的最根本的战略方向，这个方向由中医药开辟和指引。

3. 中药方剂原理的复兴课题

中药方剂的复兴，不是改变方向去搞中药的西药开发，而是要把中药方剂作为中医理法方药体系不可分割的部分，作为中医复兴的一部分，与中医融为一体，走向复兴。要坚持神农和伊尹所开辟的方向，坚持贯彻于中药方剂的中医原理，坚持中药方剂的基本原理，把这一方向和这些原理复兴到新世纪新千年的新水平。

复兴要创新，但创新不是把中医创为非中医，不是把中药创为西药，关键是创新中药方剂原理。原理的创新绝不是用西药原理来研究和解释，更不是抛弃中药方剂原理换成西药原理，而是要运用新时代的新条件，特别是现代科学的最新发展中，能够支持中药方剂原理创新的最新成就，例如系统科学和复杂性科学，对中药方剂原理进行新的研究和发展。需要重点解决的问题有两个方面：一是理论突破，把中药方剂基本原理提出了但还没有揭示清楚的各种规律，一项一项地揭示清楚，做出新的理论总结。二是实践突破，以中药方剂基本原理为指导，以中药方剂来防治当代和未来的基本疾病，达到当代和未来的新时代水平，为全人类所接受和喜爱。

中药方剂复兴的研究课题众多而深刻，特别是其功效原理，有不少是研究多年没有解决甚至走偏方向的，需要在新形势下，作为中药方剂功效原理复兴的基本课题提出来研究。

中药和方剂的整体性味和功效研究。一是中药的整体性味研究。四气、五味、升降浮沉、归经等性味的整体特性；药性与药味的本质；药材性味与效应性味；定性与定量；性味的形成条件；性味的载体（不是有效成分那种"物质基础"）；整体性味与成分性味；性味的"整体大于部分之和"特性等。二是方剂整体功效研究。方剂产生整体功效的基本机制；由中药性味转化为方剂整体功效的具体机制；君臣佐使结构在形成方剂整体功效中的作用机制；七情合和关系在形成方剂整体功效中的作用机制；方内各药相互作用的基本机制和具体机制；方内各药相互作用的基本效应和各种复杂效应等。三是遵循整体性味和功效原理，进行新中药、新性味、新方剂、新功效的开发研究。

药证对应和方证对应研究。以揭示病变的病机和病证的本质为基础，研究和揭示药证对应和方证对应的机制。包括对应的基本机制：特定性味与特定病证的特定对应机制；四气、五味、升降浮沉、归经的各自对应机制；方剂的复杂性味与复杂病证相对应的复杂机制；"方证"的方证对应特殊机制；根据方证对应研发"以证求方"的现代方法和技术等。

治疗法则的转化生效机制研究。研究和揭示治疗法则在方药奏效过程中的基本作用；将药物性味转化为治疗功效的基本机制；各种治疗法则的各种转化奏效机制；以药治八法为代表的转化奏效基本方式；单味药的性味转化为治疗功效的基本机制；复方的多药性味转化为复杂功效的奏效机制；治疗法则的转化作用产生非特异功效的机制。开创新的治疗法则，开拓药物性味转化为治疗功效的新机制、新途径，以治疗法则的创新和方剂的创新相统一，创造复杂度更高的药治功效，以开辟对大病、难病、复杂性疾病的新的防治道路。

以方药调理和推动人的生生之气研究。依靠、推动、发挥人的生生之气进行自主调理，是中药方剂原理的最深层次，也是中药方剂复兴的最深领域。从养生、治未病，到治已病和康复，已有众多的方药和法则，需要揭示其机制和规律；又有极高的需求和巨大的发展空间，需要开拓和发展新方药和新法则。经过继承创新和开拓创新，可以发展成为一整套全新的关于如何调理和推动人的生生之气以自主调理的原理体系和方药体系。

总之，中药方剂的复兴，不止是复兴万种中药和十万首方剂，更重要的是复兴其基本原理。它不止是贡献给中华民族的，更是贡献给全人类的。贡献的不止是庞大的药物体系，更是如何开发和使用药物的科学原理。遵循这种原理，可以对整个地球的自然药物进行中医式开发，以方剂的方式把药物性味和功效复杂化，以中药方剂的功效原理防治各种复杂性病变。

它带来的，不止是药物开发的方向变革，更是医学的药治原理和方式的变革，将引领医学的药物防治走向生态的、有机的、依靠和推动人的生生之气的发展道路。

第十章

阴阳原理

阴阳原理是中医关于人及其健康与疾病的阴阳特性和规律的理论。

阴阳学说是中国和中医的特有理论，在世界上独树一帜。它首先是哲学原理，研究总结了世界的普遍的阴阳特性和规律，是中华民族的宇宙观。它又是医学原理，研究总结了人及其健康与疾病的阴阳特性和规律，成为中医的又一独到发现和贡献。

需要说明，前几章已经论述的系统思维原理、以人为本原理、非解剖原理、辨证论治原理、生态调理原理、中药方剂原理等，是从整体上概论中医的科学原理，而阴阳原理则是从较具体的层次，论述中医认识的人及其健康与疾病的阴阳特性和规律。中医所认识的人及其健康与疾病的具体特性和规律众多，重大者有正邪、气机、五运六气、气血津液、卫气营血等。其中，阴阳特性和规律尤为深刻和重大，疑难和争论也多，特予重点探究。

第一节　阴阳学说与阴阳规律

阴阳学说是中华民族的宇宙观，是中国唯物辩证法思想的核心，认识和总结了世界的阴阳规律。阴阳学说研究的阴阳规律有两大层次：首先是世界万物的普遍的阴阳规律，总结为哲学的阴阳原理；其次是各个领域具体事物的特定阴阳规律，总结为具体的阴阳原理。杰出者是医学，专门而系统地研究了人及其健康与疾病的阴阳规律，总结为医学的阴阳原理。哲学的阴阳原理与医学的阴阳原理是普遍与特殊的关系，研究和总结的都是阴阳规律。

一、唯物辩证法的第一学说

阴阳学说是中国唯物辩证法思想的首要理论，对阴阳规律的认识和理论的形成，经历了观念、概念、理论三个发展阶段。

阴阳观念——对阴阳规律的初级认识。观念是对事物的直观的感性认识，还没有上升到抽象的理性水平。中华先民在生活和生产活动中，观察与己密切相关的天地变化，"仰则观象于天，俯则观法于地"，根据天与地、日与月、昼与夜、向阳与背阳等基本事实，逐步形成阴阳观念，能够用图形和符号来表示。现有考古发现，在新石器时代中晚期就有诸多表达阴阳观念的遗存物，如仰韶文化（距今 7000～5000 年）、红山文化（距今 6000～5000 年）、龙山文化（距今 5000～4000 年）等。阴阳观念的经典表达是河图和洛书，《易传·系辞上》讲："河出图，洛出书，圣人则之。"伏羲氏据以所作八卦，是阴阳观念的符号化和系统化。北京中华世纪坛的"中华千秋颂"环形浮雕壁画中，河图、洛书和太极八卦作为第一组"文化经典"列于中华 5000 年文明之首。

阴阳概念——对阴阳规律的抽象概括。对阴阳规律的认识从感性上升到理性，抽象出"阴阳"概念。阴阳概念的出现和应用，可考文献可溯至西周晚期，《国语·周语上》记周幽王二年（前 780 年）三川地震，引太史伯阳父的话曰："夫天地之气，不失其序，若过其序，民乱之也。阳伏而不能出，阴迫而不能蒸，于是有地震。"该书还用阴阳概念记述和解释土地解冻、春雷震动等。表明至少到西周晚期，阴阳概念已正式使用。

阴阳学说——关于阴阳规律的系统性理论总结。学说是系统的理论，有一个从低级到高能的发展过程。阴阳学说于春秋晚期开始建立，此后持续发展两千多年。由于阴阳现象和规律客观地普遍存在，各个时期的哲学流派都来研究，成为中国哲学研究世界的辩证规律的主流，研究的结果形成中国辩证思想的主干。周易以阴阳为核心，发展为系统的易学；道家的老庄学派、黄老学派、道教等，以道为纲，深化了对阴阳的研究；儒家则发挥"独尊儒术"的优势，对阴阳规律作了儒学的探究；气学则从气分阴阳、阴阳气交、气化等作了特有的开拓；宋明理学贡献了太极图，以理为核心，深化了对太极阴阳的研究，把阴阳学说发展到一个新水平，直至清末。

　　从世界哲学发展史，特别是辩证法思想发展史来看，阴阳学说极具特色，可以说是唯物辩证法思想的第一学说，其据有五。

　　第一，阴阳学说从起源开始就是唯物的辩证法思想。唯物辩证法是由马克思与恩格斯在19世纪创立的，在此之前，特别是在欧洲，唯物论思想与辩证法思想长期分立，有过机械唯物论思想，有过唯心辩证法思想，直到马克思主义哲学才将唯物论和辩证法统一起来，建立起辩证唯物论和唯物辩证法。中国的阴阳学说则完全不同，从起源就是唯物的，基于"仰则观象于天，俯则观法于地"的自然观察，认识的是物质世界的阴阳这种辩证特性和规律，自始至终都是唯物论与辩证法的高度统一。

　　第二，从史前到清末一脉相承地连续发展5000多年。欧洲的唯物论和辩证法思想在古希腊时期曾经出现一个高潮，但后来被唯心论哲学统治，特别是中世纪1000多年的经院哲学，直到16世纪之后才逐步恢复唯物论和辩证法的研究，19世纪才形成马克思主义的唯物辩证法。而中国的阴阳学说从新石器时代起源，一直到清朝末年，5000年一脉相承地连续发展，没有中断，没有转折，贯古通今。

　　第三，阴阳学说是中国哲学主流派的共同思想。西方哲学所流传的理论，大都是个人的见解和思想，是分散的、个别的、间断的，虽有流派，但没有一种学说作为一个民族的主流思想前后相继地连续研究和发展几千年。阴阳学说则完全不同，它不是个人的研究和见解，而是周易、道家、儒家等中国哲学主流派的共同思想，研究的是同一种客观事实和规律，得出的是大同小异的基本认识，多项研究和理论虽然各有特色，但研究的主题都是阴阳，建立和发展的是共同的阴阳学说，成为中国的唯物辩证法思想的主干。

第四，源于实践并指导和应用于实践。阴阳学说不是书斋里的思辨和抽象的逻辑推演，而是源于自然观察和社会实践，是对客观事实和规律的如实认识，因而可以深入而广泛地融于人们的生活和实践，发挥世界观和方法论的指导作用。特别是研究和认识了自然、社会、人及其健康与疾病的阴阳现象和规律，形成了具体于各个学科领域的阴阳学说，在医学领域的研究和成就最为杰出，造就了中国医学的特有优势。

第五，阴阳特性和规律被现代科学深刻揭示和证明。现代科学的最新发展，揭示了宇宙演化发展的对称破缺现象和规律，证明阴阳的本质就是对称破缺。阴阳学说关于宇宙本原、万物发生和发展、世界秩序的建立等的认识，特别是对世界的阴阳特性和规律的认识，已经成为现代科学研究的最新课题，正被现代科学揭示的最新事实所证明。阴阳学说的基本原理在21世纪展现出从未有过的科学价值和发展潜力，成为当代自然哲学和唯物辩证法创新发展的突破口。

总之，阴阳学说作为唯物论与辩证法相统一的学说，就其唯物论和辩证法的高度统一性而言，就其起源的久远和发展的系统而言，就其思想的深刻性和先驱性而言，就其与现代科学和哲学的最新研究方向内在一致而言，无愧为人类唯物辩证法思想史上的第一学说。

二、阴阳是特化的对立统一

对立统一是辩证法的首要规律，"阴阳"与"对立统一"是什么关系？这个问题长期争论，难以厘清。

这里的关键，是要深化对阴阳本质的理解。需要厘清两点：首先，阴与阳是对立统一的。其次，作为哲学概念，"阴阳"不同于或不等于"对立统一"，阴阳是特化的对立统一。"阴阳"与"对立统一"是"白马非马"的关系，存在个别与一般、特殊与普遍、具象与抽象的差异。阴阳的"特化"主要有三。

第一，属性规定特化。"对立统一"只规定矛盾的两个方面具有"对立"和"统一"的属性，不规定两个方面各自有什么具体属性。"阴阳"则不同，矛盾的两个方面都有具体属性，一方为阴，另一方为阳，双方的属性不可互易，阴阳是性质相反的两种属性的对立和统一。与对立统一概念相比，阴阳概念的内涵深了一层，外延缩了一层。只有具有阴阳属性的两个方面，才形成阴阳矛盾；没有阴阳属性的现象，不论怎样对立统一，都不是阴阳矛盾。

第二，抽象程度特化。对立统一是哲学的高度抽象，舍去了事物的各种具体属性，抽象出其"对立"和"统一"属性。在对立统一关系中没有事物的具体属性，是没有任何具象的高度抽象。阴阳则不同，它舍去了事物的阴阳之外的其他属性，唯一地从阴阳这一属性进行抽象。而阴阳是事物的具体属性，是具象的，从阴阳进行的抽象是带有具象性的抽象，揭示的是阴与阳这两种具体属性的对立统一。因此，阴阳的抽象程度比对立统一低了一个层次，是从具象的阴阳进行的抽象，是有一定具象性的抽象，是具象的阴与阳的对立统一。

第三，普遍程度特化。对立统一是对宇宙中所有矛盾关系的最高抽象，包括自然、社会、思维三大领域，是最普遍的规律。而阴阳，只是对具有阴阳属性的矛盾现象的抽象，没有阴阳属性的矛盾现象不在其列。从阴阳学说的发展史看，其研究主要集中于自然现象，在社会、思维领域有局限。

总之，阴阳规律不等于对立统一规律，阴阳是特化的对立统一，阴阳是事物的阴阳属性的对立统一，不能将两者混淆，不能用对立统一规律来取代阴阳规律，也不能因为阴阳的抽象程度低而予否定和取消。事实上，正是因为阴阳的抽象带有具象性，才有可操作性，才能直接地指导和介入具体的研究和实践，转化成为具体的科学理论。中医的阴阳学说正是以其具象性的抽象，才能可操作地研究、认识、调理人及其健康与疾病的阴阳矛盾。

三、阴阳的本质是对称破缺

什么是阴阳？阴阳的本质是什么？

关于阴阳的哲学思考已有几千年，但一直还没有从科学的角度做出必要的证明和解释。20 世纪以来，现代科学的最新研究进展发现和证明，阴阳的本质是宇宙演化的对称破缺。

关于对称与反对称，已经有了较多的研究，圆平面和圆球是最完美的对称。而对称破缺（broken-symmetry）却是 20 世纪才提出的新概念，它源于宇宙起源与演化的研究。首先是量子场论研究发现，宇宙大爆炸产生的粒子数量比反粒子多，其原因不在粒子与反粒子的电荷性质相反，而在于其他的性质差异，这种性质差异被称为"对称破缺"。该特性使数学形式保持对称，而物理结果保持不对称。此后的研究发现，对称破缺在宇宙演化中具有普遍性，是宇宙起源发展的一种基本特性和规律，科学家们总结称"宇宙从对称破缺中走来"。

从 20 世纪中叶开始的现代宇宙学研究发现，我们的宇宙起源于一个混沌未分的"原始火球"，那是一个温度无限高、密度无限大的奇点（阴阳学说称其为无、元、太极），现存的各种物质形态及其属性在那里都还没有产生。宇宙的演化从对称破缺开始，对称破缺的特性已经认识到的有：①破者，分也，一分为二也，分化发展。②缺者，短少也，由一分来的二，任何一方都不具有原来一的完整属性，双方的属性加起来也不是原来一的完整属性，二的属性发生对称破缺，相异相反，又互斥互补、对立统一。这种缺，是由破造成的，不破不缺。③对称破缺在宇宙演化中连续不断地发生，破缺开来的两种不对称的新质各自又对称破缺，形成 N 次方的对称破缺，就像"太极生两仪、两仪生四象、四象生八卦"那样，形成世界万物的多样性和复杂性。

宇宙从对称破缺中走来，人类是宇宙对称破缺的产物。但人类诞生后却迟迟没有觉悟到这一事实，对于宇宙的认识出现了截然不同的两种思想。一种是神创论，特别是西方的上帝创世论，认为世界万物是上帝一手创造的，什么对称不对称，都是上帝的意志。另一种是中国的阴阳学说，根据人类生活和生产所直观接触的日月、昼夜、男女等广泛存在的对称破缺现象，抽象总结为阴阳学说，形成太极本原、一生二、二生三、三生万物的宇宙观。

由于历史条件的限制，科学对宇宙的认识长期限于耳闻目睹的直观范围，直到 1543 年哥白尼的《天体运行论》，才依靠望远镜冲破直观范围认识了太阳系，而太阳系之上的整个宇宙仍然是科学的盲区。1900 年开始的现代科学研究，才冲出盲区，逐步地触及和认识宇宙的对称破缺现象。爱因斯坦的相对论首先突破，发现了宇宙对称破缺的三种现象。一是"四维时空"和"尺缩钟慢"，其本质是宇宙演化从奇点发生的时间和空间的对称破缺。二是质能关系式 $E=mc^2$（质量与能量的转换关系），其本质是宇宙演化发生的质量与能量的对称破缺。三是物质存在的场与粒子两种基本形态，场是连续的物质形态，粒子是间断的物质形态，场与粒子是宇宙物质形态对称破缺的产物。

继相对论而来的量子力学、量子论、量子场论，发现了微观领域的对称破缺现象。先后认识了能量的连续性与间断性的对称破缺，量子的波动性与粒子性的对称破缺（波粒二象性），量子场的基态与激态的对称破缺，粒子的能量与质量的对称破缺，粒子的正粒子与反粒子的对称破缺等。微观粒子的对称破缺突出地表现为"波粒二象性"（既是波，又是粒子），其位置与动量不可同时被确定，具有不确定性（测不准原理）；同时，波动性和粒子性在同一时刻互斥又互补，须把对波和粒子的两种测定互补起来，才能从整体上认识波粒二象的粒子。

丹麦物理学家玻尔创立了"互补原理"（并协原理），他发现，"对立互补"概念在西方是那样地革命，但在中国却有阴阳学说研究了两千多年，太极图是对立互补原理的最好表达。

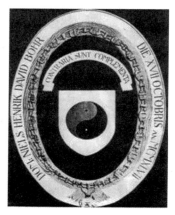

玻尔亲自设计的族徽

1947年丹麦政府封他为爵士，需要立一族徽，他自己设计，把太极图放在族徽的核心，加著铭文：

"对立互补"（CONTRARIA SUNT COMPLEMENTA）。

现代科学一个多世纪的研究，逐步地发现和揭示了宇宙对称破缺的基本事实和规律。关于宇宙的起源与演化、天体的起源与演化、太阳的起源与演化、地球的起源与演化、化学元素的起源与演化、生命的起源与演化、人类的起源与演化等研究证明，我们的宇宙从 137 亿年前开始暴胀演化，暴胀是对称破缺的过程。已知的重大对称破缺有，时间与空间、能量与质量、明能量与暗能量、明物质与暗物质、场与粒子、正粒子与反粒子、四种相互作用力（引力、电磁力、弱力、强力），以及星系、恒星、行星的对称破缺，银河系的对称破缺，太阳系的对称破缺，太阳、地球、月亮的对称破缺，地球六大圈层的对称破缺，地球生命和人类的从宏观到微观各层次的对称破缺等。

现代科学研究了有机界和生物界的对称破缺现象。生命起源于化学演化的对称破缺，从无机化学运动分化出有机化学运动，又从有机小分子分化出有机大分子，从有机大分子分化出氨基酸和核苷酸，在此之上又分化出蛋白质和核酸等。蛋白质和核酸作为生命的物质基础，它们是典型的对称破缺，蛋白质的合成只用 L– 氨基酸，核酸的合成只用 D– 核糖，生命的这种"手性"源于宇宙物质在本质上的不对称性。[1]

---

① 原田馨 . 生命起源的化学基础 [M]. 上海：上海科学技术出版社，1978：176，178

生命的进化更是对称破缺的。例如，从非细胞进化到细胞，出现细胞核、细胞质、细胞膜的分化；从单细胞分化为多细胞与细胞的多样性；从微生物分化为微生物、植物、动物三极；从水生分化为水生、陆生、水陆两栖；从无性生殖分化出有性生殖。细胞是对称破缺的一种典型，它不是一个均质球，而是有膜、核、质、器之分，存在明确的极性，细胞的内容物分布不均等，细胞的分裂不对称。生殖细胞更是对称破缺，分为精子与卵子，卵子内部分为动物极和植物极，细胞质在动物极浓度高，在植物极浓度低。生物的结构与功能对称破缺，其形体有首尾、左右、腹背、内外的不对称；体内器官的分布不对称，每个器官的结构与功能也不对称，如人的心脏分为上下左右的房与室，血液循环分为动静二脉，走向和功能相反相成；人的大脑左右不对称，"非人的灵长类大脑两半球基本对称。人的大脑两半球呈现明显的对称破缺，功能上左右两半球各有自己的优势。"①

人的生命运动的对称破缺更加复杂。首先是结构的对称破缺，主要表现在从整体到细胞和分子等各个层次的形态结构的对称破缺。其次是生命运动的对称破缺，人是开放系统，内与外不平衡，存在物质能量信息的交换（流）、内外的势能差和熵交换，"吃进"的物质能量要对称破缺才能被吸收和运

① 胡文耕 . 生物学哲学 [M]. 北京：中国社会科学出版社，2002：190

用，机体的组成成分要对称破缺才能进行更新；还有生命的有序度的破缺和变换等。再次，人的生命的对称破缺不是一次性事件，而是一个过程，纵贯生命全程，是连续不断的对称破缺"过程流"。人的生殖细胞受精是个对称破缺过程，从受精卵的第一次卵裂开始，一直到死亡，是一个连续不断在空间上、时间上、功能上、物质和能量上对称破缺的过程。这种生命运动的对称破缺"过程流"可能是世界上最复杂的，不仅有对称破缺的空间性展开，以及对称破缺的时间性连续，而且有对称破缺的立体性叠套、交叉，以及对称破缺的随机的与周期性的、线性的与非线性的分叉与交叉等。

宇宙的对称破缺演化已 137 亿年，人类是这种对称破缺的产物，人类自己也对称破缺了 300 万年。人类不可能一来到这个世界就明白这种对称破缺的演化过程，所以曾经用神灵来解释，也曾经格物致知地来认识，中国的阴阳学说正是这种从蒙昧到觉醒的产物。阴阳学说是从直观认识的角度，对于普遍存在的对称破缺现象的抽象和概括，也是人类最早的关于对称破缺现象和规律的理论概括。由于对称破缺的普遍性，既有宇宙的，也有各种具体事物的，因而阴阳概念和理论所总结的，既有哲学的高度抽象，成为哲学的基本理论；又有各学科的具象内容，形成各学科的具体学说，阴阳学说成为中国自然国学各学科的共同理论。如在数学领域，刘徽的《九章算术注·序》曰："观阴阳之割裂，总算术之根源。"阐明了算术之源在"阴阳之割裂"。其他学科如天文学、地学、律历学、气象学、物候学、农学，以及堪舆、炼丹等，都贯穿着阴阳研究的思路和内容。

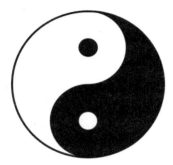

太极图

阴阳学说的太极图是对世界万物的对称破缺特性和规律的简明而深刻的表达。圆是最完美的对称，圆一分为二（反S曲线）成"两鱼"，是第一层次对称破缺；"两鱼"又分出阴阳二种属性，是第二层次对称破缺；两鱼又各生"鱼眼"，是第三层次对称破缺（阴中有阳，阳中有阴，阴阳之中复有阴阳）。从理论上讲，两个"鱼眼"都可继续对称破缺，每个"鱼眼"对称破缺为下一层次的太极图。这种从"鱼眼"到太极图的对称破缺可重复进行N次，由此可理解宇宙对称破缺的深刻性和复杂性。

中国医学对于阴阳的专业研究最为杰出。中医的阴阳学说全面系统地研究了人及其健康与疾病的阴阳特性和规律，以及人身阴阳与天地阴阳的关系，成为中医学术的基础性原理。强调："阴阳者，天地之道也，万物之纲纪，变化之父母，生杀之本始，神明之府也。"（《素问·阴阳应象大论》）同时，具体地研究和总结了人的生命、病机、病证、病候、防治、药物等各个层次和方面的阴阳特性和规律，具体而有效地指导和应用

于临床防治，故医家们强调："医学之要，阴阳而已。"（《景岳全书》）

第二节　阴阳学说的哲学原理

中国的阴阳学说首先是哲学原理，是中华民族的宇宙观，即"一阴一阳之谓道"。其核心是对世界的本原、生成、发展的基本规律的认识和总结。

阴阳学说有两个重要特点：一是中国式，按中国的思维方式建立阴阳概念和理论，以总结和论述宇宙本原及其对称破缺演化的事实、特性、规律。它与西方思想长期不吻合甚至相悖，迄今为中国独有。二是先驱性，宇宙的本原客观存在，其对称破缺演化也客观存在，但西方长期信奉神创论，或错将数量无限多的原子作为宇宙本原，唯有中华民族如实观察宇宙演化的现实，从几千年前开始逐步地建立起阴阳的观念、概念、理论，直到 20 世纪的现代科学才开始研究被中国的阴阳学说所讨论的宇宙规律，显示和证明了阴阳学说的先驱性。

阴阳学说的哲学原理，是关于宇宙的本原、起源、演化、发展的基本规律的理论。它已经并将继续被现代科学的新研究和新发现所证实，在其古朴的形式中，包含着极其深刻的客观真理，是阴阳学说的"深层内核"。阴阳学说的哲学原理最重要的是以下 5 条。

一、"太极"宇宙本原观

哲学的基本问题是对世界本原的回答，由此形成唯物论和唯心论两种思想。但是，哲学界很少讨论或没有解决的一个问题是，唯物论的回答也有相悖的两种，已经并立存在了几千年，至今没有分清是与非。

一种回答是中国的阴阳学说。认为宇宙的本原是混沌未分的原始整体，周易讲"易有太极"，道家讲"道生一"，儒家讲"礼必本于太一"，其共同观点认为，宇宙本原是"有物混成，先天地生"的可用"一"或"太极"来称谓的原始整体。《易纬·乾凿度》讲得更具体："有太易、有太初、有太始、有太素。太易者，未见气；太初者，气之始；太始者，形之始；太素者，质之始。气形质具而未相离，故曰浑沦。浑沦者，言万物相浑沦而未相离。"

另一种回答是欧洲的原子论。认为世界的本原是分散存在的原子，原子是不可再分的最小物质颗粒（莫破质点），由原子组合成为世界和万物。

这是两种完全不同或相反的宇宙本原观。近百多年来，自然科学的现代发展以充分的事实证明，原子本原观违背客观事实，是错误的；太极本原观符合客观事实，是正确的。

19世纪以来，自然科学先后4次以事实证明，原子不是世界的本原。①19世纪末物理学的三大发现（电子、X射线、放射性）证明，原子不是"莫破质点"，是由原子核和电子构成的，不具本原性。② 20 世纪以来的宇宙起源研究证明，宇宙的本原是原始火球，整个宇宙浓缩于一个奇点，即"无"的存在方式。是从暴胀开始的演化过程中，才一步一步地分化产生出原子等各种实物粒子和万物。③化学元素的起源研究证明，已知的 90 多种天然元素，是在宇宙演化过程中一步一步生成的，最早的原子生成于宇宙暴胀到第 38 万年左右，由 1个质子与 1 个电子结合生成 H 原子，其他原子（元素）在宇宙演化的不同阶段以不同机制生成，都不具有本原性。④量子场论的研究证明，比原子更小的质子、中子、电子等"基本粒子"不基本，是从量子场由能量激发而生，粒子是能量的聚集。

　　20 世纪以来关于宇宙起源的研究证明，宇宙的本原是个原始火球，它密度无限大、温度无限高、时空无限弯曲、熵值无限趋近于 0，宇宙的一切浓缩在一个奇点。宇宙学研究已经追溯到宇宙年龄的 10^{-44} 秒，现有的一切存在那时都还没有产生，从那时的暴胀开始才一步一步地分化产生出现有的一切。作为宇宙本原的"原始火球"或"奇点"，就是阴阳学说所论的"太极"或"一""无"，世界万物正是"有生于无"，正是从"太极"一步一步地分化产生出来的。

　　总之，阴阳学说的"太极"本原观，与现代科学所揭示的宇宙本原本质地一致，是阴阳学说关于宇宙本原的基本原理。

二、"一生二"发生观

世界万物是怎样产生的？同样有两种不同回答。

一种是"一分为二"论，即分化发生观。其代表是中国的阴阳学说，认为是从一个混沌未分的原始整体通过一分为二地分化一步一步产生的。其原理是"一生二""太极生两仪""气分阴阳"，这是世界万物发生的根本规律，被马克思主义哲学总结为辩证法的实质。列宁讲："统一物之分为两个部分，以及对其矛盾着的各部分的认识，是辩证法的实质。"[①]强调辩证法所揭示的，是"统一物之分为两个部分"，以及其矛盾关系和运动。

另一种是"合二而一"论，即组合发生观。其代表是欧洲的原子论，认为世界万物由分散存在的原子组合而成。古希腊时期的辩证法大师赫拉克利特，对于"对立统一"做了原子论的组合式说明："因为统一体是由两个对立面组成的，所以在把它分为两半时，这两个对立面就显露出来了。"[②]强调统一体是由先前存在的两个对立面"组成"的，所以把它分开时就看到了对立的两个对立面。

世界万物的发生究竟是"一分为二"的，还是"合二而

---

① 列宁.哲学笔记 [M].北京：人民出版社，1957：325

② 列宁.哲学笔记 [M].北京：人民出版社，1957：361

一"的？从事物的现存状态来看，这两种发生机制几乎同时存在，但是，从宇宙的高度和宇宙的全部演化过程来看，就明白无误，根本机制和规律是"一分为二"。首先是由原始火球一分为二地分化，产生出各种存在物，然后才有了由各种存在物合二而一地组合成新物。一分为二是本原的、根本的，合二而一是次生的、枝节的，没有一分为二，就没有合二而一。

现代宇宙学研究证明，宇宙的演化从原始火球的暴胀开始，发生时间与空间的分化、能量与质量的分化、场与粒子的分化、粒子正负电荷的分化，以及星系的分化、太阳系的分化、地球的圈层分化、生物圈的物种分化、人的个体的发育分化等，世界万物发生的根本机制是一分为二地分化。合二而一的组合机制和过程，是在分化的基础上才出现的，是宇宙分化产生出粒子（质子、中子、电子等）后，才出现了由粒子组合成为新物体的组合机制和过程。因而，世界万物的发生机制和规律，在本质上或者首先是一生二，是一分为二。

《老子》讲："道生一，一生二，二生三，三生万物。"《易传·系辞上》讲："易有太极，是生两仪，两仪生四象，四象生八卦。"《礼记·礼运》讲："礼必本于太一，分而为天地，转而为阴阳，变而为四时，列而为鬼神。"阴阳学说的这些理论，是最早、最一致、最明确、最系统的"一分为二"发生论，一脉相承地发展了几千年，其思想与现代科学所揭示的世界万物的发生规律完全一致。虽然清初方以智曾提出过"合二而一"命题，但他也明确指出："有一必有二，二本于一。"
（《东西均·反因》）

总之，阴阳学说的"一生二"发生观，与现代科学所揭示
的世界万物发生的事实和规律本质一致，是阴阳学说关于世界
万物发生的基本原理。

三、"二生三"发展观

发展是前进、上升，不仅增加新量，更是产生新质，产生
新质是发展的本质。阴阳学说所论"一生二，二生三，三生万
物"正是这样的发展观，其思想要点有三。

第一，"一生二"是产生新质。由"一"所生的"二"，不
是从量上由一分为二，而是产生第二种新质。"太极生两仪"，
两仪是阴阳，是太极所没有的第二种新质。宇宙从原始火球暴
胀开始，一生二地分化为时间和空间、物质和能量等。特别
是，所生的"二"的性质不但与"一"不同，而且"二"是两
种不同甚至相反的性质，具有对称破缺的性质，例如太极所生
的阴阳两仪，因此，世界才有发展，才有了复杂性。

第二，"二生三，三生万物"是新质的叠生和复杂化。"二
生三"也不是从量上由二扩展为三，而是产生"二"所没有的
第三种新质。第三种新质怎样产生？是由一所生的两种新质相
互作用而生，即"阴阳交而生物"。"两仪生四象"，是阴阳两
仪相互作用而产生阴阳所没有的第三种新质——"四象"。"三

生万物"，同样不是从量上由三扩展为万，而是从质上由三种质发展为万种质，万物之"万"的本质是万种质，没有质的差别，只在数量上以万计，不是"万物"。"三生万物"是从"三"开始，一步一步地产生万种新质，发展出复杂的万物世界。周易以 64 卦的简易模式，概括地表达了新的质逐层次地产生和复杂化的发展规律。发展的本质不是量的增加，而是新质的产生，只有不断地产生新质，才有世界的前进、上升、复杂化发展。

第三，"阴阳交"是质变的复杂化机制。所谓"一阴一阳之谓道"，不止是分阴分阳和阴阳的各自变易，更重要的是阴阳的交合，"阴阳交而生物"是阴阳交而产生新质的复杂化机制。"天地合而万物生，阴阳接而变化起"（《荀子·礼论》），"阴阳和合而万物生"（《淮南子·天文训》），"阴阳交而生物"（《东坡易传》）。唯物辩证法认为，交互作用产生新事物。但是，交互作用的主体是什么，为什么交互作用能产生新事物？阴阳学说明确地回答了，是阴与阳的交互作用，是相异相反的两种属性（质）的交互作用才产生新属性（质），是阴阳两仪交互作用生四象，四象交互作用生八卦。只有不同的质交互作用，才能产生新质，相同的质交互作用不能产生新质。"和实生物，同则不继"（《国语·郑语》），同性恋可以恋，但不能生育，不能发展。

总之，不同的质交互作用而"二生三"，是宇宙由简单到复杂的发展规律，是阴阳学说关于宇宙发展的基本原理。

四、"阴阳自和"有序观

宇宙分化产生的万事万物是多样和复杂的，但其发展的方向并非分散化、无序化，而是组织化、有序化，即"和"。宇宙在演化中如何走向组织化有序化的和？没有什么上帝的意志，而是自组织、自有序的，即"自和"。正是在这里，阴阳学说提出了"阴阳自和"论，认为世界是通过阴阳之间的交互作用自我组织、自我有序的。

首先，阴阳自和论指明了宇宙的演化方向是"和"。"道生一，一生二，二生三，三生万物，万物负阴而抱阳，冲气以为和。"（《老子》）宇宙的分化发生和发展的方向不是走向分散、无序，而是组织化、有序化，是协调、和谐，是走向"和"。现代科学所研究和认识的宇宙正是如此，因而在20世纪后半叶出现了多门系统自组织理论，开始系统地研究和总结世界的自组织特性和规律，阴阳自和论可视为最早的系统自组织理论。

其次，阴阳自和论指明了"和"的本质是"自和"，不是"他和"，其机制是"阴阳交"。《庄子》曰："至阴肃肃，至阳赫赫；肃肃出乎天，赫赫发乎地。两者交通成和，而物生焉。"王充《论衡》曰："正身共己而阴阳自和，无心于为而物自化，无意于生而物自成。"这些论断指明了，世界的组织化有序化走向"和",不是靠外力,而是自化、自成、自和。而自和的动力和机制,源于阴阳有对称破缺而来的相反而相成之本性和本能,故可自生自化而交通成和。现代系统自组织理论从不同学科的具体领域揭示了,通过矛盾运动实现自组织的机制和规律,包括耗散导致有序、协同导致有序、超循环导致有序等,从哲学的高度抽象,就是阴阳自和。

总之,阴阳自和论是阴阳学说的自组织理论,是关于宇宙发展自我走向组织化和有序化的基本原理。

五、"本一"元整体观

世界是一个整体,科学的发展促使人们日益清楚地认识到世界的整体性,以及人的整体性,人与天的统一性,强调整体观和人与天的统一性,成为一种"时髦"。但是,现实的存在却有两种整体性、两种整体观,需要澄清哪一种整体性是世界的本质,哪一种整体观是符合世界的整体性本质的。事实证明,阴阳学说的整体观,是对世界的整体性本质的正确认识。

1. 世界的元整体性和阴阳学说的元整体观

阴阳学说的整体观是元整体观。认为世界的本原是一个混沌未分的原始整体,即"一"或"太极",由这个原始整体分化出内部各部分而形成宇宙系统。其发生机制和过程是"道生一,一生二,二生三,三生万物",或"太极生两仪,两仪生四象,四象生八卦"。在这里,整体是本原的,是"元整体";部分是次生的,是整体产生和决定部分;部分先天地统一于整体,始终从属于整体而不能离开整体单独存在。宇宙中自然产生的一切,都是沿"一生二"的路线分化发生,因而其整体性都是本原的,具有元整体性。

现代科学证明,宇宙的本原原始火球是个元整体,是通过内部分化产生出今天所见的一切(部分),例如银河系、太阳系、地球、生物圈、人等。而这些部分也都具有元整体性,由其内部分化出更小的部分而形成系统,例如由一块原始星云分化为太阳系,由一个原始球体分化为地球的 6 大圈层,由一种原始生命分化为生物系统(生物分化树),由一个受精卵分化发育为人的个体等。事实证明,世界的整体是本原的,是元整体,阴阳学说以"一"或"太极"来概括世界的整体性,符合事实,明确而深刻地表明了世界的元整体性。

2. 原子论的合整体观反映的是次生整体性

欧洲原子论的整体观是合整体观。认为世界的本原是数量无限多而分散存在的原子,世界万物都是由原子组合而成,其整体是"合整体"。例如,原子组合成分子,木块搭成积木,零件组装成机器等。这种整体的部分是本原的,整体是次生的;部分产生和决定整体,整体的性状取决于部分;部分可离开整体单独存在,或可再组合成另外的整体。

现代科学研究了这类合整体,证明它也客观存在。问题在于,这种整体不是本原的,而是次生的,组成这种整体的各种部分都是由元整体分化而来的，没有元整体的分化，就没有参与组合的部分，也就没有合整体。而且，这种整体之整体性的根源和动力，不是来自内在的"元"，而是外力的"合"，没有进行"合"的动力和机制就没有这种整体，它是被产生（制造）出来的。

总之，宇宙是个元整体，宇宙分化产生的万物是元整体，元整体性是世界整体性的本质。只是在宇宙分化出部分之后，才出现了组合而成次生整体的过程。阴阳学说的本于"一"的元整体观正确地反映了世界的整体性。

3. 人与天的统一性是"本一"而非"合一"

人与天的关系是整体观的一项重要内容。问题在于，人与天的统一性是"本于一"，还是"合于一"？

阴阳学说认为，人是天（宇宙）分化而生的子系统，是"一生二、二生三"而来，强调"人生于地，悬命于天""生气通天""人天相应"。人与天的统一性就在于人本于天、生于天，人与天的统一性是"本于一"或"本一"。

但是，有些人被欧洲原子论洗脑，崇拜西式合整体观，把宋代张载讲理学的"天人合一"四字拣来奉若神明，甚至将其硬塞给中医，将中医的"天人相应"论阉割和篡改为"天人合一"论，错解人与天的关系，制造理论混乱。其实，张载虽然讲过"天人合一"，但他对人天关系的基本理解和强调的，是"天人本一"。他说："以万物本一，故一能合异……天性，乾

坤，阴阳也，二端故有感，本一，故能合。"(《正蒙·乾称》)

问题不在于人与天是否统一，而在于怎样统一，为何统一。难道人与天不是源于一、本于一、生于一，因而本性是统一的？而是本于二、生于二、合二为一的？是人与天各自分别产生，然后被"合"才统一的？说中医是"天人合一论"，要么完全不懂人与天的"一生二"发生机制，以及由此而来的内在统一性，要么是虽然懂得，但故意扭曲和抹杀这一根本事实。

总之，只有从本体论，从发生机制和过程，才能认清人与天的"本一"关系，认清"合一"论的谬误。阴阳学说所论人与天的"本一"关系，是符合实际的人天统一性。

第三节　阴阳学说的医学原理

阴阳学说作为中华民族的宇宙观，必然地将其贯彻到对于人及其健康与疾病的理解和研究，形成医学的阴阳学说。中医的阴阳学说是医学专业的阴阳原理，研究的是人及其健康与疾病的阴阳特性和规律。

一、宇宙阴阳与人身阴阳

人，是宇宙通过 137 亿年的对称破缺演化，距今 300 万年左右才产生出来。人是宇宙阴阳运化的产物，宇宙阴阳演化为人身阴阳。

中医没有提出对称破缺概念，却实实在在地研究了对称破缺现象，认识了对称破缺特性和规律，用中国的阴阳概念来概括。其认识范围广及天地自然，聚焦于人的健康与疾病，从日月、四季、昼夜、男女，到人身的上下、左右、内外、生死，特别是健康与疾病的心神、经络、气血、寒热、虚实等，形成中医特有的阴阳原理，其基本结论是："阴阳者，天地之道也，万物之纲纪，变化之父母，生杀之本始，神明之府也。"（《素问·阴阳应象大论》）

阴阳的医学原理首先回答的是，宇宙阴阳与人身阴阳的关系——宇宙阴阳与人身阴阳是母子。认识到人是宇宙演化的产物，人身阴阳是宇宙阴阳演化的产物，是宇宙阴阳的展开和深化，因而内在地统一于宇宙阴阳，是人的生气通于天的内在本质。强调："自古通天者，生之本，本于阴阳。"（《素问·生气通天论》）

人身阴阳与宇宙阴阳是个别与一般、特殊与普遍的关系。人身阴阳的个别性和特殊性，就在于人身阴阳是宇宙阴阳演化到了高级阶段，是在发生多重对称破缺的基础上，发生在人这种高级生命运动中的对称破缺，形成人所特有的阴阳。人的高级性和复杂性在于，是从无生命中产生出生命，又从一般生命中产生出人，这是宇宙阴阳一步一步地分化、深化、特化的过程。前生命时期的阴阳主要有时间与空间、质量与能量、场与粒子等，这些都无生命特征，人的生命运动包含了这些非生命的阴阳特性，但更重要的是出现了只有人才具有的阴阳特性，包括结构与功能、结构的手性与极性、能量的聚与散、运动的开放与封闭、代谢的出入和升降、信息变换的有序与无序、运动态的稳定与失稳，以及人的生命运动的正常（健康）与失常（疾病）等。没有阴阳矛盾及其运动，就没有人的生命，也没有健康与疾病。

人身阴阳有先天与后天之分。先天阴阳即元阴元阳，是宇宙（天）阴阳的人化，是宇宙阴阳内植于人的生命运动中，是人身阴阳之根，以其为基而展开人身阴阳。元阴元阳是人与宇宙内在统一的"脐带"，是人天相应的枢机，故养护和调理元阴元阳是燮理阴阳之本。遵天地之道，循五运六气，顺四时之理，是防治疾病的大法，"人能应四时者，天地为之父母"。

人的后天阴阳是宇宙阴阳分化出的一个特定层次和分支。它以先天阴阳为基，出生之后在生长发育中发生多个层次和方向的对称破缺。①人的形体分阴分阳。"人生有形，不离阴阳"（《素问·宝命全形论》)，下为阴、上为阳，内为阴、表为阳，腹为阴、背为阳，五脏为阴、六腑为阳等。②人的生命运动分阴分阳。"阳化气，阴成形"；气的"入、降"（吸纳、同化、收藏等）为阴，"出、升"（发散、异化、排出等）为阳；"阳主升，阴主降"，"死生之机，升降而已"。③深层次复杂化阴阳。如经络之阴阳，经为阴，络为阳；经中又分阴经与阳经，络中又分阴络与阳络；气血之阴阳，血为阴，气为阳；在气中，营气在内为阴，卫气在外为阳等。

总之，人身阴阳是宇宙阴阳的深化和展开，在健康与疾病中是普遍的，又是具体和复杂的，明于阴阳是医道之要。"阴阳者，数之可十，推之可百，数之可千，推之可万，万之大不可胜数，然其要一也。"（《素问·阴阳离合论》）。"明于阴阳，如惑之解，如醉之醒。"（《灵枢·病传》）"设能明彻阴阳，则医理虽玄，思过半矣。"（《景岳全书·传忠录·阴阳篇》）

二、健康与疾病的阴阳规律

人身阴阳是宇宙阴阳的深化和展开，虽然本于宇宙阴阳，但有了人的生命运动的特殊性和复杂性，呈现出人的生命运动及其健康与疾病所特有的阴阳特性和规律，所以是医学的阴阳学说所研究的特有内容。

1. 生命的阴阳运动

生之本，本于阴阳。阴阳是生命运动的一项基本矛盾，生命的生长壮老已是阴阳的矛盾运动过程。

阴阳离合。"离合"是阴阳学说对于阴阳的分化与统一的概括。离者分也，对称破缺，太极生两仪，分阴分阳；合者一也，由一破缺而生的二，根于一，生于一，系于一，故内在地合于一；离合是阴阳的一项基本矛盾运动。阴阳离合不是一次性事件，而是一个持续不断的运动过程，从元阴元阳开始，在人的生命运动的各个层次和方向展开，形成充满整个生命过程的阴阳离合运动。

阴阳互根。阴阳离合的矛盾运动之动力，不是来自外部，而是来自内部，即阴阳互根。王冰注曰："阳气根于阴，阴气根于阳。无阴则阳无以生，无阳则阴无以化。"（《素问·四气调神大论》）阴阳互根是阴阳离合的内在根据，其特性是"阴中有阳，阳中有阴""阴阳之中，复有阴阳"。阴阳互根是人身阴阳的生命之源，阴生阳，阳生阴，演出阴阳的生化无穷。太极图的两个"鱼眼"是对阴阳互根的经典表达。

阴阳互生。阴阳互根而互生，阴根于阳而生于阳，阳根于阴而生于阴。"孤阴不生，独阳不长""无阴则阳无以化，无阳则阴无以生"。在病变中，常表现为阴病根于阳、阳病及阴，或阳病根于阴、阴病及阳。在防治上，则可阴病治阳、阳中求阴，或阳病治阴、阴中求阳。张景岳《新方八略引》曰："善补阳者，必于阴中求阳，则阳得阴助而生化无穷；善补阴者，必于阳中求阴，则阴得阳升而泉源不竭。"此论讲透了阴阳互根互生之理，所创左归丸、右归丸是对阴阳互根互生规律的巧妙驾驭。

阴阳消长。人身阴阳不是一成不变，而是在矛盾变化的波动中演进的过程，有三种基本特征。①在人的一生中，从稚阴稚阳到老阴老阳，发生着生长壮老已的变化。②在人生的各个阶段，都存在着阴阳的消长变化，消是趋弱，长是趋盛，这种变化往往同时而不同向，或阴消阳长，或阳消阴长。如一年四季，基本特征是春夏阴消阳长，秋冬则阳消阴长。③阴阳的消长是重要病机。阴阳的消长变化是绝对的，阴的消长与阳的消长保持平衡是相对的，消长变化保持于一个正常态是健康，超出正常态就成为病变。阴虚、阳虚、阴阳两虚、阴盛阳衰、阴虚阳亢等，都是阴阳消长失常的病态。

阴阳转化。阴与阳之间的相互转化，是人身阴阳的一种更加深刻的特性和变化，哲学原理讲是"物极必反"，医学原理讲是阴和阳盛到极点都会走向反面，即"重阴必阳，重阳必阴""寒极生热，热极生寒"。转化的根源在于阴阳一体、阴阳互根，阴的变化必然就是阳的变化，阴变至极转为阳；阳的变化必然就是阴的变化，阳变至极而转为阴。这种特性和规律从太极图的阴阳变化看得最清楚。

阴阳交感。阴阳的运动不止是阴阳各自的运动和变化，更有意义的是阴阳之间的相互作用，即阴阳交感。"交互作用产生新事物""阴阳交而生物""天地合而万物生，阴阳接而变化起"（《荀子·礼论》），"动静相召，上下相临，阴阳相错，而变由生也"（《素问·天元纪大论》）。阴阳交感有"交"与"感"两重意义。"交"是接触、相交，是动作过程，其结果可能合，也可能不合。"感"是相应、相化、相和，是阴阳双方的感应，是一种变化，其正常或最佳结果是"和"。精子与卵子可以相交，但能否相感受孕要另说。阴阳之间的相互作用，可交而不合、交而不感、交感而合但不和、交感而和，和是阴阳交感的最佳效应。"自然界许多变化是合而不和或合而半和的，它们也是推动事物运动变化的力量，真正的交感合和则更能促生新事物，导致新发展。"①

2. 健康是阴阳运动的正态

阴阳是人的生命的一项基本矛盾运动，其正常与否是人的健康与疾病的内在机制。阴阳运动的最佳态就是人的健康态，中医称为"阴平阳秘"。《素问·生气通天论》曰："阴平阳秘，精神乃治，阴阳离决，精气乃绝。"

阴阳的离合、互根、互生、消长、转化、交感等运动变化，是人的生命运动的基本过程，其自发的方向和趋势是自和。但并非任何情况下都可自和，和是有条件的，最基本的条件有二。一是阴阳各自的运动变化正常；二是阴与阳之间的关系正常。中医研究和认识了这种条件，总结为："阴在内，阳之守也；阳在外，阴之使也。"（《素问·阴阳应象大论》）"阴者，藏精而起亟也，阳者，卫外而为固也。阴不胜其阳，则脉流薄疾，并乃狂；阳不胜其阴，则五藏气争，九窍不通。是以圣人陈阴阳，筋脉和同，骨髓坚固，气血皆从。如是则内外和调，邪不能害，耳目聪明，气立如故。""凡阴阳之要，阳密乃固。两者不和，若春无秋，若冬无夏。因而和之，是为圣度。"（《素问·生气通天论》）

---

① 田进文，郭妍. 论细胞的阴阳交感合和 [J]. 山东中医药大学学报，2012，36（2）：92

总之，"阴平"是阴的变化与阳的变化最佳适应态（舍此没有什么"客观标准"），"阳秘"是阳的变化与阴的变化最佳适应态（舍此没有什么"客观标准"），"阴平阳秘"是阴与阳的最佳适应态，即和，是人身阴阳变化的正态，是人的生命运动之健康的阴阳标准。

3.病变是阴阳运动的失调

人身阴阳运动偏离"阴平阳秘"为阴阳失调，是病变的阴阳标准。阴阳失调并不是"0 或 1"的二值变换，而是从"0 的突破"开始，从无到有、从小到大的渐变和波动，中医将其分为未病、欲病、已病三个大的阶段。

阴阳失调之"失"，失的是常。首先是阴或阳的变化之失常，同时又是阴与阳之关系的失常。常见的是阴或阳偏盛、阴或阳偏衰、阴阳两虚。但由于阴阳之间互根、互生、互化，一方的变化必然引起另一方的变化，"阳盛则阴病，阴盛则阳病""阴损及阳，阳损及阴"等，因此，从任何一方的失常开始，都会引起阴阳关系的失调。阴阳关系的失调即偏离阴平阳秘态，表现为阴不胜其阳、阳不胜其阴，阳不守阴、阴不使阳，阴虚阳亢、阴盛阳虚，重者会阴阳格拒（阳盛格阴、阴盛格阳）、阴阳更胜（阳盛耗阴、阴盛损阳）、阴阳互损（阳损及阴、阴损及阳）、阴阳亡失（亡阳、亡阴），直到阴阳离决。

阴阳应象，人身阴阳的变化有具体的生理病理内容，表现出可见的征象。阴阳失调为病，呈现出特定的病证与病候。

"阴阳者，血气之男女也；左右者，阴阳之道路也；水火者，阴阳之征兆也。""水为阴，火为阳""阳胜则热，阴胜则寒"（《素问·阴阳应象大论》）。"阳虚则外寒，阴虚则内热"（《素问·调经论》）。总之，阴阳失调具体地表现为脏腑、寒热、水火、虚实等各种病证和病候，可具体地可操作地诊察和辨证。

三、疾病防治要燮理阴阳

阴阳是人的生命运动及其健康与疾病的基本规律，因而也是防治疾病的基本规律，燮理阴阳成为中医防治疾病的基本法则，贯彻于养生、四诊、辨证、治疗等各个环节。

养生要遵循阴阳规律。《素问·四气调神大论》曰："夫四时阴阳者，万物之根本也。所以圣人春夏养阳，秋冬养阴，以从其根，故与万物沉浮于生长之门。逆其根，则伐其本，坏其真矣……从阴阳则生，逆之则死，从之则治，逆之则乱。"法于天地阴阳，以调人身阴阳，是养生大法。起居、衣着、劳作、情志、饮食、房事等，都研究了具体的阴阳规律，提出了法于阴阳的规矩。

临床辨证，"善诊者，察色按脉，先别阴阳"。病变虽多，阴阳失调是各种病变的基本规律，因而也是辨证的首要内容。张介宾《类经·阴阳类》说："人之疾病……皆不外阴阳二气，必有所本。故或本于阴，或本于阳，病变虽多，其本则一。"《景岳全书·传忠录》说："凡诊病施治，必须先审阴阳，乃医道之大纲。阴阳无谬，治焉有差？医道虽繁，而可以一言蔽之者，曰阴阳而已。"在八纲辨证（寒热、虚实、阴阳、表里）中，辨阴阳是总纲，俗称"二纲六要"，表证、热证、实证属阳；里证、寒证、虚证属阴。阴阳辨证的内容包括阳虚、阴虚、阴盛、阳盛，以及亡阳、亡阴等。

燮理阴阳是针对阴阳失调的治疗法则，要求"谨察阴阳所在而调之，以平为期。"（《素问·至真要大论》）阴阳失调有多种，有阴或阳单方面的失常，有阴阳两方面同时失常，更有阴阳关系的失调。阴阳失调的不同情况，需要不同的调理方法，中医经过几千年实践锤炼出一套基本治法，其中有代表性的是：针对阴阳偏盛的泻阳抑阴法，主治阳盛的实热证、实火证，以及阴盛的寒实证、水盛证；针对阴阳偏衰的补阳滋阴法，主治阳衰的虚寒无火之证，以及阴衰的虚热无水之证；针对亡阳亡阴的回阳摄阴法，主治阴寒过盛、阳气损绝的亡阳证，以及阳热之极、阴液耗竭的亡阴证；针对阴虚阳浮或阴虚热炽的滋阴潜阳法与滋阴清热法，主治阴虚不能敛阳的阴虚阳浮证，以及阴虚不能制阳的阴虚炽热证；针对水亏火旺或火不归原的升水降火法与引火归原法，主治肾水下亏、心火上炎的心肾不交证，以及真阳不足、虚火上浮的下寒上热证。

中医治病主要靠中药，中药同样具有阴阳属性。中医研究和应用的中药药性主要是四气五味、升降浮沉、归经，虽然没有明列中药的阴阳性味，但其作用性质和功效却直接或间接地具有阴阳属性。中药是自然物，孕入了天地的阴阳属性，体现于其药性和功效。四气之中，温、热属阳，寒、凉属阴；五味之中，辛味能散能行，甘味益气，故辛、甘属阳；酸味能收，苦味泻下，咸味润下，故酸、苦、咸属阴；就药物的升降浮沉之性而言，升浮之性属阳，沉降之性属阴。归经之性，因经络有阴阳之分，归阴经者，其药性药效属阴；归阳经者，其药性药效属阳。现代《中药学》教材按中药的功效分类，列有专门的"补阳药"（鹿茸、巴戟天、肉苁蓉、仙茅、淫羊藿等）、"补阴药"（沙参、麦冬、天冬、石斛、玉竹等）；在其他类型的药物中，如清热药、温里药、理气药、活血和理血药、补气和补血药，许多都有明显的调理阴阳的属性。

总起来说，中医的阴阳学说不是哲学原理，而是医学原理。它贯彻了阴阳学说的哲学原理，但并非哲学原理的简单类比和附会，而是对于人及其健康与疾病的阴阳特性和规律的医学研究和总结，认识的是医学专业的具体内容和规律，具有极强的可操作性和实践性，因而在几千年的临床防治中可行、可靠、有效。

第四节　创新发展现代阴阳学说

进入新世纪新千年，新的时代给阴阳学提出的新课题不是坚守和保持，而是创新和发展——在新的时代条件下创新发展为现代阴阳学说。

一、以最新科学事实揭示阴阳本质

阴阳学说是中华民族对宇宙对称破缺现象和规律的认识和总结。它首先是哲学研究，认识和总结了世界万物的普遍性阴阳现象和规律，成为中华民族的宇宙观。它又是医学研究，认识和总结的人及其健康与疾病的特殊性阴阳现象和规律，成为中国医学的专业理论。无论是哲学研究还是医学研究，探究的是同一对象——对称破缺。

对称破缺是宇宙演化发展的基本规律，其历史与宇宙年龄一样长。中华民族从 5000 年前就开始接触、认识、总结它，形成阴阳学说，由于历史条件的限制，一直没能将其对称破缺这一本质揭示出来。直到最近的 100 年，自然科学的现代发展，特别是现代宇宙学研究，才开始以科学的方法和事实，来认识和揭示宇宙对称破缺的现象、特性、规律。这些新的科学成就证明，宇宙对称破缺是世界万物起源和演化的基本路线，没有对称破缺就没有今天的宇宙，就没有今天的一切存在，阴阳学说是对宇宙对称破缺的中国式认识和总结。阴阳学说如实地反映了宇宙对称破缺的事实、特性、规律，是研究宇宙对称破缺的先驱，所涉及的深度和复杂度超出了现代科学已有研究的范围。

新世纪新千年，阴阳学说迎来两种新的开拓性研究。

首先，现代科学关于宇宙对称破缺的研究还刚刚开始，其更广的领域和更深的层次有待打开，宇宙怎样通过对称破缺而演化出现有世界的一切，其产生复杂性的机制和规律是什么等，都有待进一步突破和揭示。一旦揭示清楚，将再一次相当彻底地改变人们对世界的认识——一个由对称破缺演化而来的世界。

其次，关于宇宙对称破缺研究的进展和突破，将彻底地揭示阴阳的本质。阴阳学说的基本原理，如宇宙本原、万物起源、演化发展、复杂化、有序化、健康与疾病等，都可从宇宙对称破缺的研究逐步进行检验和论证，揭示阴阳学说的客观真理性。同时，将阴阳学说提出了但没有揭示清楚的特性和规律，用现代研究来揭示清楚；将阴阳学说提出了但现有研究还没有探及的内容，开拓新的研究予以揭示。

这样，阴阳学说既得到现代科学最新研究的支持和证明，又引导现代科学进行新的开拓研究，两者交融，必将发展为现代阴阳学说。

二、献给唯物辩证法的现代化和中国化

阴阳学说的哲学原理是中国式的宇宙观，提出了关于宇宙的本原、发生、发展的基本原理。其基本点是："太极"宇宙本原观、"一生二"发生观、"二生三"发展观、"阴阳自和"

有序观、本于"一"元整体观，这些基本点是阴阳学说的"深层内核"。

阴阳学说的哲学研究和创新，在新世纪迎来了两股历史潮流的交汇。一股是马克思主义中国化，其唯物辩证法是基本内容之一，必然地与中国固有的唯物辩证法思想相交。中国唯物辩证法思想的主干是阴阳学说，必将形成唯物辩证法与阴阳学说的碰撞与交融，促进阴阳学说的哲学研究。另一股潮流是中华文明的复兴，中国哲学思想是中华文明复兴的基础性内容，阴阳学说是中国哲学的辩证法精髓。这两股历史潮流的交汇，将历史性地推进阴阳学说的研究和创新。

特别是，这两股潮流交汇于 21 世纪，成为阴阳学说实现其价值和贡献的不二历史机遇。马克思主义哲学在一百年前创立，有两个基础，一是 19 世纪自然科学的三大发现（细胞学说、能量转化守恒定律、达尔文进化论）；二是批判地继承德国古典哲学的精华（费尔巴哈机械唯物论的"基本内核"，黑格尔唯心辩证法的"合理内核"）。时至今日，世界已为唯物辩证法的现代化和中国化准备了两种全新条件。

第一，1900 年以来的现代科学发展，对世界认识的广度、深度、复杂度，远远地超出了 19 世纪那三大发现，广至宇宙，深至基本粒子，从起源到演化，无比系统地揭示了世界的辩证特性和规律。只要对各种科学事实进行新的哲学总结，就会形成唯物辩证法的理论突破，把唯物辩证法提高和发展到现代水平。

第二，唯物辩证法的现代化和中国化，有全新的哲学智慧可以汲取。19世纪建立唯物辩证法时，汲取的是欧洲的费尔巴哈思想的"基本内核"和黑格尔思想的"合理内核"，今天唯物辩证法的现代化和中国化，可以汲取东方的中华民族的另一种思想——阴阳学说的"深层内核"。

需要强调的是，阴阳学说的"深层内核"，特别是其五个基本点，在当今人类全部哲学思想中，唯一地全面而系统地与现代科学所揭示的宇宙本原及其演化发展的基本事实和规律根本性一致。它不止是中国式和东方式的宇宙观，而且是与科学的现代研究和发展根本一致的哲学思想，别无选择地成为唯物辩证法现代化和中国化的理论基点。

2018年2月17日，中国外文局首次发布《中国话语海外认知度调研报告》，就英语圈的国家民众对中国话语的认知度排出了前100位词语，位列前三的是"少林、阴阳、元"，[①]这在10年前，或在全部历史上，都是从未有过的事。事实证明，阴阳学说正日益广泛和深入地被世界认可。被认可的不止是一个词，更是阴阳学说所驾驭的事实和规律，是阴阳学说的客观真理性，以及其巨大的发展潜力。

---

① 外文局首次发布《中国话语海外认知度调研报告》[EB/OL].[2018-02-17]. http://guoqing.china.com.cn/

三、发展为人类新医学的阴阳学说

人及其健康与疾病的阴阳特性和规律并非只存在于中国人身上，而是全人类所共有，并不因肤色和种族的差别而有另类。西方医学之所以没有认识到，在于缺乏理解和认识阴阳的思维方式。

医学的阴阳学说要突破和创新，当然要以阴阳学说的哲学研究的突破为先导和基础，但它不能代替具体的人的健康与疾病的阴阳研究的突破，这种研究和突破的关键有三。

第一，正确理解和掌握阴阳学说的哲学原理，特别是其"深层内核"的五个基本点。唯有立足于此，首先理清什么是阴阳，才可能正确地理解和研究人的健康与疾病的阴阳。

第二，运用现代科学关于宇宙研究的最新成就，特别是关于宇宙演化、生命演化的对称破缺的事实、特性、规律，来研究和揭示人身阴阳的对称破缺现象和规律，对人身阴阳作出现代科学的阐释。

第三，将人的健康与疾病的阴阳特性和规律从人身上找出来，并从人身上加以阐明。人的生命运动的阴阳、健康与疾病的阴阳、诊断和治疗的阴阳、药物及其疗效的阴阳等，都客观存在，应进行新的具体研究，把事实一项一项地揭示出来。以事实为据，突破传统阴阳学说不知其所以然的局限，弄清阴阳特性和规律在人身上究竟是什么，发展成为有现代科学根据和说明的阴阳学说。

　　医学阴阳学说的现代化创新发展，必须坚决而彻底地贯彻阴阳学说的哲学原理，关键是其唯物辩证的精髓，如果背离阴阳学说的哲学原理，注定不会成功。20 世纪 70 年代以来，国内外出现了一股探讨阴阳本质的"热"。1973 年美国生物学家 Goldberg 首先提出环磷酸腺苷（cAMP）、环磷酸鸟苷（cGMP）是阴阳的物质基础，此后国内外展开了从寻找阴阳的物质基础来阐明阴阳本质的研究。认为："要探讨中医的阴阳本质和阴阳的物质基础，必须满足以下两个条件：①这种物质的生理作用应能解释阴、阳的主要表现，包括主要的临床证候及实验室指标，该种物质的代谢变化应与临床阴证阳证（或阳虚、阴虚）的外观表现相对应，甚至这种物质的变化出现在前，虚证的症状表现在后，与中医关于阴阳对立统一的规律基本相符；②临床上出现阴证、阳证（或阳虚、阴虚）的动态变化时，这种物质也要有相应的动态变化。"[1] 这种研究的方向，是将阴阳的本质归结为特定的物质成分"阴物质""阳物质"（阴素、阳素），认为找到了这样的物质基础就揭示了阴阳本质。这种研究在思想观点上是典型的机械论和实体中心论，在思路方法上是典型的还原论，是用机械论的观点和方法来研究辩证特性和规律，与阴阳的本质完全背道而驰，必然碰壁。医

---

[1] 沈自尹. 中医理论现代研究 [M]. 南京：江苏科学技术出版社，1988：43

学阴阳学说的现代研究和创新发展，必须批判和抛弃机械论和还原论，坚持和发展阴阳学说的唯物辩证思想。

总之，阴阳原理的复兴，就是要运用现代科学的最新发展，特别是关于宇宙起源与演化的对称破缺特性和规律的最新认识，来揭示阴阳的本质，揭示阴阳的普遍性，揭示人身阴阳的具体特性和规律，创新发展为现代阴阳学说。它，不仅会成为现代化和中国化的马克思主义唯物辩证法的重要组成部分，而且将成为新世纪新千年人类新医学的重要组成部分，就像针灸学已经成为人类新医学的重要组成部分一样，去引领和开拓人类医学的新发展。

第十一章

复兴为人类新医学的主旋律

复兴者，从衰微而拨乱反之正，再兴盛而创新辉煌也。复兴不是复原、复制粘贴，也不是诠释和新解，而是要兴。兴者，起也，勃也，盛也，隆也，同力共举，再创新辉煌。复为兴之基，兴为复之向，以兴为复，复于兴中。复兴的关键是兴，兴的本质是突破、创新、发展，兴到前所未有的新水平，兴出前所未有的新成就。

中医复兴，不只是恢复到有史以来的最好水平，更是要突破、创新，把中医的基本原理深入地挖掘出来，充分地发扬和发展，上升为新世纪新千年人类新医学的新原理。这种发展不是量的延续和扩展，而是质的飞跃，像破茧出蚕、破壳出鸡那样，将孕育和蓄积了 5000 年生命力迸发出来，创造第六个辉煌千年。

中医复兴是一场史无前例的巨大变革，它以新世纪新千年的时代条件为杠杆，以中医的基本原理为主轴，深入全面地开拓人的生命运动及其健康与疾病的研究，从根本上改变中医的面貌，从经典阶段和水平发展到现代阶段和水平。中医基本原理的复兴将发展为人类新医学的主旋律，从根本上变革西医的基本原理，酿成一场新的医学革命。而中医复兴所带动的关于人的复杂性的研究，将极大地推动对世界复杂性研究的开拓，引起科学技术的重大变革。这场变革的深刻和复杂史无前例，不可能一蹴而就，需要若干个世纪的时间。崇山为谷，深峡为陵，学术之变将为沧桑，风物长宜放眼量。

第一节　中医复兴，势不可当

中医为什么复兴？

这由不得人们的主观愿望，更由不得决策者的意志，而是由医学和科学发展的客观规律所决定。中医作为中国最重要的古代科技发现与发明之一，其基本的发现和发明都超出西方医学，站到了医学未来发展的必由之路上。中医创造的四大奇迹，是中医独到地先驱性研究的根本成就，是插在医学未来发展道路上的风向标。中医在 20 世纪的三大实践所暴露的重大矛盾，是撬动中医复兴的强大杠杆，这些矛盾的解决成为中医复兴的无可抗拒的推动力。由此观之，中医的复兴，不是可能与不可能，而是一个已经开始并迟早要完成的历史过程，问题只在于自觉与不自觉，快一点还是慢一点。

一、中医复兴的内在动力

人类已有 300 万年历史，医学的历史不过 5000 年，只占人类历史的 0.17%，还很年轻和幼稚。地球的寿命不超过 100 亿年，现已过了 46 亿年，地球后期的条件将不适合人类生存，地球人未来的生存时间若按 1 亿年计，医学未来发展的时间还非常遥远。那么医学的未来将怎样发展，走向哪里？

在现有条件下，人们看到 3 种选项：

第一，沿着西医的道路前行。问题在于，西医的局限性太过严重，它自己已经意识到，并开始进行调整，但也只是"打补丁"式地修补。例如，把"生物医学"模式打上"心理""社会"两个补丁，修改成为"生物－心理－社会"医学，这是个进步，但医学未来上亿年的发展就靠这样"打补丁"显然行不通。西医的局限是整体性的，不是局部的；是根本性的，不是枝节性的；是基本原理性的，不是技术性的。它坚持和局限于还原原理，把一切不可还原的复杂的东西都排除了，而人是世界上最复杂的系统；它坚持和局限于以人体为本，把比人体更深刻更本质的人的生命运动排除了；它坚持和局限于解剖原理，把人的生命运动中超解剖的更加深刻复杂的东西排除了；它坚持和局限于疾病的本质在微观，在形态结构异常，把超微观和超形态结构的病变排除了；它坚持和局限于用化学药物以特异性作用进行对抗式治疗，把非化学、非对抗、非特异的治疗原理和方法排除了。这些局限和缺陷是内在的、本质的，靠修修补补解决不了，必须从基本原理上改弦更张、脱胎换骨，进行根本性的改造和转变。不然，主导不了人类医学未来发展的方向和道路。

第二，中西医结合。这是一种良好愿望，19 世纪的中西汇通派就提出了，20 世纪开展了有组织有领导的大规模的中西医结合研究。但实践的结果证明，中医与西医的基本原理具有相悖性，根本"不可通约"。有人提出创建"中西医结合医学"，但至今也没能建起该"学"的任何概念或理论。中西医的现有理论，分别反映着非常不同的事实和规律，其差异是原理性、根本性的，只能并立，不能融合统一。人类医学的未来发展，当然离不开中医和西医这两项基础，但已有的实践证明，有望实现医学突破和创新的，不在中西医的融合点，而在中西医的差异点，特别是中医超出西医视野所认识到的那些医学事实和规律。

第三，中医的复兴。中医的精髓在其基本原理，特别是系统思维原理、以人为本原理、超解剖原理、辨证论治原理、生态调理原理、中药方剂原理、阴阳原理等。这些原理是中医在西医视野之外，独立地认识和驾驭的人的生命运动及其健康与疾病的根本特性和规律。它是真正的医学之本所在，是医学最终和迟早必定要研究和掌握的根本特性和规律，它也是中医与西医"不可通约"之本。按照医学和科学的发展规律，医学的思维方式必须符合人的复杂性，系统论思维是其发展方向，中医的系统论思维正符合这一发展方向，西医的还原论思维一定要并且已经开始在转向系统论思维；人的生命运动及其健康与疾病是医学研究的根本方向，中医的以人为本原理所强调的正是这一方向，那种局限于人体的研究，迟早一定要深入到人的生命运动及其健康与疾病；超解剖的结构与功能是人的复杂性的重要方面，中医的超解剖原理正是在这一方面的独到贡献，那种立足和局限于解剖研究的医学，迟早一定要扩展到超解剖领域；人的生命运动的异常为病是更加深刻和本质的疾病，中医辨证论治所驾驭的"病机－病证－病候"正是这类病变系统，那种局限于形态结构异常为病的医学，迟早一定要深入到人的生命运动之病；生态调理是对人的生命运动之病进行防治的根本道路，中医的防治原理所开辟的正是生态调理，那种局限于化学的特异的对抗式医疗，迟早一定要转向生态调理；药物性味和功效的整体化、组织化、复杂化，是应对人的病变复杂性的唯一正确道路，中医的中药方剂所开辟和遵循的正是这种功效原理，那种分离、提纯、化学化、特异化的药物研发和应用，迟早一定要转向药性和药效的复杂化、非特异化。总之，中医的基本原理驾驭了人的健康与疾病的根本特性和规律，牢牢地植根于医学之本，掌握了医学发展的根本和终极方向和目标。只有复兴中医，才符合医学发展的根本方向，达到医学发展的终极目标。

在上述 3 个选项中，真正代表和能够引领人类医学未来发展的正确方向的，只有复兴中医。中医特别是其基本原理，指引着医学追求的根本方向和目标，指引着医学研究和发展的根本道路，是中医必定要在新世纪新千年重新兴起的内在根源和动力。中医复兴是人类医学未来发展的必由之路，这一客观规律和趋势，钱学森在 20 世纪 80 年代就看透了，他说：

"说透了，医学的前途在于中医现代化，而不在什么其他途径。"

"人体科学的方向是中医，不是西医，西医也要走到中医的道路上来。"①

医学的前途在于中医现代化，西医也要走到中医的道路上来，这就是中医为什么要复兴的内在根据和动力。

二、中医复兴的社会基础

中医的基本原理驾驭了医学研究和发展的根本方向和目标，具有客观真理性，为何发展到近代反而衰微了，到了今天才要复兴？

这是医学和科学的发展规律问题，特别是一个国家或民族的科学技术发展的速度和水平，是由什么原因决定的？

这是个科学哲学问题，早已有了明确的理论总结。影响和决定科学发展的因素众多，其中，影响和决定研究方向（主攻什么、忽略什么等）的是思想文化；影响和决定发展速度和水平的，主要是社会条件，包括政治、经济等，关键是社会生产力的发展程度。最经典的论断是恩格斯的：

"科学的发生和发展一开始早就被生产所决定。"②

① 钱学森，等 . 论人体科学 [M]. 北京：人民军医出版社，1988：277

② 恩格斯 . 自然辩证法 [M]. 北京：人民出版社，1984：27

社会生产力的发展水平决定科学的发展速度和水平，这是科学发展的第一规律。中国的科学和医学的发展速度和水平，也都由这一规律决定。

1. 从"李约瑟难题"看规律

李约瑟研究了中国科学技术发展的全部历史，自然科学和医学都有长期的兴盛繁荣，从公元 3 世纪到 16 世纪，长期遥遥领先于世界；而到了近代，却走向衰微。与欧洲相比，欧洲的科学技术长期远远落后于中国，特别是中世纪那"黑暗的一千年"走向凋敝；而从 16 世纪开始，却发生了两次科学革命（第一次以牛顿力学为代表，第二次以麦克斯韦电磁学为代表）、两次技术革命（第一次以蒸汽机为代表，第二次以电动机和发电机为代表），其发展水平赶上并超过中国。为什么会出现这种发展反差？引起学界强烈关注。对此，李约瑟提出了著名的"李约瑟难题"：

"为什么近代科学只在欧洲文明中发展，而未在中国（或印度）文明中成长？"①

这个问题是说，中国的科学技术长期遥遥领先，按理，近代的科学技术革命应当发生在中国；但是没有，而是发生在了长期远远落后的欧洲，这是为什么？李约瑟讲：

---

① 李约瑟. 东西方的科学与社会 [G]// 刘钝，王扬宗. 中国科学与科学革命：李约瑟难题及其相关问题研究论著选 [M]. 沈阳：辽宁教育出版社，2002：83

"中世纪时代，中国在几乎所有的科学技术领域，从制图学到化学炸药都遥遥领先于西方。从我们的文明开始到哥伦布时代，中国的科学技术常常为欧洲人所望尘莫及。"[1]

"在过去的两千年里，除了有希腊成就的高峰之外，中国的科学技术水平一直高于欧洲，而且常常要高得多。"[2]

"为什么直到中世纪，中国还比欧洲先进，后来却迅速衰落下来而让欧洲人大为超前呢？"[3]

这个"李约瑟难题"其实可以转换为多种版本，例如：

"欧洲近代的科学技术革命为什么没有发生在中世纪？或者美国？"

"中国的四大发明为什么没有发生在欧洲？或者美国？"

这些不同问法只是实例不同，问题是同一个——影响一个国家或民族的科学技术发展速度和水平的原因是什么。经典答案已有，即恩格斯所讲"由社会生产水平决定"，对于李约瑟难题，早在李约瑟之前，恩格斯也有明确的论断：

"如果说，在中世纪的黑夜之后，科学以预料不到的力量一下子重新兴起，并且以神奇的高速发展起来，那么，我们要再次把这个奇迹归功于生产。"[4]

---

[1] 潘吉星 . 李约瑟文集 [M]. 沈阳：辽宁科学技术出版社，1986：204
[2] 潘吉星 . 李约瑟文集 [M]. 沈阳：辽宁科学技术出版社，1986：292
[3] 潘吉星 . 李约瑟文集 [M]. 沈阳：辽宁科学技术出版社，1986：7
[4] 恩格斯 . 自然辩证法 [M]. 北京：人民出版社，1984：27

对于这一事实和规律，马克思做了专门的研究和总结，明确地指出，欧洲近代科学技术革命是资本主义生产所需要和支持的，是资本主义生产方式兴起的产物。他一口气讲了七个"第一次"：

"大生产——应用机器的大规模协作——第一次使自然力，即风、水、蒸汽、电大规模地从属于直接的生产过程，使自然力变成社会劳动的因素。

"只有资本主义生产方式才第一次使自然科学为直接的生产过程服务，同时，生产的发展反过来又为从理论上征服自然提供了手段。

"只有在这种生产方式下，才第一次产生了只有用科学方法才能解决的实际问题。

"才第一次达到使科学的应用成为可能和必要的那样一种规模。

"自然科学本身的发展，也像与生产过程有关的一切知识的发展一样，它本身仍然是在资本主义生产的基础上进行的，这种资本主义生产第一次在相当大的程度上为自然科学创造了进行研究、观察、实验的物质手段。

"随着资本主义生产的扩展，科学因素第一次被有意识地和广泛地加以发展、应用，并体现在生活中，其规模是以往的时代根本想象不到的。

"只有资本主义生产才第一次把物质生产过程变成科学在

生产中的应用——变成运用于实践的科学。"①

李约瑟本人对其"问题"，也做了与马克斯、恩格斯完全相同的回答：

"要问为什么近代科学和技术兴起于欧洲社会而不是在中国，也就等于问为什么资本主义没有在中国兴起……"②

"没有资本主义、资本主义社会的兴起和封建社会的衰亡，那么，近代科学、改革运动及文艺复兴都是不可想象的。"③

"答案只能是整个观察结果的一部分：欧洲有一场资本主义革命（或者确切地说是一连串革命），而中国没有。"④

事情很清楚，中国的科学和医学之所以在 16 世纪之后没有发生欧洲那样的革命，反而走向衰微，就在于中国长期繁荣的封建主义生产方式走向衰弱，没有出现欧洲那样的资本主义生产方式，其本质是社会生产力发展水平衰微。

有些人不懂科学技术的发展规律，随便地或别有用心地将"李约瑟难题"拿来，责难和贬低中国科学技术，将中国科学技术在近代落后的原因归结为"中国性"，或错误地从思想文化上寻找原因，甚至荒谬地将原因追究到《易经》，这类胡言乱语把人们的思想搅乱。讨论中医复兴，必须批判和澄清这些

① 马克思.机器。自然力和科学的应用 [M].北京：人民出版社，1978：205-212
② 潘吉星.李约瑟文集 [M].沈阳：辽宁科学技术出版社，1986：53
③ 潘吉星.李约瑟文集 [M].沈阳：辽宁科学技术出版社，1986：84
④ 潘吉星.李约瑟文集 [M].沈阳：辽宁科学技术出版社，1986：252

混乱和错误的思想。

2. 中医衰微因于社会条件

中医在近代的衰微，是中国科学技术衰微的一个部分或方面，根本原因在于中国的社会生产力没有发展到欧洲那种资本主义生产的水平。

西方医学在什么时间赶上和超过中医的？史学家们对此做了大量研究，找到了西方医学决定性地超越中国医学的时间点。代表性结论，李约瑟认为有如下几点：

"西方医学是什么时候肯定无疑地超越中国医学的？我越是思考这个问题，就越是把时间往后移。我开始怀疑超越点是否真的会大大早于 1900 年，是否真会在 1850 年或 1870 年。"

"如果把治疗效果而不是诊断作为标准的话，我觉得西方的医学决定性地超越中国的医学是在 1900 年之前不久，准确时期自然还需要仔细考证……如果我们用严格的临床观点来判断，那么在二十世纪初叶以前，欧洲病人的境遇并不比中国病人更好些。"①

美国汉学家席文认为：

"大约在公元 1850 年前，在医学上，中国与欧洲也难分轩轾。"②

如果以 1850 年为界，西方医学赶上和超过中医的标志性

---

① 潘吉兴 . 李约瑟文集 [M]. 沈阳：辽宁科学技术出版社，1986：206，207

② 席文 . 为什么中国没有发生科学革命 [J]. 科学与哲学，1984（1）：5

成就有，1858 年微尔肖的细胞病理学，1890 年科赫的病原微生物学，1935 年开始医用磺胺类药，1938 年开始医用抗生素类药物等，现行的西医理论和技术主要是 1850 年之后发展的。

那么，在 1850 年前后，中国发生了什么？

1840 年第一次鸦片战争，签订《南京条约》；1856 年第二次鸦片战争，签订《天津条约》《北京条约》《瑷珲条约》；1894 年中日甲午战争，签订《马关条约》；1900 年八国联军侵华战争，签订《辛丑条约》。从 1840 年到 1900 年的 60 年间，清政府被迫签订不平等条约 29 个，仅赔款就达（本息合计）白银 17.6 亿两（实际支付 13.35 亿两），4 亿人口，平均每人 3 两多。中国沦为半封建半殖民地社会，科学和医学陷入涂炭，何谈发展和革命。

中医的发展，1830 年王清任的《医林改错》可视为经典阶段的句号。此后发生的，是西方医学随西方列强的坚船利炮和传教士进入中国，从此中国医学也沦入半殖民境地。中医的地位被排斥和限制，研究的主题被扭转为"中医科学不科学""存与废""中西医汇通与结合"，原有的独立的学术研究被压制、批判、取消，中医怎能不衰微？

3. 中医从衰微走向复兴的社会基础

中医复兴的内在动力早就存在，但将复兴的可能变为现实，却需要相应的条件。其中的社会条件孕育了半个世纪，进入 21 世纪开始正式地具备起来，主要是中国社会的重大变革，社会生产的快速发展，达到了并将进一步提升到能够撬动中医复兴的水平。

1949 年中华人民共和国成立，推翻了三座大山，废除了各种不平等条约，建立了社会主义制度，开辟了建设中国特色社会主义的道路，极大地解放和发展了生产力，赶上和超过了西方老牌资本主义国家，经济总量已经达到世界第二。中国的科学技术发展迎来春天，整体水平逼近世界前沿，有些领域已经领先，中国研制、中国创造、中国模式、中国思想，正在影响和改变着地球村。东方睡狮醒来，中国已经站起来、富起来、强起来，中国的崛起振动着世界，中华文明的复兴成为 21 世纪的世界潮流，中医复兴开始提上国家发展日程。这些发展在中国历史上从未有过，它在改变中国，改变中国医学的命运。

中国的这种发展，彻底铲除了造成中医衰微的那些社会条件，涤荡了各种污泥浊水，开始把中医的科学面貌重新显露出来。中医走出国门，传向 180 多个国家和地区，成为人类热烈欢迎的新医学。中医复兴成为国家发展的重要战略，认清了中医是打开中华文明宝库的钥匙，制定和实施了研究和发展中医的系列规划和方案，作为中国崛起和中华文明复兴的重要组成部分，推动中医走上复兴的道路。

三、中医复兴的科学杠杆

人是世界上最复杂的系统，是在人类诞生之前已经存在的力学、物理学、化学、生物学等物质运动的基础上产生，既包含了这些较为低级的物质运动内容，又发展了人类所特有的生命的、意识的、社会的运动内容，所有这些都包含和表现在健康与疾病中。这样，医学要研究和调理人的健康与疾病，就不能不认识和掌握这些复杂的运动内容。

然而，人所包含和具备的这些运动内容如此众多和庞杂，绝非一门医学能够研究的，需要自然科学的各个学科分门别类来研究，于是有了力学、物理学、化学、生物学等研究，医学研究需要运用这些学科的知识和方法，并且随着这些学科的进步而进步。在科学技术体系中，医学属于应用科学，即应用基础学科的知识和方法来研究人的健康与疾病及其调理。

这是科学发展的一条重要规律，恩格斯有著名的总结：

"只有在这些关于统治着无生命的自然界的运动形式的各知识部门达到了一个高度的发展以后，才能有成效地去着手阐明显示生命过程的各运动进程。在阐明这些运动进程方面前进的步伐，是与力学、物理学、化学的进步成比例。"[1]

这一规律包含两个方面：

一方面，力学、物理学、化学、生物学等的研究，只有达到能够解决医学问题的水平，才能被医学所运用，并且所达到的水平决定着解决医学问题的程度。

---

[1] 恩格斯. 自然辩证法 [M]. 北京：人民出版社，1984：124

另一方面，医学所提出的问题，正好是这些学科的知识和方法能够解决的，如果超出其解决的范围，就不能运用。

由于这一规律的支配，中医和西医分别走上了两条不同的发展道路。

西医，中世纪的一千多年变成宗教医学，背离科学。16世纪以后，才冲破教会的禁锢，走上运用自然科学研究和发展的道路。一方面，欧洲发生两次科学革命，复兴了欧洲古代的原子论，发展成为科学研究的还原论，沿此方向实现了力学、物理学、化学、生物学研究的突破性进展，达到了能在一定范围解决医学问题的程度。另一方面，西医挣脱宗教桎梏，向科学靠拢，接受了还原论，运用力学、物理学、化学、生物学的还原研究成果，发展了对人体及其病变的还原研究。医学机器学派主张用机器原理来解决医学问题；医理学派主张用物理原理来解决医学问题；医化学派主张用化学原理来解决医学问题；医学生物学派主张用生物学原理来解决医学问题。于是，就按照欧洲近代科学革命所提供的还原思路和还原知识，沿着还原方向发展了解剖研究、生理研究、病理研究、药理研究，形成"生物医学"模式。这样，西医就走上了运用自然科学的知识和方法解决医学问题的道路，但它所运用的，只是近代自然科学所特有的还原思路和还原知识，局限于人体及其病变的可还原的狭小范围，排斥和背离了超还原的复杂性领域，陷入一种难以自拔的困局。

中医，所走的道路与西医非常不同，有三种基本情况。

第一，早期发展运用了中国古代科学的系列重大成就，特别是天文学、地学、气象学、物理学、化学、植物学等知识，反映在天人相应、五运六气、阴阳、气机、正邪、药学等理论中，强调"上知天文，下知地理，中知人事"。只是，当时的科学发展还没有达到能够直接地揭示健康与疾病的具体机制的水平，因而用于医学能够解决的问题也是有限的。

第二，16世纪以后，当西医运用自然科学的成就发展医学研究的时候，中医没有走上那样的道路。一方面是因为中医陷入衰微，失去发展活力。另一方面是更根本的，西医所接受和运用的，是发生在欧洲的科学技术革命成果，而且是其特有的还原思路和还原知识，用以发展的是医学的还原研究。且不说这种性质的科学技术革命没有也不可能发生在中国，即便发生了（包括从欧洲传到中国了），也不能为中医所用。因为，中医所研究的是人及其健康与疾病的复杂特性和规律，它是超还原的、非还原的、反还原的，无法像西医那样运用还原思路和还原知识来进行研究。就是到了现在，仍然不能运用那种还原思路、还原知识、还原方法来研究和解决中医问题。中医过去没有、现在没有、将来也不能走近代以来西医那样的研究和发展道路。

第三，已经出现了撬动中医复兴的新科学。中医所研究的人的生命运动及其健康与疾病的复杂特性和规律，需要并且只有通过关于世界复杂性的新学科来研究和阐明。这样的新学科和新研究已经出现，其代表是系统科学和复杂性科学。这是 20 世纪后半叶出现的新研究和新学科，专门研究世界的复杂特性和规律，为中医研究和阐明人的健康与疾病的复杂特性和规律提供了唯一有效的研究思路和理论方法。"21 世纪是复杂性科学的世纪"，复杂性研究是新世纪新千年科学研究和发展的主导方向，人的复杂性将成为研究的典型或标本，其进展将有力地推动中医的现代研究和发展。中医是复杂性研究的先驱，所提出的众多"不知其所以然"的复杂性难题，是提给复杂性研究的，将成为新世纪复杂性研究的突破口，其结果，将直接地撬动中医复兴。

总之，中医复兴需要特定的科学支持，20 世纪之前的科学没有达到专门研究复杂性这样的深度和水平，因而没能支持中医的研究和发展。但现在不同了，研究世界的复杂性已成为新世纪新千年科学发展的主题，系统科学和复杂性科学及其未来发展，成为撬动中医复兴的强大科学杠杆。

第二节　中医复兴是一场深刻变革

中医复兴，是中医的一场变革，是医学的一场变革，更是围绕着中医的思想文化的一场变革，是包含于中华文明伟大复兴中的一场深刻变革。

中医是中华文明的结晶，中华文明与中医是母子关系，没有中华文明之母的复兴，就没有中医之子的复兴。中医复兴可以是中华文明复兴的先驱或第一波，但它必定以中华文明的复兴为基，并在促进中华文明的复兴中实现复兴。

一、拨 180 年之余乱，反中华文明之纯正

复兴是从衰微而拨乱反之正，再兴盛而创新辉煌。中医复兴离不开中华文明的复兴，中华文明的复兴首先要"从衰微而拨乱反之正"。拨 180 年之余乱，反中华文明之纯正，是中华文明复兴的前提，也是中医复兴的前提。

1840 年以来的 180 年，是中国历史的一个特殊时代。"三座大山"压抑了中国社会生产，也压抑了医学和科学的发展，半封建半殖民地社会带来的殖民主义、西方中心主义、民族虚无主义、自贬自戕主义，严重地压制和摧残着包括中医在内的中华文明。1949 年中华人民共和国的成立，从政治上和经济上实现了解放和拨乱反正，但是思想文化上的拨乱反正，还有待做更深和更久的努力。

恩格斯讲：

"我们只能在我们时代的条件下进行认识，而且这些条件达到什么程度，我们便认识到什么程度。"[1]

时代条件，是产生和决定认识的重要坐标。它不但决定着

---

[1] 恩格斯 . 自然辩证法 [M]. 北京：人民出版社，1984：118

科学研究所能达到的认识水平，而且也决定着对已有科学成就的评价。中国从 1840 年开始的历史变革，带来的是半封建半殖民的时代条件，造成的不仅仅是割地赔款、山河破碎、不平等条约，更严重的是思想文化的殖民主义对中国传统思想文化的压制和摧残，以及由此而生的民族虚无主义和文化自贬自戕，不仅有中医落后和不科学论，而且还有更深的中国传统思想落后论、中国传统科学落后论、中国传统文化 90% 是糟粕论等。那种时代潮流几乎否定中国的一切传统，中医和汉字成为批判和消灭中华文明的两个标本。

汉字是中华民族的伟大发明，是中国文化的载体，是中华文明的标志物，成为对中华文明进行攻击和自贬自戕的首冲。自晚清至 20 世纪上半叶，出现了"废孔学，废汉字"的思潮，汉字屡被"革命"。"淘汰汉字"肇其始，"汉字革命"继其踵，"灭汉字"（"汉字不灭，中国必亡"）殿其后，把废除汉字视为新文化运动的"根本解决的根本解决"之举①。其思想主旨是西方文化中心主义，认为唯拼音文字优越，必须废除汉字，替换为拼音化的"万国新语"（"国语罗马字"或"汉字拉丁化"），主张用罗马字母取代汉字书写国语。"国语罗马字拼音研究委员会"于 1926 年通过了一套"国语罗马字"；后来又主张汉字拼音化，以拼音文字取代方块汉字，1931 年 9 月

---

① 钱玄同 . 汉字革命 [J]. 汉语月刊，1922，1（7）

中国新文字第一次代表大会在海参崴举行，提出了《中国汉字拉丁化的原则和规则》，认为"汉字是古代与封建社会的产物……已不适合现在的时代"，主张"根本废除象形文字，以纯粹的拼音文字来代替它"，通过了"拉丁化新文字方案（草案）"，至 1937 年，曾经制订的各种拉丁化方案达 13 种。

声势虽然不小，鼓噪曾于一时，但取消传统汉字将其"拉丁化"，违背了语言和文字的发展规律，违背了中华传统文明，最终只能是行而不通，不了了之。

当代的语言文字学者们总结其经验教训，认为：

"汉字拼音化运动源于欧洲中心主义（即罗格斯中心主义），具体地说，导源于索绪尔的语音中心主义。即'语音文字高于表意文字'观点。

"汉字一度如沸鼎之鱼，飞幕之燕，一触即死。

"当是之时，波涌云乱，黑云压城，学人纷纷以辱骂汉字为能，以中伤国粹为荣，以屈附于西方文化为旨归……曾不几时，奇谈怪论填坑满谷，自戕之说甚嚣尘上。

"崇洋之情，欲罢不能，自戕之举，有触即发。

"崇洋派无非是以西方先进科学技术撄人之心，继而演绎为西方一切皆好，如此一来，字母文字就自然优于汉字了。汉字受辱，国粹易色，国本动摇，民族凝聚力顿失。"①

---

① 王文元. 汉字拼音化指谬 [J]. 社会科学论坛，2004（12）：36

"语言是人类最后的精神家园"①，这场革汉字之革的混乱，表面上看是语言文字的，而其背后的实质，是民族的思想和精神。在这里，我们看到了同为国粹的中医命运的重重身影。今天的研究者们认识得已日益清醒：

"不论是对待汉字，还是其他'国粹'，当人们怀着一种予取予求的目的，执着于一种'主义'，而对'主义'的基本内涵和适用环境不管不顾的时候，我们所得到的可能正是这种'主义'所力加摒弃的东西。"②

这股历史的逆流虽已消退，但产生这股逆流的根源并未清理，其思想残余和消极影响没有清除。及至 20 世纪 80 年代，电脑时代的到来，又遇到汉字录入与英文键盘的矛盾，一度沉渣再泛，有些人宣称"计算机是汉字的掘墓人"。

本是一个录入技术问题，有些人却故意夸大做文章，煽动成为文化优劣问题，宣称电脑和键盘再次证明汉字落后、汉字必亡。然而没过多久，用英文键盘录入汉字的技术很快解决，而且汉字录入的速度远比英文更快。进一步的研究又发现，汉字的信息量比拼音文字要大得多，联合国的 5 种工作文字的信息熵，英文只有 4.03 比特，中文则为 9.65 比特；同一份工作文件，5 种文本里面中文文本最薄。汉字的电脑录入方法现已

---

① 钱冠连 . 语言：人类最后的精神家园 [M]. 北京：商务印书馆，2005
② 赵黎明 . 符号的随意性：汉字革命论的理论偏失 [J]. 社会科学，2014（4）：183

发展到 1600 多种，浅薄的技术标准扭曲不了更否定不了文化的精髓，汉字和汉语的世界化正在成为地球村的新潮流。

180 年了，思想文化上的殖民主义、民族虚无主义、自贬自戕主义，到了该彻底清理和铲除的时候了。中华文明的复兴，必须彻底打扫这些历史垃圾，中医的复兴也必须在清扫这种历史的和思想的垃圾中前行。需要一场 40 年前"实践是检验真理的唯一标准"那样的思想解放大讨论，对思想文化的西方中心主义及其在中国的流毒——对中华文明的否定和自贬自戕，进行有思想深度和理论高度的彻底清理，拨乱反正。可以说，没有这样的拨乱反正，就没有真正的中华文明复兴，中华文明的复兴必将以必要的方式进行这样的拨乱反正，中医也只有在这样的拨乱反正中才能实现真正的复兴。

二、举国家之力，振中医之兴

中国近代 180 年的殖民主义、买办主义、民族虚无主义、自贬自戕主义思想，在医学领域造成深刻影响，并形成专业特色，突出地表现为对待中医与西医的态度失正，崇西贬中、兴西灭中，造成中国的中医与西医发展严重失衡。

一方面，西医传到中国已经 200 年了，至今在思想上文化上没有中国化，与中华文明仍然格格不入，而且越来越多和越来越深地（甚至借改革开放之机）按西方模式来"规范"中华民族的医疗卫生，排挤中国传统医学，把西方医学的困难也搬进中国。

另一方面，中医的衰微在共和国的条件下没有缓解，虽然有毛泽东主席的明确指示，国家制定了中医政策，但很多没能认真地贯彻执行，中医的现状仍每况愈下。中西医从业人员总数的反差剧烈扩大，1949 年中医 50 万，西医 2 万；1959 年中医 36 万，西医 23 万；1977 年中医 24 万，西医 73 万；目前中医（含中西医结合）45 万，西医已达 500 多万。至于床位数、资产总值、科研条件、在校学生数、经费总额等，中医与西医的差距已经扩大到几十倍甚至上百倍，具体数据可从《中国卫生统计年鉴》查到。

中医的复兴，将是对医学和卫生领域的殖民主义、买办主义、民族虚无主义、自贬自戕主义思想残余和影响的彻底性批判和清理，将是对中西医发展的严重失衡的根本性改革和扭转。

2016 年 8 月召开的全国卫生和健康大会，提出了"推进健康中国建设，努力全方位、全周期保障人民健康，为实现'两个一百年'奋斗目标、实现中华民族伟大复兴的中国梦打下坚实健康基础"的发展目标。这个目标的实现，不但需要医药卫生体制的改革，而且更需要医学的改革，要有与这一发展目标相适配的医学。习近平总书记在大会讲话中提出：

"医药卫生体制改革已进入深水区，到了啃硬骨头的攻坚期。"

　　"要坚持中国特色卫生与健康发展道路，把握好一些重大问题。"

　　"要着力推动中医药振兴发展，坚持中西医并重，推动中医药和西医药相互补充、协调发展，努力实现中医药健康养生文化的创造性转化、创新性发展。"

　　建设健康中国，不仅需要有正确的指导方针，还要有与之相应的医学原理的支持。中国现有中医和西医这两种医学，究竟主要地依靠中医还是西医？国家提出"坚持中西医并重"方针，就是要改变中西医发展的严重失衡，把中医提到应有的地位和高度，就是要复兴中医，着力推动中医药振兴发展。中医的基本原理更符合中国特色的卫生与健康发展道路，才是不以治病为中心而以人的健康为中心的医学，才是全方位、全周期保障人的健康的医学，才是积极有效地推进健康文明的生活方式的大卫生、大健康的医学。问题在于，中医的现有状态不能真正适应健康中国的发展需求，更不适应人类医学未来发展的需求，需要振兴创新，实现复兴，把中医提高和发展到新时代的新需求的新水平。2016年的全国卫生和健康大会是个开始，随着中华民族的复兴，健康中国的建设会深入发展，提出更高的要求，做出更大的决策，中医的复兴必将提到国家战略高度。

　　几十年来，关于中医的局势只有两人真正看破。一位是战略家毛泽东，认为"中国医药学是一个伟大的宝库"，"中国对世界有三大贡献，第一是中医"，强调要保护和发展中医。另一位是科学家钱学森，认为"人体科学的方向是中医，不是西医，西医也要走到中医的道路上来""说透了，医学的前途在于中医现代化，而不在什么其他途径"。

建设健康中国，必须走中国自己的道路，不能照搬西方医学和卫生管理的套路。西医原理已经陷入难以克服的局限，目前面临转向的抉择。1996 年，美国的霍根在《科学的终结》中提出，还原论科学已经到了"认识止境"，新的科学发现呈"日益增长地递减"，其本质在于走到了还原研究的极限。西医是还原原理的典型，它对人体及其健康与疾病的分解还原也走到了极限，暴露出"三大难题"（慢性病高发难治；医药费居高不下；药害严重），从根本上违背全方位、全周期保障人的健康的要求。

西医界自己已经认识到其原理性局限，开始了变革的努力，但似乎并没有找到"治本"的方向和道路。有一种方案是主张发展"整合医学"，以纠正被"碎片化"了的疾病和医疗。2016 年以来在中国连年召开整合医学大会，2017 年的"万人大会"有 52 位院士、150 多位大学校长、1000 多位医院院长、1万多名代表参会，可见其呼声之高，追求之迫切。但是，这一方案并未认清造成西医局限的根源是还原原理，以及由此而来的西医基本原理。所主张的"整合医学"并不批判还原论，也未批判医学的还原原理，而是想在保持还原论思维和还原原理的框架内，从医疗和管理上重新"整合"那些"碎片"。就像庖丁原理指导屠夫们把牛羊"碎片化"了，而厨师们再把"碎片"来重新"整合"，力图做成"全羊宴"，这样的"整合"当然回不到碎片化之前的原貌。这种方案显然是本末倒置，头足倒立，是用技术和管理上的改进来解决原理性的局限和错误，基本是行不通的。要真正解决"碎片化"，批判和抛弃还原论思维和医学的还原原理，接受和发展系统论思维和系统医学，这不是更换一两个概念就能办到的，而是需要医学思想的一场革命，一整套医学原理的转变，一场深刻的医学革命。

三、破头脑失悟，昭战略之明

中医为什么复兴，能不能复兴，复兴什么，复兴成为什么？

这是中医复兴首先要回答的问题。对此自然地有不同思考，不同认识，可以通过讨论来交流和统一。目前令人焦心的是，关于中医复兴的指导思想、学术思想、领导思想上存在诸多模糊、混乱甚至错误，有些在误导实践，可称为战略失悟。所谓战略失悟，就是关于中医复兴的战略思考，欠觉醒、缺觉悟，远远达不到毛泽东和钱学森那样的深度和高度。以这样的思想来指导中医复兴，则难以从战略上突破，难有革命性创新，甚至有可能发生战略性失误。

其表现之一，是指导的中医发展呈"阴虚阳亢"证。国家日益重视发展中医，投入越来越大，但某些方面发展的实际结果，却是学术阴虚，事业阳亢。只要有钱能办的，办得较快较多。各种发展规划、计划、项目、经费日益增多，牌子越挂越多，名头越来越大，表面上显得热闹繁荣，但往往名难副实。有些学术研究日趋薄弱，特别是经典学术和基础理论研究滞缓而困顿，难有重大和突破性成果；"中医非中医化"倾向日深难扼，出现了中医思维杂化、学术异化、技术退化、评价西化、特色和优势淡化的现象；有人称为"大骨枯槁，大肉陷下"，有"至虚有盛候""虚阳外越"状，甚至是"戴阳证"。学术和事业的发展不平衡，关键是学术"阴虚"，这是一种战略性内伤，丢掉了复兴的本质，潜伏"繁华下的危机"。这一问题不解决，不把学术的复兴作为关键，就没有真正的中医复兴。

其表现之二，是放弃中医独立发展，认为复兴中医就是与西医融合。一些学术骨干和中医机构负责人，认为中医复兴的方向就是"中西医优势互补"，与西医融合。国家提出"中西医并重"方针，为的是纠正中西医发展失衡；但有些中医院却把"中西医并重"立为办院宗旨——把中医院办成中西医并重的医院；有些中医院把办院宗旨立为"突出中医特色，坚持中西医结合"，有的甚至正式挂"中西医结合医院"的牌子；有的主张以中医之长补西医之短，以治疗的中西医"双轨制"来取代"发扬中医特色"，心甘情愿地把中医降格为西医的"补充医学"；有些人提出，中医的发展方向是融通中医与西医，成为"中国医学"。这些思想和主张形式不同，但其共同本质是放弃中医的独立复兴和发展，认为中医发展的方向是与西医融合。这种思想对于"中医复兴到哪里去，复兴为什么"的回答，显然是错误的。

其表现之三，是漠视或抽掉中医基本原理，将中医的学术碎片化地时兴。有些人拿中医搞政绩工程，有些人把复兴中医作为行政事务，有些人把中医当作谋生的手段，有些人追求市场效应和经济效益，把中医当作"应时糕点"供货上市，一方一药，一技一法，东一点，西一点，实用主义地追求眼前低水平的市场需要，弄得五花八门，眼花缭乱，不中不西，不伦不类。中医基本原理被遗忘和丢弃，学术和技术被碎片化、商品化、市侩化、泡沫化，像断了线的珠子，撒满一地，不知所宗。这种喧嚣所掩盖的，是抽掉原理的虚化，阉割精髓的异化，这样的"发展"是慢性自杀。

战略失悟是中医复兴的认识不自觉，是前进道路上的思想障碍，随着中医复兴的深入发展，这种战略失悟必将被实践冲破，中医复兴的本质和规律将被揭示清楚，人们的认识将从失悟转变和上升为高度自觉，认清和坚持三项基本原则——中医复兴的关键在学术，学术复兴的关键在基本原理，基本原理复兴的关键在突破和创新。这三项基本原则是关于"中医复兴什么，复兴成为什么"的规律性回答，是中医复兴所需要的指导思想。

四、改人才培养，建复兴大军

复兴中医，需要复兴中医的人，需要一支复兴大军。

中医复兴的关键在学术，学术复兴的关键在基本原理，基本原理复兴的关键在创新，按照这样的要求和规律，能够承担复兴中医重任的人才和队伍，必须精通中医学术，掌握中医基本原理，能够就中医基本原理进行突破和创新。这就不是一般的中医人才队伍，而是高端化的继承型和创新型"双料"的人才队伍，他们需要具备两种基础，一种能力。

所谓两种基础，是复兴中医所必备的两种科学基础。

第一是经典中医学基础。必须强调，经典中医的学科基础要深入、系统、准确地掌握。特别是，要以中华传统文明为基础，深入理解和掌握中医的基本原理。一要理清中医基本原理的基本内容，掌握各项基本理论，理解其本义，以及其在中医的原理性意义。二要理解它怎样在西医视野之外，认识和掌握了什么特定的医学事实和规律，怎样地超出西医，作为中医特色之"特"在于何处。三要认清这些基本原理与西医原理的差别性和相悖性所在，近百年来它怎样地被非中医化、被西化，如何拨乱反正。这样的学说基础，是作为中医复兴者的中医学根基，是要立定脚跟、坐稳屁股，解决所进行的复兴是不是姓"中"的问题。只有这样的坚实基础，才能认清和回答"复兴什么""复兴成为什么"的问题，不然就容易迷失或动摇复兴的方向，有可能把中医复兴得模糊、混乱、异化甚至西化。

第二是新兴科学基础。所谓新兴科学，专指 21 世纪开始新兴的现代科学。它不是一般意义上的现代科学，而是现代科学从 21 世纪开始的新发展，其方向是对世界复杂性的研究，已有的代表学科是系统科学和复杂性科学。需要强调，一是中医基本原理的复兴，关键在创新，创新的本质，是以新兴科学的理论和方法进行突破性创新研究，克服中医基本原理的经典水平的局限，提高和发展到新世纪新千年的新水平，成为人类医学的基本原理。二是中医基本原理的这种创新研究需要特定的科学杠杆，因其主要涉及人的生命运动及其健康与疾病的复杂特性和规律，而迄今为止的现代科学成就大都不涉及复杂性，特别是近代以来那些还原研究的成就，更是背离复杂性，与中医基本原理所掌握的复杂性格格不入，因而中医基本原理的创新研究只能依靠 21 世纪关于世界复杂性研究的新兴科学。三是在医学和中医学界，存在一种庸俗和错误的观点，认为所谓用现代科学研究中医，就是用西医来研究，或者用西医所用的分子生物学、基因学、蛋白质等"组学"来研究，其结果是把中医研究引向西医化，把中医的复杂性内容完全抛弃和背离，结果是抹杀和取消中医基本原理而不是复兴。复兴中医的基本原理必须跳出这种泥潭，复兴中医的人才和队伍，必须掌握能够研究和破解复杂性的科学理论和方法，关键是掌握 21

世纪新兴的关于复杂性研究的新学科、新理论、新方法，这是推动和实现中医基本原理创新发展的利器和杠杆。

所谓一种能力，就是运用新兴科学的理论和方法来进行中医基本原理创新的能力。这要基于上述两种基础，又要冲破两种传统。一种传统是老的，即"就中医论中医"，它把研究视野局限于中医已有的认识范围，经典中医遇到而难于解决的问题仍然不能解决。另一种传统是新的，是1956年以来形成的，即"以西解中"，用西医的知识和方法来研究和解释中医。靠这两种传统都不能复兴中医，特别是不能实现中医基本原理的创新发展。冲破这两种传统的方法和途径，就在立于新世纪新千年的新的时代高度，掌握新的时代条件，关键是掌握和运用新兴科学关于复杂性研究的最新理论和方法，发展完全超越"就中医论中医"和"以西解中"的创新研究，对中医基本原理做出新兴科学的研究和阐明。

这样的人才和队伍是中医复兴的历史使命所需要的，而现有的人才和队伍与之不相适应，需要进行改革和建设，特别是需要建设一支强大的复兴大军。这就需要改革和创新中医人才培养。

中医教育要以复兴中医为目标进行改革，以培养具有两个基础、一种能力的中医复兴人才为目标。高等中医的改革首当其冲，虽已发展60多年，但还处于起步阶段，还不能完全适应培养复兴中医的人才需求。有几个方面迫切需要改革：一是教育模式西化。中医的现代式规范化教育从零开始，借鉴西医教育是必要的，但借鉴不能糊涂地"化"为西式教育，教育模式需要改弦更张，改革为真正符合中医特色的中医高等教育。二是中医经典学术内容特别是基本原理的教学不深不透，有些内容被淡化或被模糊、淹没，有些内容被西化或者亦中亦西、半中半西、不中不西，有些基本原理被扭曲和背离。三是现代科学的教学缺乏。学生的自然科学素养只有中学水平，现代科学的内容进不了教学体系，特别是复兴中医最迫切需要的复杂性研究和复杂性科学远在中医教育之外。学生的科学素养远远达不到复兴中医所需要的水平，能够做的最多是"以西解中"。老中医学家们忧心忡忡，这种教育模式培养的不是中医，而是"中医掘墓人"，这种状况不扭转，中医复兴难有希望。

当然，中医复兴需要多种创新人才，既需要临床家，也需要基础研究专家，更需要领军者，也将产生这样的领军者，他们将由一代又一代的后起之秀依次"站到巨人的肩上"。恩格斯在总结欧洲文艺复兴的人才条件时指出：

"这是一次人类从来没有经历过的最伟大的、进步的变革，是一个需要巨人而且产生了巨人——在思维能力、热情和性格方面，在多才多艺和学识渊博方面的巨人的时代……那时的英雄们还没有成为分工的奴隶，分工的限制人、使人片面化的影响，在他们的后继者那里我们是常常看到的。他们的特征是他们几乎全都处在时代运动中，在实际斗争中生活着和活动着，站在这一方面或那一方面进行斗争，有的人用舌和笔，有的人用剑，一些人则两者并用。因此就有了使他们成为完人的那种性格上的完整和坚强。书斋里的学者是例外：他们不是第二流或第三流的人物，就是唯恐烧着自己手指的小心翼翼的庸人。"①

中医复兴与当年欧洲的文艺复兴有许多不同，但有一点是相同的——需要树起革命大旗的巨人。中医复兴的深刻性和艰巨性已经显现出来，它有新的时代特征，它需要巨人而且必将产生巨人。需要的不是小心翼翼的庸人，不是书斋里的学者，也不是二流和三流的人物，而是顶天立地的时代巨人，要有时代高度和世界视野，要有舍得一身剐，敢把皇帝拉下马的胆识和气概。

第三节　开创中医第六个辉煌千年

中医复兴，复兴成为什么，复兴到哪里去？

从新世纪新千年的时代要求来看，就人类医学的未来发展而言，中医基本原理将复兴为人类新医学的主旋律，而就中医自身的发展而言，将复兴为中医发展的第六个辉煌千年。

中医发展已有 5000 年，成就了中国第一大科技发现与发

---

① 恩格斯．自然辩证法 [M]．北京：人民出版社，1984：6

明，创造了人类科技史和医学史上的四大奇迹。中医的复兴，将把中国的第一大发现与大发明贡献给全人类，并由新的时代条件促成新的突破和创新，在其发展的第六个千年创造新的更大的辉煌。

一、复兴就是突破和创新

复兴的关键不在复，而在兴，兴字当头，复在兴中。兴，就是突破，就是创新。中医的复兴关键在学术，学术复兴的关键在基本原理，基本原理的复兴关键在创新。归根结底，中医复兴的本质在基本原理的突破和创新。

中医的基本原理，是对人类医学基本问题的中国式解答，是中华文明对人的生命运动的探究，特别是对其健康与疾病的本质和规律的认识和驾驭，主要有系统思维原理、以人为本原理、超解剖原理、辨证论治原理、生态调理原理、中药方剂原理、阴阳原理等。

中医基本原理是中医学术的精髓和灵魂，它深藏于中医学术的内层和核心，贯彻和体现于临床医疗。中医基本原理的复兴，离不开临床医疗，又不能停留于临床医疗，必须以必要的思想深度，从医学基本问题的高度，探究人的生命运动及其健康与疾病的本质和规律。这种探究远非一般意义的传承，更不是概念和论断的诠释，而是要剖析衰微之机，以为复兴之枢，设为复兴的突破口，由此而创新和发展，创出新的成果和新的水平。

1. 要突破经典中医的局限

中医的经典发展阶段成就辉煌，特别是形成了中医的基本原理。但是，由于历史条件的制约，研究受到极大的限制，对于基本原理的认识、掌握、理论总结还有很大局限。基本原理的复兴，首先要冲破经典中医的这种局限，目前迫切和突出的，主要有两个方面。

第一，突破对基本原理认识的不自觉。

中医的各项基本原理都是对客观事实和规律的反映，经典中医事实上已经作为客观事实和规律来认识和遵循，并且相当有效。但是，经典中医并没有明确地认识到这是基本原理，更没有从理论上总结为基本原理，仍处于自发的不自觉的状态。

例如超解剖原理，实际上已经作为基本原理来遵循，发展了超解剖的研究，发现了超解剖的结构与功能，并在临床上辨识和调理其健康与疾病，经络、辨证是其典型成就。但是，迄今没有提出"超解剖"概念和理论，没有认识到人既有解剖结构又有超解剖结构，超解剖的结构与功能比解剖的结构与功能更加深刻和复杂；没有认识到解剖研究发展到一定程度势必要走向超解剖研究，人类医学的未来一定要发展超解剖研究；更没有认识到中医的超解剖研究是超于和高于西医的重大战略优势，有些人反而因为没有主要或孤立地依靠解剖研究来发展而自贬自戕。再如生态调理原理，实际上已经作为基本原理来遵循，重点地研究和认识了人的生命运动之"态"及其病变，病机和病证都是生命运动及其"态"的变化，疾病防治是对生命运动及其"态"的调理，以及对于影响生命运动的生态系统的生态条件、生态机制、生态过程的调理，是中医在防治学上超于和高于西医的重大优势。但是，经典中医没有提出"生态"和"生态调理"概念和理论，没有总结为生态规律和生态调理原理，更没有认识到这是防治学未来发展的根本方向。总之，中医的各项基本原理差不多都存在这种认识上的不自觉，即实际上已经作为基本原理来遵循，但没有觉醒，没有作为基本原理来总结、阐明、强调。

中医基本原理的复兴，首先要突破经典中医的这种不自觉性。要把事实和规律揭示清楚；要从理论上做出确切的总结，阐明其基本原理；要揭示基本原理是中医学术的核心和精髓，复兴中医，关键是要复兴基本原理。

第二，把对基本原理的认识提高到现代水平。

由于历史条件的限制，经典中医对基本原理的认识水平很不现代，主要是依靠临床实践，没有必要的实验研究，认识水平处于现象的描述、经验的总结、猜测性的思辨状态。掌握了一定的事实和规律，但又没能揭示清楚，许多重大认识具有"知其然不知其所以然"的特点。知其然是认识到了，不知其所以然是没有揭示本质和规律，这是一种时代性局限。

例如生态调理原理的自主调理，是依靠、调动、发挥生命运动的自组织机制进行自主调理，生命的自组织规律客观存在，认识到和遵循它在临床医疗的实践中是成功的，总结了"阴阳自和"等理论。问题在于，这种认识很不透彻，直到现代科学的系统自组织理论，才将其本质和规律揭示清楚——人是自组织系统，具有自组织特性和规律，"阴阳自和"是对人的自组织规律的中医认识，运用现代科学的系统自组织理论等，可以将中医的自主调理原理的本质和规律做出现代科学的阐明和论证，把认识提高到现代水平，发展为具有现代科学意义的自主调理原理——依靠、调动、发挥人的生命运动的自组织机制，自主地调理健康与疾病。再如中药方剂原理，特别是复方，其原理是药性和功效的复杂化，是应对病证复杂性的药学原理，是中医特有且临床广泛运用的功效原理。但是，方剂怎样把药性复杂化，怎样把功效复杂化，其具体机制和规律是什么，它比西药的特异化学作用有何优势？这里的机制和规律都没有做出现代化的研究和阐明。同时，药学的未来发展方向，是把药性和功效简单化和特异化，还是复杂化和非特异化？中药方向代表的复杂化方向是要批判和否定，还是要坚持和发展？也无法做出回答。

中医基本原理的复兴，必须突破经典中医认识的这种不现代的局限，充分运用现代新兴科学的理论和方法，对中医基本原理做出现代研究和阐明，发展为由现代科学证实和阐明的基本原理，即现代化的中医基本原理。那就是以基本原理现代化为主轴的中医现代化，也就是从经典中医学发展为现代中医学。

2. 突破西医原理的局限

中医基本原理的复兴，最大的突破是突破西医基本原理。

西医的基本原理与中医迥异甚至相悖。它是按西方思想文化来研究人的疾病及其防治，其基本原理有还原论思维原理、人体为本原理、解剖原理、器质性病变原理、对抗治疗原理、药物开发的微观特异功效原理等。这些原理把医学的任务和目标局限于狭小范围，不可避免地带来诸多难题，例如目前的"三大难题"（慢性病高发难治；医药费居高不下；药害严重）。这些难题的本质是医学原理的局限，解决难题的出路在于调整医学原理。

中医的基本原理本来就远在西医视野之外，从根本上超出和高于西医原理，其复兴，必然是在西医视野之外的强势发展。其复兴过程，不管自觉与不自觉，都会是中西医基本原理的比较、检验、证明的过程。实践是检验真理的唯一标准，检验的结果，会证明中医的基本原理更加符合人的实际和人类医学的根本要求，代表了人类医学未来发展的方向，因而上升为新的人类医学的主旋律。

这种突破有两个方面，一是在西医基本原理之外，发展了一套新的更优势的基本原理，它源自中医基本原理的复兴。二是由中医复兴而来的基本原理，因其驾驭了人类健康与疾病的更加根本的规律，取代一度被西医原理占据的主导地位，上升为新世纪新千年人类新医学的主旋律。

3. 突破"中西医结合"的幻想

有些人把中医复兴的前途寄希望于中西医优势互补、相互融合，走向中西医结合。这不过是一种肤浅、幼稚、不切实际的幻想。

中医复兴的关键在基本原理，在这一点上，必须明确和强调：中医的基本原理与西医基本原理相反相悖，不可通约，没有融合和统一的可能。中医基本原理的复兴，只能在西医原理之外，在中西医结合的模式之外，不受西医和中西医结合的任何制约地独立创新和发展。

中西医结合研究 60 年实践证明的事实和规律，最要者有三。

第一，中西医的基本原理相反相悖，不可通约，没有结合或统一的可能。

第二，中西医的具体学术内容（理论），分别反映着不同的规律，少数有交叉和重叠，有部分内容可融合或统一；而大部分内容反映着不同的事实和规律，也不可融合和统一，例如中医的经络、阴阳、气化、病机、辨证、中药药性、方剂功效等，在西医根本没有可结合的对象。

第三，唯一可统一的，是中医和西医的不可通约的理论，统一到同一门医学的理论体系中，即不可通约的不同理论"和而不同"地统一到同一个理论体系中，就像欧氏几何与非欧几

何统一于几何学理论体系一样。这种
统一，可称为"医学大同"（如右图所
示），可用公式"A+B+ab+C"表示。
图中，大圆为包含 A、B、ab、C 的"医
学大同"；A 为中医的基本原理，与
西医不可通约；B 为西医的基本原理，

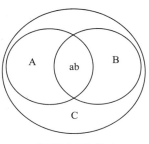

"医学大同"模式

与中医不可通约；ab 为中西医少量可统一的理论；C 为中西医
之外的其他医学和未来发展的新医学。

　　必须认清和强调，中医的基本原理与西医相反相悖，不可
能与西医原理结合或统一。其复兴，必须冲破中西医结合的狭
隘模式，必须超出中西医结合幻想，在中西医结构模式之外，
开辟独立的复兴之路。其结果，是中医基本原理复兴为人类新
医学的主旋律，而不是中医和西医两种基本原理相统一成为人
类医学主旋律。

二、引发新时代的医学革命

　　中医基本原理的复兴，将是系列的突破和创新，其结果，
会在新世纪新千年引发一场新的医学革命。

　　上次医学革命从 16 世纪开始，发生于欧洲，其基础是欧
洲的文艺复兴、资产阶级革命、工业革命、科学技术革命，带
来西方医学的革命性突破和创新，实现了 400 年的兴盛。这次
新的医学革命，是在新世纪新千年新的时代条件下发生，其基

础是正在发展的中华文明复兴，新兴的信息文明、生态文明、生命文明，以及以对世界复杂性研究为主题的科学新突破。革命将以中医基本原理的复兴为导火索，其方向是人的生命及其健康与疾病的复杂性，是次千年一轮的医学大突破、大变革。

这次医学革命基于内在矛盾。16世纪欧洲医学革命以来，西方医学迅速发展并在世界占据主导地位，但到20世纪末叶走到了发展的极限，所遵循的还原原理遇到了人的健康与疾病的不可还原和反还原难题，发现其"生物医学"模式不符合人的实际，于70年代提出了转向"生物－心理－社会医学"模式（其实这个模式仍非"人医学"）的改良方案。1996年世界卫生组织又提出克服这种局限的8个"发展"，同年美国的霍根出版《科学的终结》，论证了16世纪以来的还原论研究已经达到"认识止境"，"科学发现时代"已经终结，揭示了西医遇到困难的科学根源，困难的症结在于还原研究排斥和背离复杂。

这次医学革命有其特定的时代条件。新世纪新千年世界范围发生巨大的深刻变革，与医学最为密切的是科学的最新发展，其方向是向世界的复杂性进军，兴起了系统科学和对世界复杂性的研究，"复杂性科学是21世纪的科学"。科学的这种新发展，找到了解决还原论医学困难的方向，开辟了研究和掌握健康与疾病复杂性的道路，为新的医学革命正在准备充分的科学条件。值得注意的是，新兴的科学为解决医学难题指明的方向是研究人及其健康与疾病的复杂性，而这，正是中医基本原理的方向和主题。中医复杂性研究的先驱，中医的基本原理所反映的，正是人的生命及其健康与疾病的复杂特性和规律。因此，新医学革命的方向，正是中医基本原理复兴的方向，研究和破解人的生命及其健康与疾病的复杂性，是新的医学革命的主题。钱学森讲"医学的前途在于中医现代化""西医也要走到中医的道路上来"，道理就在于此。

中医基本原理之所以势必复兴，就在于它是时代的转折和新的医学革命的趋向和追求。不管人们愿意不愿意，自觉不自觉，中医基本原理的复兴所带动的突破和变革，以及由其演变而成的医学革命，将主导未来几个世纪的医学理论和实践。这场深刻变革包括多个方面和层次，有些还在孕育，有些已经开始，可以预见或已见端倪的，以下几项特别重要。

从还原论思维转向系统论思维。思维方式的转变是医学革命的首要内容和纵深层次。上一次医学革命形成和发展了还原论思维，它基于欧洲传统的原子论，形成于近代欧洲科技革命的还原研究，发展为医学对人的健康与疾病的还原研究，它像把几十万个英语单词还原为 26 个字母，把人的各种复杂性都排除和粉碎了，这是西医局限的内在根源。人是世界上最复杂的系统，只有遵循系统论思维才能如实地认识和理解人及其健康与疾病的复杂性，新的医学革命以突破人的复杂性为方向，发展系统论思维是必由之路。中医的思维方式正是系统论的，复兴和发展中医的系统论思维，正是新的医学革命所要创新和发展的思维方式。

从人体为本转向以人为本。上一次医学革命的主攻方向是向人体进军，发展解剖研究，认识人的形态结构，以及可在形态结构上局部定位的器质性病变。新的医学革命将突破人体为本原理，转向以人为本，向人的生命运动进军，研究人的生命运动及其健康与疾病。医学将被重新定位，发生方向性的5大转变。①医学研究的中心从人体转向人的生命运动，由人体医学、生物医学转向生命医学。冲破生物学的局限，不再仅仅研究人体的生物学特性及其病变，而是全面深入地研究人的生命运动——宇宙演化到高级阶段产生的最为复杂的物质运动，即具有生命特性的物质运动。②关注的焦点由疾病转向健康，从疾病医学转向健康医学，以健康为基础，把健康与疾病统一起来进行研究和调理。③突破人体，从人的生命运动来揭示健康与疾病的本质，认清健康与疾病的本质是人的生命运动之态的正常与失常。④从人的生命运动的本质特性——自组织（自我更新、自我复制、自我调理，即中医讲的"生气""生生之气"），来研究和掌握健康与疾病的本质和规律，即健亦健在自组织、病亦病在自组织、治亦治在自组织、愈亦愈在自组织。⑤在防治学原理上，从化学对抗治疗转变为生态调理，特别是发展高级调理原理——调养、依靠、调动、发挥生命运动的自组织机制进行自主调理。

从解剖研究转向超解剖研究。结构与功能是健康与疾病的主要坐标，已有的解剖研究只认识了具有解剖形态的结构，忽略甚至不懂人还有更加深刻和复杂的超解剖结构与功能。新的医学革命将突破解剖研究视野，向超解剖领域开拓，全面地研究人的生命运动（不是人体）的复杂性结构与功能，这将从两个方向实现突破。一是从研究解剖结构转向研究超解剖结构，认清人的生命运动的结构是"过程流"，有的以几十年的长过程形成和保持解剖结构，有的以短暂和流动的过程形成功能网络（功能性结构），以及以功能为基础的时间空间结构，是超解剖的结构，是生命运动更加本质和深刻的结构形式，也是健康与疾病的深层领域。二是从研究结构的既定形态转向研究结构的发生机制和过程，认清生命的结构是产生着、变化着、消逝着，所有结构（无论有无解剖形态）都是产生出来的，都由"功能A"建立和维持，然后，才由该结构产生和负载"功能B"（即西医讲的"机能"），必须区分"功能A"和"功能B"，以及其与结构的不同关系。这样，健康与疾病的研究和调理，就要明确区分是解剖结构的问题还是超解剖结构的问题，是"功能A"的问题还是"功能B"的问题。中医的经络、五藏等将成为突破口，中医的超解剖原理引导的突破和创新将打开医学的一片新天地。

从研究器质性病变转向研究生命运动的失常。上一次医学革命的重要成果是发现了疾病的局部定位规律，把研究的焦点集中于特异性病因造成的形态结构的病灶，新的医学革命将把疾病研究的焦点从器质性病变转向更加深刻复杂的生命运动失常。中医辨证论治所认识和驾驭的"病机－病证－病候"病变系统，是被首先认识的生命运动病变，循此深入，将会认识生命运动失常为病的更加深刻和复杂的内容和机制，从病因考察深入到病机研究，从针对病因的对抗治疗发展为调理病机的生态调理，形成新的关于人的生命运动之病的疾病学和防治学体系。

药治原理从特异功效转向非特异复杂功效。上一次医学革命形成的药物开发方向，是遵循对抗治疗的化学药物及其特异功效，突出了化学成分、化学性质、化学作用、特异功效，其局限性以"药害"方式充分暴露。这是新的医学革命要突破的目标之一，治疗原理将从化学对抗治疗转向生态调理，药物开发将由化学化和成分单一化转向药物生态化和药性药效复杂化，以适应人及其健康与疾病的复杂性。中药方剂原理的生态性和复杂化，正是这种转变所追求的方向和目标，并且提供了现实可行的途径、手段、经验，中药方剂原理代表或指明了未来药学开发和发展的方向。

发展全面的健康医学。上一次医学革命把医学主题引向疾病防治，新的医学革命将把医学主题转变为以健康为基调的健康与疾病。马克思主义研究人类社会的发展发现：

"历史中的决定因素，归根结底是直接生活的生产和再生产。但是，生产本身又有两种。一方面是生活资料，即食物、衣服、住房，以及为此所必需的工具的生产；另一方面是人类自身的生产，即种的繁衍。"①

在人类社会的两种生产中，医学是专门为人类自身生产服务的，但已有的医学把注意的焦点放在疾病防治，是一种被动和低级的文明，需要发展新的更高级文明，最少要上升两个层次。最高层次是人的全面发展，不止是健康与疾病问题，此项放到后边再讨论。最高层次之下，是人的生命运动的研究和调理，其主题不是疾病，而是健康，即如何保障人类自身生产的正常发展，可称为健康医学。其中的部分内容在现有医学中已有孕育，需要通过新的医学革命，系统地全面地发展为新的医学体系。①性健康。性，是人类社会的神圣纽带，其健康与否直接影响着人类自身生产，要发展新的性医学，揭示性的本质，人类有性生殖的机制和规律，性健康及其调理，性生活健康及其调理（中医的"房中术"），健康受孕及其护理，不孕不育研究及其防与治，性病等。②优生优育。发展优生医学，研究和掌握人类遗传学规律、个体发生规律、胚胎孕育规律、胎孕的优化调理规律，备孕、受孕、胎孕的优化调理，围孕和围生的优化调理，接生、新生儿的优化调理，先天疾病与生育缺陷的防治。以"生个好宝宝"为目标，优化新生个体，提高人类自身生产的品质，保障种的繁衍健康。③养生。以调养和提高人类生命质量为目标，研究人的生命运动的发生和可调规

---

① 马克思恩格斯选集．第4卷 [M]．北京：人民出版社，1972：2

律，以及对其优化调理的机制和方法，有计划、有目的地进行优化调理。④治未病。研究和掌握"欲病、未病、已病"的发生和发展机制和规律，以及分别对欲病、未病、已病进行不同调理的方法和途径，对人的生命运动进行全程护理和调理，重点提前到亚健康、亚疾病阶段，不要等发展到器质性疾病来"擦屁股"。总之，发展健康医学是新的医学革命的根本方向，其目标是对人类自身生产的优化调理和积极维护，是人类社会健康发展的内在基础。

发展健康医学是新世纪新千年人类医学发展的新方向，中国已经沿着这一方向迈出了开创性的一步。2016 年召开的全国卫生与健康大会，颁布了《"健康中医 2030"规划纲要》，开始实施"健康中国"的发展战略，其中强调，健康是促进人的全面发展的必然要求，是经济社会发展的基础条件，是民族昌盛和国家富强的重要标志，没有全民健康，就没有全面小康，没有人民健康，就没有中华民族的复兴。《纲要》提出，要把人民健康放在优先发展的战略地位，要全方位、全周期地保障人民健康；要着力推动中医药振兴发展，努力实现中医药健康养生文化的创造性转化、创新性发展，开辟符合中国国情的卫生与健康发展道路。这一战略，是推进中华文明复兴的重要一步，提出了复兴中医基本原理的战略要求，提出了发展健康医学、建设健康社会的中国方案，这是中华民族为推动新的医学革命进行的奋力开拓。

三、新的千年创造新的辉煌

中医基本原理的复兴，终极目标在于实现人的全面发展。这已不仅仅是人的健康与疾病问题，而是对人的生命运动的深度研究和调理，特别是对人的生命运动潜力的研究和开发，即对人的生命运动进行深度优化调理，发展和发挥其潜力，以达更高或超常水平。

人之生命运动的复杂性的重要方面，是其功能和效应存在巨大的发展潜力，个体之间也存在巨大差异，在一定条件下只发挥到条件所允许的程度，改变条件可以发挥出不同的内容和程度。就人的健康与寿命而言，这种潜力的复杂和在具体条件下造成的现实复杂为人所常见，《内经》就总结了真人、至人、圣人、贤人四种不同水平，如果能使人类大都达到真人、至人水平，社会将是什么样子？同时，人的生命运动和功能有很大可塑性，有巨大的可开发和发展空间，例如气功（包括内养功和硬气功）对人的生命功能的调理、训练、开发、发展，人的超常功能（特别是智能）的潜力开发和发展，是"人类自身生产"和"人的全面发展"的更加深刻和有战略意义的方面。认清其根源、机制、规律，发展为专门研究和学科，是中医学和中华文明的一项重要传统内容，意义重大，是中医基本原理复兴的更高的战略目标。

20 世纪 80 年代钱学森倡导的人体科学，开辟了人体功能态研究。发现人体功能是可变、可调的，可呈现为不同的"功能态"，不同的功能态之间可以转换。通过适当的调理，人体功能态可以达到和保持健康态，也可以通过气功等有计划的训练，调整为一种超常态——超过一般的健康态，在体能或智能上具有超强或特殊功能。如果沿这一方向对人的生命运动进行研究和开发，把人的功能潜力充分地发挥出来，使一批人或大多数人都变成"超人"，将会引起人类社会的巨大深刻变革。

上一次文艺复兴是把人从上帝手中解放出来交给了社会，但社会创造的工业文明把人变成了机器的仆人，工业文明的高级阶段才学会了"仿生"，力图用"人工智能"来代替甚至控制人。以中医基本原理的复兴为引领，实现为人的全面解放和发展，将把人从工业文明中解放出来，将人还给人自身，从机器的仆人变为人的主人，认识和开发人自身的潜在能力，成为"全面发展"的人，这是比上一次文艺复兴更加深刻的文明变革。钱学森在研究和总结这种变革时提出，这是像欧洲文艺复兴那样的改变人类历史的重大变革，他说：

"人类从起源到今天已有一百万年，发展到目前，我们能够主动地、能动地提高我们自身的潜力，使人的本事可以大大提高一步，这当然是不得了的事，这将是一次科学革命，是一次技术革命，是一次改造人类的革命。"①

---

① 钱学森.气功可使人体达到最优功能态 [J]. 东方气功，1986（1）：1

"那是不是又一次的文艺复兴？这不是简单的问题，这是人类历史上再一次出现跟文艺复兴一样的大事。我们不要简单地看问题，情况是很复杂的。但是前景又那么诱人，现在的确有一个人体科学的幽灵在我们之中徘徊。"①

研究和开发人的潜能，使大多数人变成"超人"，人类社会成为"超人"社会，这将是怎样的一种变革？我们现在还很难设想清楚，但有一点是容易明白的——上一次文艺复兴至今已经 500 年了，这场新的变革比它还要深刻和复杂，恐怕最少也要 500 年时间。

中医复兴，"作始也简，将毕也巨"。不可能在书斋里讨论办成，不可能平铺直叙，它是一场充满突破和创新的变革，少不了阻力、干扰、波折，少不了扭曲、弯路、反复，也少不了令人震撼和刮目的新见，以及颠覆性的新理论。没有突破就没有创新，没有创新就没有中医复兴，中医复兴是一场自我革命，是对医学的陈旧思想和观点的一场革命，是对围绕着人的健康与疾病的西方思想文化的一场革命。其结果，将以中医基本原理为基因，由新世纪新千年的时代条件来孕育和造就，形成新时代的人类新医学，形成人的全面发展的新文明。它是中医由经典阶段发展到现代阶段，是中医被人类共识共享的世界化，是中医发展的第六个辉煌千年。

---

① 钱学森．论人体科学 [M]．北京：人民军医出版社，1988：97

跋

带着些许意犹未尽的遗憾，本书终于脱稿了。这是我研究中医写的第 8 部专著，也是年至 78 岁的息笔之作。

本书的主旨是探究中医的基本原理及其复兴，此事不易，其难有三。首先，要总结和阐明中医的基本原理是什么，这需要对中医的理论和实践有较为全面和深入的理解，在理论的思考和总结上达到全局性高度，这对于一个非中医专业出身的人来说，既有先天不足，更有后天困难，在有限的时间探究到必要程度确非轻易可及。其次，中医基本原理就贯彻在中医的理论和实践中，几乎每个中医都知其道理并说出几点，但迄今为止，尚没有进行专门的理论总结，没有明确列出中医基本原理有哪几条。本书可能是首次尝试，力图就中医基本原理及其复兴做出系统的理论总结和阐明。这种研究，仅靠就中医论中医或就医论医很难办到，既需要从中医理论和实践中总结出来，又需要从历史的深度和哲学的高度来论证，并从现代科学的最新发展来阐明，需要逐层次地进行系列研究。再次，不但要总结中医基本原理，更要论证其复兴，这必须探究和阐明中医基本原理的科学价值和复兴价值，特别是其超出或领先于其他医学的独到的发现与发明，揭示其在新世纪新千年必定要复兴的根由。这就要以科学和医学的发展历史和规律为坐标，进行系统的比较性考察和证明，以世界视野和新世纪新千年的时代高度，揭示中医基本原理必定复兴的根源和条件，特别是其复兴的内在潜力和动能。总之，中医基本原理及其复兴是在新世纪新千年这一非常时期提出的非常课题，需要非常规性的探究。我是经过 40 年的不懈努力，又作为专题探究了 10 年，最后以 3 年时间进行理论推敲，才达到这样的认识程度，最后浓缩至不足 30 万字进行阐明。

我学哲学出身，1965 年大学毕业分配到山东省教育厅工作，于 1978 年调山东中医学院，任自然辩证法教研室主任，专职担任硕士学位课"自然辩证法"、博士学位课"现代科学技术革命与马克思主义"的教学。教的第一批学生是首届硕士研究生、山东省第六期西医离职学习中医班、全国中医基础理论进修班，他们的年龄与我相差无几，有较好的中医或西医根底，他们代表了我几十年教学对象的基本特点。我教的是公共理论课，教学对象是全校各专业的研究生，硕士从第 1 届到第 24 届，博士从第 1 届到第 15 届，直到 2000 年退休。

在多年教学中，学生们年复一年地提问、讨论、争议最为集中的问题是，究竟怎样认识和评价中医，要不要和能不能发展，将来会怎样？这也是我从各种学术会议和媒体讨论中获知的基本问题，很自然地成为我的研究方向。1979 年，在上海的一次学术会议上，听到有西学中专家慷慨陈词："70 年代骑老牛，今人反向古人求。现在是分子生物学时代，再学古老的中医，是向负 2000 年倒退。"似有道理，却无道理，道理在哪里？此后，我在多种场合以多种方式反复地听到此类观点，它深深地刺痛我的大脑，中华民族的伟大医学智慧难道真的不行了？我决意要探究这里的事实和规律，破解这个问题，对学生们讲："我陪你们'把牢底坐穿'，找出道理和答案来。"

然而，这些问题不是中医专业所研究和解决的。学中医所研究和解决的，是如何按中医的理论和方法诊治疾病，上述这些问题不在其研究范围，而是需要另行从哲学、科学哲学、科学学、医学学，以及科学技术及其发展史和发展规律来研究，这在学界称为"研究中医"。所谓研究中医，就是把中医学作为研究对象，研究其性质和特点、价值和意义、发展规律和趋势、当代面临的矛盾和出路等。这种研究需要多学科的知识和方法，这正是我的"专业特色"。这种研究的客观迫切需要，吸引我义无反顾地投身其中，从一个哲学思考者变为一个研究中医者。

研究中医需要多学科的维度。不但要了解中医，还必须掌握和运用哲学、自然科学、社会史、科学史、医学史、科学学、医学学、方法论等相关多种学科的知识和方法。除了哲学基础，我的多学科知识特别是科学史和现代科学的知识严重不足，不得不恶补式地"带着问题学"，分科地又系统和全面地补充相关的多学科知识，包括相对论、量子力学、系统科学、复杂性科学等现代科学的前沿进展，掌握其基本概念和理论，用于研究和解决中医的问题，力争学得准、用得上、讲得出，经得起学生们的质疑、诘问和学者们的商榷。经过几年努力，竟能开设出相关多学科的课程，如"辩证唯物论与历史唯物论""哲学原著选读""自然辩证法原著选读""中医哲学""中医学方法论""科学思想史""科学技术史""中西医比较概论"等。从这样的多学科维度研究中医，成为我努力的一大特色，为我探究中医基本原理奠定了必要基础。

从解决对中医的基本认识开始。研究中医的首要问题是如何认识和评价中医，特别是针对各种争论和非议作出自己的论断。我迄今的基本认识是：中医不仅仅是诊治疾病的医疗学术，也不仅仅是现有中医队伍所掌握的那些医疗学术，而要比这大得多、深得多，是中华民族关于人的生命运动及其健康与疾病的高级智慧。往高处看，它是一门哲学，往深处看，它是一门科学，从具体内容看，它是一门医学。它是中华民族用了5000年时间，在世界上最大的临床样本基础上，以中国思想文化对人的生命运动及其健康与疾病进行研究的成果，是中华文明的医学结晶。中医的最大特点是，研究的是"人"这种世界上最复杂的系统，如实地认识和驾驭了人的复杂性的各个基本方面，复杂性是中医与西医的分水岭，中医是研究复杂性的先驱，被称为第一门复杂性科学。正是由于人的复杂性，受限于时代条件，中医的许多重大认识往往知其然不知其所以然。知其然是认识到了，不知其所以然是没有把本质和规律揭示清楚。表面上看这是中医的局限，实际上这正是中医的价值和贡献所在。一方面，中医知其然的东西，西医至今认识不到，更理解不了——它是复杂性内容，超出西医视野，是中医独到的发现与发明。另一方面，中医那些不知其所以然的东西，不但西医无法认识，而且现有的科学也还没有研究到，也还不知其所以然，这是中医为医学和科学提出的突破和创新课题，是中医引发新的医学革命和科学革命的导火索。解决"不知其所以然"的问题，就是向人的生命运动及其健康与疾病的复杂性开拓和进军，其结果不仅是中医的突破和变革，也是整个医学的突破和变革，而且会引起新的科学革命。因此，钱学森院士反复地讲，中医的现代研究和发展，会导致医学革命，引起科学革命。我最后几年形成的认识是：中医是中国第一大科技发现与发明，对人类的贡献将远远超出已知的"四大发明"。

从中西医的比较研究深入。要深入地认识和理解中医，特别是其有别于西医的特色和优势，就不能不进行中西医的比较研究。这是我几十年努力的一个重要方面，也是认清和阐明中医基本原理的科学价值和复兴必然的必由途径。我从这种研究理清了五个基本问题。

第一，中西医差异的性质。在科学技术分类体系中，医学只有一门，即研究人的健康与疾病的科学。中医与西医之分，是医学内的学派现象，是同一门医学内的两个学派，不是两门医学。

第二，中西医差异的形成和发展。这要从医学的起源考察，医学的起源是多元的，中医与西医是多元起源的医学中的两元，其差异在古代萌芽，中世纪加深，近代以来扩大到现在所见的程度。

第三，造成中西医差异的根源。中西医的差异有两种，其根源也有两类。一种差异是发展速度和水平的，其根源主要是历史时代、政治经济、科学技术等条件；另一种是学术研究方向的差异，其根源主要是思想文化及其内化而成的医学思维方式的不同，中医是系统论思维，西医是还原论思维。

第四，中西医能不能统一。从发展规律来看，因是同一门医学，研究同一对象，因而中西医迟早必将统一。但从现实情况看，中西医学术差异有两个层次。一个层次是研究同一事实或规律形成的不同认识，随着认识的成熟和真理化，必将融合为一。另一个层次是分别研究了不同的事实和规律，形成不同的认识，因反映的事实和规律不同甚至相悖，因而理论不可通约。但是，不可通约的理论可纳入统一的医学理论体系，就像欧氏几何与非欧几何统一于几何学理论体系一样。

第五，中西医结合研究导致中医复兴。现行的中西医结合研究水平太低，基本模式是"以西解中"（用西医的知识和方法研究和解释中医），只能在上述第一层次的差异上做些探索，遇到更多更深的第二层次差异，发现中医的基本原理与西医"不可通约"。不可通约的本质是中医的基本原理高于、深于、超于西医，是在西医之外驾驭了另一套根本的事实和规律，研究和阐明它，不但对中医，而且对西医和整个医学，都意味着重大的突破和变革。中西医结合研究证明中西医不可通约是一项重大贡献，撬动了中医的复兴。这些研究成果集中于专著《中西医学差异与交融》（2000年）和"中西医比较概论"课中。

从中医理论和方法的现代研究求本。正确地理解和掌握中医的理论和方法，是研究中医的基本课题。在中西医结合研究和中医现代化研究中，中医的各项基本理论和方法都进行了一些新的研究，提出了许多新的问题，遇到了许多新的矛盾，迫切需要做出新的探究和回答。例如，气的本质、阴阳本质、经络本质、五藏本质、证候本质和规范化、中药和方剂的药性和功效、针灸的机制和规律等，研究课题众多，研究结果杂乱。有些研究深化了对中医理论和方法的认识，有些则发生了扭曲、篡改、西化甚至否定，有些研究的理论观点失准或错误，有些研究的思路方法出现偏差，出现了一些新的学术混乱、理论混乱、思想混乱。这是一些迫切需要面对和解决的问题，我着重从两个方面进行了探究。

第一，从方法论的层次，对中医方法论进行系统的现代研究。理清中医方法的基本内容和特点，做出现代总结和阐明；对于中西医结合研究和中医现代研究中出现的一些方法问题，特别是一些偏差和错误，进行拨乱反正，批判和纠正其中的方法论差错，特别是违背中医原理的思路和方法，强调和阐明必须坚持和发展的中医方法。发表中医方法论研究论文 30 余篇，出版了专著《中医学方法论研究》（1985 年）和《中西医结合临床研究思路与方法学》（2002 年），于 1988 年在国内首次招收培养了中医学方法论研究方向的硕士研究生。

第二，从中医理论的层次，就中医的基本理论，特别是当代研究中提出的一些重大问题，进行专门的系列研究。重点针对中西医结合研究和中医现代研究中，围绕中医基本理论的争论、理论矛盾、错误观点，从中医经典理论、历史实践、哲学思想、科学原理等进行剖析和总结，认定和深化正确的观点，批判和纠正错误研究和错误观点，提出和阐明自己的独立见解。先后在《山东中医药大学学报》开辟了3个专栏进行讨论，即"中医学重大理论问题系列研究"（1996—1998年，专论14篇），"中医药自主创新思路研究"（2007—2008年，专论12篇），"中医问题访谈"（2009年，专论6篇）。所探究的重大理论问题包括：阴阳实质、阴阳自和、阴平阳秘不就是阴阳平衡、研究和发展现代天人相应论、研究和发展中医微生态学、经络结构是超解剖的功能性结构、五藏是人体功能子系统、要研究人的非解剖结构、治病求本与治疗深度、中药方剂现代研究的两条道路、药效物质基础的复杂性、混沌是中医现代研究的新课题、中医药自主创新的战略优势——复杂性、论中医的核心竞争力等。这些研究已经挖掘到中医的基本原理层次，为专门研究中医基本原理奠定了基础。

　　研究中医系统论以追根。中医系统论研究是中医理论和方法现代研究的深化和聚焦，把视野浓缩至中医学术的原理底盘和特色根源，成为我研究中医的主攻方向。该研究始于1980年，是把现代系统科学移植和应用于中医，挖掘和总结中医的系统论思想，提高和发展为具有现代意义的中医系统论。我的研究得到钱学森院士的关怀和鼓励，他从1985年开始先后6次亲笔写信给我，给予热情的鼓励、支持、指导。他说："据我所知，国内外研究中医的工作很多，工作大都是仪器测定，比较定量而严格……这些工作也往往由于不知道系统论而未能解决问题……但这正是您可以大有作为之处。用系统论一点，'点石成金'！""您如能把中医固有的理论和现代医学研究用系统论结合起来，那么在马克思主义哲学指导下，一定能实现一次扬弃，搞一次科学革命。"钱老在多种场合反复地强调，人体科学一定要有系统观，而这就是中医的观点，医学的前途在于中医现代化，而不在什么其他途径，西医也要走到中医的道路上来。钱老的思想是照亮我前进道路的灯塔。

我的中医系统论研究主要解决了 5 个问题：①认清了中西医思维方式的差异。中医的基本原理与西医不可通约的内在根源是思维方式的性质相悖，中医是系统论的，西医是还原论的，必须划清系统论与还原论的界限，并由此理解中西医学术差异的形成和发展。②认清了中医系统论思维的性质和特点。中医之所以形成系统论思维，主要根源有二：一是事实根据——人是世界上最典型的系统，只要按人的自然本态进行研究，就能够如实地发现和认识其系统特性和规律，形成系统论思想。二是思想根源——中国传统思想的主干是系统论思维，中医是在这种思想母体中孕育和发展的，自然地形成系统论思想。中医系统论思维的特点有二：一是先驱性，是人类系统论思想的早期代表，现代系统论的各项基本原理，都可以在那里找到原始雏形；二是朴素性，中医系统论思想的形成和发展是自发的，还没有进步到现代水平，需要进行现代研究和发展。③找到了中西医学术差异的症结。系统论与还原论两种思维方式的相悖，是中西医学术差异的内在根源，其分水岭在"复杂"。复杂的特性是"超还原",人是开放复杂巨系统,不可还原或反还原。西医所研究的是其可还原(不复杂)的东西,中医所研究的主要是其超还原(复杂性)的内容,是人的生命运动及其健康与疾病的复杂特性和规律。④建立中医系统论的理论体系。运用系统科学的理论和方法对中医的朴素的系统论思想进行现代研究,提高和发展为具有现代意义的中医系统论,由此提出了 6 条基本原理,即元整体原理、非加和原理、有机性原理、功能性原理、有序性原理、自主性原理,形成中医系统论的基本理论体系。先后发表专题论文 70 余篇,出版了 5 部学术专著,即《中医系统论导论》(1985 年)、《系统中医学导论》(1989 年)、《中医系统论》(1990 年)、《中医系统论与系统工程学》(2002 年)、《系统医学新视野》(2010 年)。从 1983 年开始,为研究生开设"中医系统论"课(每年 40 课时),至今已 35 年,教师更替三代。⑤提出了中医系统论的系列新概念和新观点。对于中医所认识和驾驭的人的健康与疾病的系统特性和规律,从现代系统科学进行新的总结,建立起中医系统论所特有的新的概念、观点,大大小小有 100 多项。例如,元整体、合整体、分化系统、组合系统、非加和、系统质、超解剖结构、功能子系统、关系网与网上纽结、功能 A 与功能 B、疾病在本质上首先是功能性的、自主调理是防治学第一原理等,是中医系统论特有的理论创新。1990 年成立"中国人体科学学会中医系统理论专业委员会"(成都),应邀到大会作"论中医系统论"报告;2018 年应邀到第二届中国系统科学大会（北京）作"中医系统论研究"大会报告。中医系统论研究是关于中医基本原理的追根求源性探究，可以说，不懂中医系统论，就无法深入理解中医的基本原理。

探究中医基本原理以立论。我 2000 年退休，时代进入了新世纪新千年，中医复兴的大潮拍岸而来。虽然学校仍然返聘我做史志方面的研究和编纂，但我得以将大部精力集中于研究中医的未竟课题——中医基本原理及其复兴。所选突破口是"中医有何与西医不可通约，为何不可通约，不可通约怎么办？"我的研究认定，中医与西医不可通约的，主要不是技法方药，而是贯彻和深藏于理法方药体系里，作为其精髓和灵魂的基本原理。它是中医认识和驾驭的人的生命运动及其健康与疾病的基本事实和规律，是中医远在西医视野之外独到的发现与发明，是中医作为中国第一大科学发现与发明的基本内容，是中医的理论和实践为现代科学所解释不了的东西，是中医西进无轨可接的东西，是未来医学一定要来研究、认识、发展的东西，是中医引领医学未来发展方向并占据未来发展空间的东西，是中医势必复兴、必将成为人类新医学主旋律的东西。作为中华儿女，我非常清楚地认识到这一点，一种不可抗拒的鼓舞和引力，令我义无反顾地尽己所能投入这一目标的探究。先自立课题"中医超出西医的科学发现与发明"，写出了近200 万字的研究资料和书稿。2003 年提出"中医是中国第五大发明"[①]，2015 年又正式论为"中医是中国第一科学发现和发

---

① 祝世讷.中医，中国古代第五大发明 [N]. 中国中医药报，2003-10-13

明"①，对于中医在西医视野之外独到的科学发现与技术发明进行了系统的考察和梳理，着重于探究这些发现和发明所包含的中医原理，以及这些原理在哪里和怎样超出西医，其科学价值和复兴动力何在。我发现，从我探究中所得认识，有许多前无古人，有许多对于一些信条带有颠覆性。稳妥起见，于2015年开始在《山东中医药大学学报》开辟"中医真理探究"专栏，把一些新认识写成论文先予发表，听听风声和不同意见，然后再作进一步探究。计划发文15篇，发至第8篇因"鼠标肘"作乱不得不暂停，休整后直接开始了本书撰写。至此，我的基本认识是，中医复兴势不可当，中医复兴关键在学术，学术复兴关键在基本原理，基本原理复兴关键在突破和创新，突破和创新的结果将复兴为人类新医学的主旋律。这，最少需要几个世纪的时间，本书仅是在这个已经开始并迟早要完成的历史进程的起步时作的一些探究罢了。

本书之所以脱稿还带着些许意犹未尽的遗憾，是因为明确地意识到，本书所提出和探究的问题极其重大，所做探究只是个开始。虽然是我40年努力达到的一个高度，但也只是在中医复兴大厦的根基处添的一砖半石，书中提出的许多问题需要更多更深的研究才能找到更真更准的答案，要把中医基本原理及其复兴说得明白和充分，是个已经提出但远未完成的课题。设能再借我10年时间，继以后续补充研究，这种遗憾可能会少一些。

① 祝世讷.中医是中国第一大科学发现和发明[J].山东中医药大学学报，2015，39（5）：395-397

祝世讷著作要目

一、个人专著

系统中医学导论	湖北科学技术出版社，1989
中医系统论	重庆出版社，1990
中西医学差异与交融	人民卫生出版社，2000
中医系统论与系统工程学	中国医药科技出版社，2002
中西医结合临床研究思路与方法学	科学出版社，2002
系统医学新视野	人民军医出版社，2010
中国智慧的奇葩——中医方剂	海天出版社，2013

二、主编著作

中医学方法论研究	山东科学技术出版社，1985
自然辩证法概论	上海医科大学出版社，1990
中医新知识辞典	中国医药科技出版社，1992
中医文化的复兴	南京出版社，2013